中老年营养百科

王兴国 ◎ 著

全国百佳图书出版单位

化学工业出版社

·北京·

内容简介

我国现在老龄化现象非常严重。中老年人的生活需要得到更多的关注，本书旨在让中老年人得到有品质的更好的生活，拥有适合中老年人自己的营养膳食指南。本书由五个部分组成：正确的营养观念，在食物多样化的基础上分清好坏食物并重视饮食模式；良好的饮食习惯，精心安排一日三餐，读懂加工食品的营养标签；优质的营养食材，约200种常用食材的营养价值全面解析；安全的食物烹调，正确农残处理和科学的烹饪方式一一介绍；中老年常见疾病的营养调理，高血糖、高血脂、脂肪肝等十余种常见疾病的饮食指导与疾病预防。

本书针对中老年人的营养做了全方位的介绍，不仅能让读者掌握知识，还配合读者将知识实际应用到了生活中。

图书在版编目（CIP）数据

中老年营养百科 / 王兴国著. —北京：化学工业出版社，2020.10（2023.1重印）
ISBN 978-7-122-37491-2

Ⅰ. ①中… Ⅱ. ①王…Ⅲ. ①中年人－营养卫生②老年人－营养卫生 Ⅳ. ① R153.3

中国版本图书馆 CIP 数据核字（2020）第 144551 号

责任编辑：马冰初 责任校对：边 涛
装帧设计：史利平

出版发行：化学工业出版社（北京市东城区青年湖南街 13 号 邮政编码 100011）
印 装：大厂聚鑫印刷有限责任公司
710mm×1000mm 1/16 印张 26¾ 字数 400 千字 2023 年 1 月北京第 1 版第 3 次印刷

购书咨询：010-64518888 售后服务：010-64518899
网 址：http://www.cip.com.cn
凡购买本书，如有缺损质量问题，本社销售中心负责调换。

定 价：98.00 元

营养是影响中老年人疾病发展的重要因素之一，良好的营养搭配不但有利于中老年人保持健康的身体状态，还能让他们在面对疾病时知道如何更好、更快地促进身体康复，从而真正改善中老年人的生活质量。

我国老龄化日益加速的态势，让针对中老年人的营养科普势在必行。王兴国教授长期从事临床营养工作，积累了很多实践经验，在营养理论和临床解决方案上有很好的造诣，对中老年人易发疾病的发生、发展和调理，以及食物与人体营养健康的关系都有深刻独到的见解。

本书也参考了近年来很多营养学、医学的相关知识，在保证科学的基础上，突出了语言的通俗性和内容的实用性。希望《中老年营养百科》能带给中老年朋友们更多健康知识，能更深入地理解食物和膳食，更加明晰自己身体机能的变化，同时在面对健康问题时，知道如何自己应对与解决。祝福大家都能实现健康老龄化。

杨月欣

中国营养学会理事长

2021年1月18日，写于北京

老年人不但是一个家庭的关心对象，更是整个社会共同关注的人群，因此，老年人的营养状况要引起我们的足够重视。科学合理的营养搭配应根据老年人自身的体质特点，恰当灵活地调整饮食习惯。通过合理而营养的餐食，改善老年人的身体机能，提高生活品质。

此外，老年人还是疾病的高发人群，而很多常见疾病的发生都与饮食有着密切关系，所以老年人膳食营养的重要性急需普及。

这本《中老年营养百科》不但有基本的饮食营养观念，可以帮你分清好坏食物，看懂食品的营养标签，还讲述了老年人适宜的饮食习惯，如何通过健康的膳食来预防、缓解和控制疾病。教你用科学的方式抵制饮食谣言，做到营养全面少生病。

孙建琴

中国营养学会老年营养分会主任委员

2021年2月，写于北京

2019年7月国务院关于实施健康中国行动的意见出台，要求实施15项健康行动，首当其冲的是健康知识普及行动。健康科普成为健康中国战略中最重要的环节之一，学习、掌握健康科普知识，提高健康素养，有助于自身坚持科学饮食和健康的生活方式，从而促进身体健康。

我从1993年开始写营养健康科普文章，到现在快三十年了。这期间我做的营养健康科普工作涉及社区、报纸、杂志、广播、电视、网络、自媒体等诸多途径，还先后写过多本饮食营养科普专著。毋庸置疑，一直以来中老年人都是最关注健康和健康科普的人群，我做过很多针对中老年人群的饮食营养健康科普工作。现在我年过五十，也成为了中老年人群的一员，对中老年人身体机能的变化和健康问题有了不少切身感受，总结自己在这一领域的经验和认识，想写一本专门给中老年读者阅读和参考的饮食营养科普书。

2020年年初，史无前例的新冠肺炎疫情来袭。我所在的医院和整个医疗行业都承受了极大的考验，日常诊疗工作也受到了很大影响。不过，这倒让我有机会腾出时间来完成本书。一边关注外面疫情发展，并紧跟医院执行疫情防控的各种措施；一边静下心来，查找资料梳理所学，整理心得落笔成章，我的写作过程竟然前所未有地顺畅和高效。希望在特殊环境下写成的这本书，能够对读者们的身体健康有所帮助。

本书强调健康理念先行，在第一章专门讨论了基本的饮食营养观念，包括在食物多样化的基础上分清好坏食物并重视模式；灵活而非死板地遵从膳食指南的建议；了解饮食饮食影响健康的机制，追求健康老龄化；科学对待并合理使用营养素补充剂；自觉抵制无孔不入的饮食谣言。

科学饮食要靠一系列的饮食习惯来落实，第二章也是本书最贴近实际生活的一部分，包括称量体重，控制饮食总量；升级改造主食的营养；把蔬菜水果的健康价值发挥到最大；保证奶类、大豆制品、蛋类、肉类和鱼虾等蛋白质食物的合理摄入；少盐、少糖，控制食用油；精心安排一日三餐；读懂加工食品的营养标签；少饮酒，多喝茶与咖啡；等等。

第三章介绍了约200种日常食材的营养价值，供大家在选择时参考。

紧随其后的第四章强调了烹调过程中要注意的健康问题，比如科学的和不科学的烹调方式、家庭饮食中的致癌食物、家庭常见的食物中毒、农残处理和生熟分开等。

第五章介绍了常见疾病的饮食调理方法，包括更年期综合征、高血糖、高血脂、高血压、高尿酸血症或痛风、骨质疏松、脂肪肝、癌症、贫血、便秘、低血压、低血糖和甲状腺疾病等。这十余种常见疾病的发生发展往往与饮食有密切关系，恰当而坚决地调整饮食结构与习惯有助于预防、缓解和控制这些疾病。该部分内容讲述的是我作为临床营养师的本职工作，在遵照相关疾病诊疗指南的基础上，我也把自己数十年的工作经验和科普心得融入其中，努力把既专业又实用的内容呈现给读者们。

感谢所有阅读此书的读者，感谢大家支持我的营养健康科普工作。

王兴国

2020年5月1日，写于北京

目 录

第一章　正确的营养观念

第二章　**良好的饮食习惯**

第三章　优质的营养食材

第四章　安全的食物烹饪

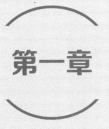

第一章

正确的营养观念

① 食物要多样化

　　一些简单的事实中往往蕴含着深刻的道理。食物要多样化就是这样，看似简单，但很有道理。食物多样化构成了健康饮食的基石，这是世界范围内的学界共识。

　　自然界中的每一类、每一种动物或植物都是独特的存在，作为人类食物的时候，它们都不是完美的。人体所需要的40余种营养素分布于各种类别的食物中，这就注定了人类需要多样化的食谱。凡是违背多样化原则的饮食主张都是不正确的，或至少不是最优的。比如，只吃素食，不如荤素搭配；只吃自己熟悉的那些食物，不如尝试更多品种；拘泥于形形色色的"食物相克"，不如放开手脚吃得更杂；白米粥、白米饭再怎么"养胃"（易于消化）也不如吃杂粮饭、杂谷粥，毕竟，食物越杂越健康。

　　不过，有人对"多样化"有误解，以为自己吃馒头、花卷、面条、烙饼、面包、饼干等也算多样化了，但其实这并不算多样化，因为这些食物的主要原料都是面粉，只是做成了不同的花样而已，营养成分是非常接近的，大致只相当于一种食物——面粉。主食要想做到真正的多样化，应该吃大米、糙米、燕麦、玉米、小米、荞麦、青稞、全麦粉、高粱米、薏米、藜麦、黑米等。

　　可见，要做到食物多样化，就必须掌握食物的分类。日常食物有千百种之多，但根据其营养特点，大致可以分为十大类，即主食（谷类、薯类和杂豆）、蔬菜、水果、蛋类、鱼虾类、畜禽肉类、大豆制品、坚果、奶及其制品和食用油。每一大类都包括若干种的食物，比如奶及其制品包括液态奶、酸奶、奶粉、奶酪等；蛋类包括鸡蛋、鸭蛋、鹅蛋、鹌鹑蛋等；大豆制品包括豆浆、豆腐、豆腐干、腐竹等未经发酵的大豆制品以及腐乳、豆酱、豆豉、纳豆等发酵的大豆制品；食用油包括大豆油、花生油、玉米油、橄榄油、亚麻籽油、芝麻油等。食物多样化首先要大类齐全，然后在每一大类中多选几种食物。具体地说，一个人每天的食物种类要达到12种以上，每周要达到25种以上，这是中国营养学会《中国居民膳食指南2016》给出的建议。此外，日常食物还有水、盐、调味品以及茶、咖啡、酒、饮料等嗜好品。

对食物多样化的另一种误解是，市面上卖的食物，哪怕是饮料、甜点、咸菜、加工肉类等不健康的食品，也都要吃一些。这种不加选择、见到什么吃什么的"多样化"也是不对的。不能为了多样化而多样化，多样化是为了健康，要多吃健康的食物，如新鲜蔬菜水果、鱼肉蛋奶等，拒绝不健康的食物，如方便食品或超加工食品等。换言之，仅仅凑够每天12种、每周25种食物是不够的，还要有所取舍才行。

2018年8月9日，美国心脏协会（AHA）针对《中国居民膳食指南2016》建议的食物多样化（每天12种，每周25种食物）指出，盲目追求食物多样性，对健康并没有多大的好处，鼓励人们吃很多种类的食物，可能无形中导致他们吃了更多不健康的食物。美国心脏协会建议多吃蔬菜、水果、豆类、全谷物、低脂乳制品、坚果、禽肉和鱼等健康食物，少吃红肉、甜食，少喝含糖饮料等。

② 分清好食物与坏食物

有句老话是"没有不好的食物，只有不合理的膳食"，意思是说饮食搭配很重要，单个食物不重要，无所谓好坏。这话有道理，但又不完全对。饮食搭配很重要，但单个食物也的确有好有坏，有的食物更健康，有的食物不健康。这在营养学上叫食品营养评价，有很多专业的评价指标或评价方法。

营养素密度与垃圾食品

营养素密度是评价食物好坏的指标之一，它是指一定量食品中蛋白质/维生素/矿物质等营养素的数量和其中所含能量（糖、脂肪、淀粉等）的比值，比值越小，营养素密度越低，则该食品的营养价值越低；相反，比值越大，营养素密度越高，则该食品的营养价值越高。比如，含糖饮料、甜点、方便面、糖果、炸薯条之类的食品，营养素密度就很低，而新鲜果蔬、全谷物、豆类、奶类、蛋类、鱼虾等，营养素密度就较高。美国农业部发布的《美国膳食指南》就特别建议消费者关注该指标，主张在所有食物类别中选择营养素密度高的来代替营养素密度低的。

一般来说，如果一种食物的营养素密度很低，比如饮料、甜点、糖果、炸薯条、方便面、油炸小零食等，那么它就是"垃圾食品"了。"垃圾食品"的意思是没什么营养价值，还很容易让你发胖（能量过剩）。虽然并没有统一的、毫无争议的标准来明确定义垃圾食品，但垃圾食品是客观存在的。建议大家根据自身情况确立自己的"垃圾食品标准"，有所吃，有所不吃，这也是健康饮食的基本要求之一。

食物健康效应的人群研究与超加工食品

对食物好坏的评价结论还可以直接来源于人群调查研究。世界范围内有大量研究证据表明，吃全麦粉、糙米、燕麦等全谷物可以降低糖尿病、肥胖、心血管疾病和结肠癌的发生风险；增加蔬菜和水果的摄入量，可以降低心血管疾病的发病及死亡风险，多摄入蔬菜可以降低食管癌和结肠癌的发生风险；多摄入牛奶能增加成年人骨密度；酸奶和薯类可以缓解便秘；大豆制品可以降低绝经期和绝经后女性乳腺癌、骨质疏松的发生风险；增加鱼类的摄入量可以降低心血管疾病、脑卒中和某些过敏性疾病的发生风险；多吃核桃等坚果能降低患糖尿病和心血管疾病的风险；喝咖啡能降低患糖尿病、心血管疾病、高尿酸血症和某些癌症的风险。于是，全谷物（粗杂粮）、薯类、新鲜果蔬、大豆制品、奶制品、鱼虾、坚果和咖啡等食物就被推荐成了有益健康的"好"食物。

相反，很多研究证据表明，腌肉、烟熏肉可增加胃癌和食管癌的发生风险；加工肉类可以增加结肠直肠癌的发生风险（腌肉、烟熏肉和其他加工肉类被世界卫生组织归为I级致癌物）；摄入红肉能增加全因死亡、糖尿病和结肠直肠癌的发生风险；喝含糖饮料会增加肥胖、龋齿、心血管疾病、糖尿病的发生风险；高盐（钠）摄入可增加高血压、脑卒中和胃癌的发生风险；反式脂肪酸（存在于很多加工食品中，如油炸食品、酥饼、饼干、小零食等）会增加冠心病的发生风险；饮酒会增加肝损伤、直肠癌、乳腺癌、心血管疾病的发生风险。于是，加工肉类（腌肉、烟熏肉、火腿、香肠、培根等）、红肉（猪、牛、羊等）、含糖饮料、高盐食物、油炸食品（含反式脂肪酸）、酒类就被视为了不健康的"坏"食物。

虽然受到研究方法的局限，有时候某种食物是好是坏结论不一致，可能会有点争议，但是并不妨碍我们做出基本正确的选择。一个大致的规律是：天然食物/食材，或仅经过简单加工的食物，通常是"好"的（但不绝对）；而专门加糖、加油、加盐（钠）、加食品添加剂的"四重加"食品是"坏"的，它们也许是合法、合规、合格的食品，但它们的营养价值或健康效应是很差的。

这么说并不是出自个人经验，而是有充分的研究证据支持。最近几年，"超加工食品"有害健康的问题开始引起广泛关注。根据食品行业"NOVA分类"标准，所谓"超加工食品"是指经过多道加工工序处理的食物，比如加工肉类、甜饮料、糖果、冰激凌、饼干、方便面、汉堡、糕点、小零食、巧克力、速食汤、人造黄油等。美国NIH（美国国立卫生研究院）的随机对照试验表明，相比吃健康食品，吃超加工食品的人吃得更快，摄入能量更多，体重也增加得更多（平均每天多摄入500千卡，试验期间体重大约增长了1千克）。其他一些研究则指出，经常吃超加工食品的人容易肥胖，患心血管疾病、癌症、血脂异常、肠易激综合征的风险以及总的死亡风险均会升高。

其实，"超加工食品"也好，"垃圾食品"也罢，它们都是"坏"食物的代名词，共同特点是含有很多添加糖、饱和脂肪酸、反式脂肪酸、盐、食品添加剂等，而维生素、矿物质和膳食纤维等营养素却较少。总会有人说出"现代生活避免不了这些食物""并没有统一的标准""少吃点就不要紧了"……诸如此类自欺欺人的话，然后眼睁睁地看着大量与之相关的健康问题涌现出来，比如肥胖、心血管疾病、糖尿病、痛风、脂肪肝等慢性疾病和某些癌症的发病率不断攀升。

日常好食物清单

实际上，一个人的饮食健康程度如何，不仅仅取决于少吃或不吃

"坏"食物，还在于多吃健康的"好"食物。下面列出了十大类健康"好"食物，很多人的食谱中缺少这些食物。

①粗粮（全谷物） 粗粮种类繁多，既包括小米、玉米、高粱、黑米、荞麦、燕麦等所谓粗杂粮，也包括全麦粉和糙米，还包括绿豆、红豆、芸豆、饭豆、扁豆等杂豆类。有时候，薯类也可作为粗粮。粗粮的营养价值比细粮高，且具有预防肥胖、稳定血糖、调节血脂、促进排便等重要作用。粗粮/全谷物的摄入量应占主食的1/3以上。

②深色蔬菜 包括深绿色的、红黄色的和紫色的蔬菜，如油菜、菠菜、小白菜、菜心、绿苋菜、油麦菜、生菜、韭菜、茼蒿等绿叶蔬菜，西蓝花、蒜薹、青椒、苦瓜等绿色蔬菜，番茄、胡萝卜、彩椒、南瓜等红黄色蔬菜，紫甘蓝、紫叶天葵等紫色蔬菜。深色蔬菜应该成为餐桌蔬菜的主角，占所有蔬菜的1/2以上，或每天不低于200克。

③新鲜水果 不同水果的营养价值略有差异，一般颜色较深者营养价值更高，如芒果、柑橘、猕猴桃、草莓、樱桃、蓝莓、石榴、柿子、西瓜等。普通成年人平均每天吃200~350克水果。400克相当于1~2个苹果（中等大小）或2根香蕉（中等大小）。不推荐果汁、果干、水果罐头等。

④大豆制品 豆浆、豆腐、豆腐干、豆皮等大豆制品营养价值很高，建议每天吃。腐乳、豆豉、豆酱等发酵大豆制品通常含较多盐，仅可少量食用（代替食盐）。

⑤蛋类 蛋类的营养价值非常高，而且容易消化吸收。膳食指南建议每天吃1个鸡蛋（或与之相当的其他蛋类）。

⑥畜禽肉类 瘦的畜肉（如瘦猪肉、瘦牛肉、瘦羊肉等）和禽肉（如鸡肉、鸭肉等）的营养价值也很高，是蛋白质、铁、锌和多种维生素的良好来源，每天可食用50~100克。建议优先选择禽肉类，畜肉（红肉）仅可少量食用，且少吃或不吃加工肉类。

⑦鱼虾贝　鲑鱼（三文鱼）、凤尾鱼、鲱鱼、西鲱鱼、沙丁鱼、鳟鱼、大西洋鲭鱼和太平洋鲭鱼等鱼类富含EPA和DHA，且汞含量低。海虾、牡蛎、扇贝等亦在推荐之列。每周食用低汞鱼2~3份（227~340克，烹饪前的生重，可食部重量），这是美国食品药品监督管理局（FDA）和环境保护署（EPA）2017年给出的建议。

⑧奶及其制品　奶类是哺乳动物专门用来喂养下一代的"专利产品"，奶及其制品营养素种类齐全，含量丰富，比例适当，易于消化吸收，营养价值极高。尤其是钙含量多，吸收率高，是其他食物很难完全替代的。膳食指南建议，应平均每天饮奶300克（或与之相当量的其他奶制品）。普通全脂奶、脱脂奶、奶粉、无糖酸奶、奶酪等都在推荐之列，但不包括乳饮料、加糖酸奶、加糖牛奶、再制奶酪等。

⑨坚果和种子　花生、西瓜子、葵花籽、核桃、开心果、松仁、杏仁、腰果、南瓜子、榛子等坚果具有很高的营养价值。但要注意，它们都含有大量脂肪，只宜少吃，每天一小把即可。此外，不推荐吃加味坚果。

⑩食用油　大豆油、花生油、玉米油、葵花籽油、稻米油、菜籽油均可食用，但橄榄油、油茶籽油、芥花油、亚麻籽油、紫苏籽油、核桃油等更值得推荐，它们含有较多油酸和亚麻酸。

（3）重视饮食模式

食物有好有坏是相对而言的，"好"食物不是完美的，也有缺点，"坏"食物也并非一无是处。偶尔吃两次好食物不会让人更健康，偶尔吃两次坏食物也不会让人失去健康。毕竟，饮食对身体健康的影响是长期而复杂的过程。

有人觉得每天吃海参、燕窝、鱼翅等补品能获得最好的营养，也有人笃定天天吃大蒜、绿豆、茄子等特定食物能促进健康。这些都是错误的想法，单个食物，不论是高档的还是普通的，其作用总是有限的，是次要的。正确的观念是重视日常食物种类和数量（比例）的总和，也就是饮食模式，或称为膳食结构。饮食模式才是获得良好营养及健康的关键所在。

一个人的饮食模式主要取决于地域、经济条件、文化习俗和个人习惯等。比如，欧美饮食模式中肉类比例较高，而东亚饮食模式中谷类比例较高。当然，即使是同一地域的人，其饮食模式也会有很大差异。那么，到底什么样的饮食模式最健康呢？

平衡膳食模式

平衡膳食模式是中国营养学会组织专家科学设计的、能最大限度地满足不同人群营养与健康需要的饮食模式，它提倡食物种类齐全、比例合理，并兼顾经济发展水平、食物资源状况和传统饮食习惯。城市成年居民平衡膳食模式平均每天各类食物推荐量见表1-1。

表1-1　1800~2200千卡/日平衡膳食模式推荐的食物摄入量

（烹调前，可食部重量）

食物种类	女性（按1800千卡/日计算）	男性（按2200千卡/日计算）	备注
谷类	225克	275克	其中全谷物和杂豆50~150克
薯类（鲜重）	50~150克	50~150克	相当于10~30克谷类（干重）

续表

食物种类	女性（按1800千卡/日计算）	男性（按2200千卡/日计算）	备注
蔬菜	400克	450克	其中深色蔬菜占1/2
水果	200克	300克	水果与蔬菜互相不能取代
畜禽肉类	50克	75克	少吃加工肉类，尽量选禽肉和瘦肉
蛋类	40克	50克	一个中等大小的鸡蛋为50克（可食部）；不要丢弃蛋黄
水产品	50克	75克	可以加量以代替肉类
奶及其制品	300克	300克	指液态奶或与之相当量的其他奶制品
大豆及其制品	15克	25克	黄豆20克=北豆腐60克=南豆腐110克=内酯豆腐120克=豆腐干45克=豆浆360~380毫升
坚果和种子	10克	10克	10克=2~3个核桃=4~5个板栗=1把松子
烹调油	25克	25克	
食盐	<6克		加碘盐
水	≥1500~1700毫升		饮水+食物中的水分=2700~3000毫升
运动量	至少6000步（主动快走）；最好150分钟/周，中等强度		

注 表中数据参考了中国营养学会《中国居民膳食指南2016》，人民卫生出版社，2016年5月第1版；食物数值适用于轻体力劳动女性和男性，其他人群食物推荐量可查阅《中国居民膳食指南2016》第270页。

平衡膳食模式首先要做到食物种类齐全，如果缺少某一类或者某几类食物，又不注意从其他食物类别中补充，就很难达到理想的营养平衡。缺少的食物类别越多，则越偏离平衡膳食原则。比如，有人因为身体问题或者喜好从来不食用奶及其制品，就有可能出现钙不足的问题。虽然如此，但他仍有机会从大豆制品和绿叶蔬菜中获得钙。不过，如果他既不饮奶，也不吃大豆制品，又很少吃绿叶蔬菜，那么他的缺钙问题就很难解决了，长此以往，发生骨质疏松的可能性极大。

平衡膳食模式还要求各类食物的摄入量基本合理。表1-1中每一类食物的重量都是指一天的食用量，这是平均值，今天这种食物多一点，明天那种食物多一点，但一段时间（比如一两周）内的平均重量合理即可，并不需要每天都严格按照这个标准来摄入食物。比如，今天的肉多吃了一些，那么明天就少吃或者不吃肉，或者干脆吃一天素食。再比如每周吃两三次鱼虾即可，不必天天吃鱼虾。千万不要教条地理解平衡膳食模式，认为一定要按照编好的食谱进餐才行，否则会大大增加平衡膳食的难度，让人望而却步。

很多人对自己的进食量是多少克毫无概念，或者说很难确定食物重量，后文会介绍一些简便的食物定量方法。还有很多人吃完一天就忘记一天，今天用餐的时候根本不理会昨天已经吃了什么，没有顾及到几天里的饮食应该相互补充、合理调整的问题，或者只重视一餐之中的食物搭配，而忽视了连续一段时间内的食物搭配，这种盲目的吃法几乎是不可能符合平衡膳食模式的。

平衡膳食模式是经过科学设计的、理想的饮食模式，是中国居民膳食指南的核心，它以植物性食物为主、动物性食物为辅，少油少盐少糖，碳水化合物供能比为50%~65%，脂肪供能比为20%~30%，蛋白质和其他重要营养素充足，兼顾人体需要和环境的可持续性。整体而言，平衡膳食是一个很好的饮食模式，可以作为饮食的"奋斗目标"。但平衡膳食不是唯一健康的饮食模式，甚至也不是最健康的饮食模式，不能把平衡膳食当作唯一正确的选择。实际上，在世界范围内还有其他很好的饮食模式可以参考。

得舒饮食模式

如果说平衡膳食模式是由中国营养学会设计的，那么得舒饮食（DASH Diet）模式则是由美国心肺及血液研究所（NHLBI）设计的。1997年该机构有一项大型高血压防治计划（Dietary Approaches to Stop Hypertension；DASH），推荐了得舒饮食模式，又称"降高血压饮食"模式。但它的作用不局限于降低血压或降低血脂，研究证实，该种饮食模式还有助于预防肥胖、心血管疾病、糖尿病等慢性病和某些癌症。

得舒饮食模式不仅适用于高血压、高血脂患者，也适用于肥胖、糖尿病患者以及普通人。实际上，在《美国新闻与世界报道》的年度最佳饮食榜单中，得舒饮食模式连续多年被评为第一名，一直被视为最健康的饮食模式之一。

得舒饮食模式推荐多吃蔬菜、水果、低脂乳品、全谷物、禽肉、鱼类、大豆制品以及坚果，少食甜品、含糖饮料、红肉、肥肉及动物内脏，以植物油代替动物油。其营养特点是高钾低钠，富含钙、镁、膳食纤维和蛋白质，含较少饱和脂肪酸，能满足人体的营养素需求和健康需要。值得注意的是，得舒饮食模式特别强调高钾低钠，尤其是高钾，推荐吃大量的新鲜蔬菜和水果，因为新鲜蔬菜和水果是钾的重要来源。表1-2给出了得舒饮食模式每日各类食物的推荐摄入量（以1800~2000千卡/日为例）。

表1-2　1800~2000千卡/日得舒饮食模式各类食物推荐摄入量

食物种类	份数	每份大小	备注
谷物	6~8份/日	①1片面包 ②1盎司（28克）干麦片 ③半杯（95克）熟的米饭、面食或麦片	盎司（oz）既是重量单位又是容量单位。美制1盎司为29.57毫升

续表

食物种类	份数	每份大小	备注
蔬菜	4~5份/日	①1杯（约30克）生的绿叶蔬菜，如菠菜或甘蓝 ②半杯（约45克）切碎的、生的或熟的蔬菜，如西蓝花、胡萝卜、南瓜或番茄 ③半杯（100克）蔬菜汁	1杯的容量为8盎司，约为240毫升。装满水重量约为240克
水果	4~5份/日	①1个中等大小的水果 ②半杯（30克）新鲜的、冷冻的、罐装的水果或果汁 ③1/4杯（50克）水果干果（无糖）	
奶及其制品（脱脂或低脂）	2~3份/日	①1杯（240毫升）低脂牛奶 ②1杯（285毫升）低脂酸奶 ③1.5盎司（约45克）低脂奶酪	
瘦肉、鱼、家禽和蛋类	≤6份/日	①1盎司（28克）熟的肉、鱼或禽肉 ②1个鸡蛋	
坚果、种子和豆类	4~5份/周	①1/3杯（50克）或1.5盎司（约45克）坚果（无盐） ②2汤匙（40克）花生酱 ③2汤匙（16克）或半盎司（约15克）种子 ④半杯（40克）煮熟的豆类	注意，是每周，不是每日
脂肪和食用油	2~3份/日	①1茶匙（4.5克）软化的人造奶油 ②1茶匙（5毫升）植物油 ③1汤匙（15克）蛋黄酱 ④2汤匙（30毫升）沙拉酱	
甜食和添加糖	≤5份/周	①1汤匙（12.5克）糖 ②1汤匙（20克）果冻或果酱 ③半杯（100克）雪糕、明胶甜点 ④1杯（240克）柠檬水	注意，是每周，不是每日

地中海饮食模式

地中海饮食（Mediterranean Diet）模式是泛指希腊、西班牙、法国和意大利南部等处于地中海沿岸的南欧各国传统的饮食模式，主要特点是以蔬菜、水果、鱼类、五谷杂粮、豆类和橄榄油为主，吃适量的奶酪、酸奶之类的奶制品，红肉、甜点、饮料和精制谷物摄入较少。这个地区的人们比较长寿，研究表明，地中海饮食模式可以降低肥胖、心血管疾病、糖尿病和癌症的发生风险，是公认的最健康的饮食模式之一。在《美国新闻与世界报道》的年度最佳饮食榜单中，地中海饮食模式经常被拿来与得舒饮食模式相提并论。

根据美国农业部发布的《美国膳食指南2015》，地中海饮食模式推荐的每日各类食物摄入量见表1-3，其中1800千卡/日适用于轻体力劳动女性，2200千卡/日适用于轻体力劳动男性。

表1-3 1800千卡/日和2200千卡/日地中海饮食模式各类食物推荐摄入量

食物种类		推荐分量		说明	食物举例
		1800千卡/日	2200千卡/日		
蔬菜	蔬菜总量	2.5份/日	3份/日	1份蔬菜或水果是指：①1杯生的或熟的蔬菜或水果；②1杯蔬菜汁或果汁；③2杯绿叶蔬菜沙拉；④半杯干的水果或蔬菜	
	深绿色蔬菜	1.5份/周	2份/周		西蓝花、菠菜、莴苣、甘蓝、芜菁、芥菜
	红色及橙色蔬菜	5.5份/周	6份/周		番茄、红彩椒、胡萝卜、南瓜
	豆类（大豆和杂豆）	1.5份/周	2份/周		芸豆、白豆、黑豆、小扁豆、鹰嘴豆、斑豆、豌豆、毛豆（绿色大豆）。不包括绿豆和青豆

续表

食物种类		推荐分量		说明	食物举例
		1800 千卡/日	2200 千卡/日		
蔬菜	淀粉类蔬菜	5份/周	6份/周		土豆、玉米、绿豆、青豆、木薯
	其他蔬菜	4份/周	5份/周		洋葱、黄瓜、白菜、芹菜、西葫芦、蘑菇、青椒
水果		2份/日	2.5份/日		
谷物	谷物总量	6份/日	7份/日	1份谷物是指：①半杯熟的米饭、面食或麦片；②1盎司面粉或大米；③1个中等切片面包（1盎司）；④1盎司即食麦片（约1杯薄片谷物）	
	全谷物	3份/日	3.5份/日		全麦面包、全谷物食品、燕麦片、藜麦、爆米花和糙米
	精制谷物	3份/日	3.5份/日		白面包、精制谷物食品、饼干、意大利面和白米饭
奶及其制品		2份/日	2份/日	1份奶及其制品是指：①1杯牛奶、酸奶或强化豆奶；②1.5盎司天然奶酪（如切达干酪）或2盎司加工奶酪	大多数应选择脱脂或低脂的奶及其制品。奶油、酸奶油、奶油乳酪不包括在内
蛋白质食物	蛋白质食物总量	6份/日	7份/日	1份蛋白质食物是指：①1盎司畜（瘦）肉、禽肉或水产品；②1个鸡蛋；③1/4杯熟豆子或豆腐；④1汤匙花生酱；⑤半盎司坚果或种子	
	水产品	15份/周	16份/周		
	畜肉类、禽肉类和蛋类	23份/周	28份/周		
	坚果、种子和大豆	4份/周	5份/周		豆类（大豆和杂豆）被归在这组，或者被归到蔬菜组，但只应计算一次

续表

食物种类	推荐分量		说明	食物举例
	1800千卡/日	2200千卡/日		
食用油	24克	29克		
能量限制下的其他食物	160千卡（9%）	270千卡（12%）	"能量限制下的其他食物"是指添加糖、精制淀粉、固体脂肪、酒精，或者多吃进去的食物组内推荐的食物	

注 根据美国农业部《美国膳食指南2015》附录3绘制；份数换算为克数可参照表1-2。

星球健康饮食模式

2019年1月，《柳叶刀》EAT特别委员会组织16个国家37名跨学科的科学家发布报告，从健康膳食和可持续粮食生产、保护地球环境的角度，推荐了"星球健康饮食"模式，其主要特点是植物类食材比例很高，而动物性食品比例较低，精制谷物、超加工食品、添加糖的比例也很小。星球健康饮食模式中各类食物推荐摄入量见表1-4（以2500千卡/日为例）。虽然现行的由其他机构或国家发布的膳食指南也会考虑保护环境和可持续发展的问题，但《柳叶刀》星球健康饮食模式无疑是最重视环境保护和可持续发展的，与大多数人实际的饮食模式相差很大，但仍可满足身体营养需求和健康需要。

表1-4 《柳叶刀》星球健康饮食模式各类食物推荐摄入量（以2500千卡/日为例）

食物种类		摄入量（括号内为范围）	能量摄入量
全谷类	大米、小麦、玉米及其他	232克/日（供能比0~60%）	811千卡/日
薯类	块茎、淀粉类蔬菜（如土豆、木薯等）	50克/日（0~100克/日）	39千卡/日

续表

	食物种类	摄入量（括号内为范围）	能量摄入量
蔬菜	蔬菜总量	300克/日 （200~600克/日）	
	深绿色蔬菜	100克/日	23千卡/日
	红色和橙色蔬菜	100克/日	30千卡/日
	其他蔬菜	100克/日	25千卡/日
水果		200克/日 （100~300克/日）	126千卡/日
全脂奶或相当量的奶制品		250克/日 （0~500克/日）	153千卡/日
蛋白质食物	牛肉、羊肉	7克/日 （0~14克/日）	15千卡/日
	猪肉	7克/日 （0~14克/日）	15千卡/日
	禽肉	29克/日 （0~58克/日）	62千卡/日
	蛋类	13克/日 （0~25克/日）	19千卡/日
	鱼虾	28克/日 （0~100克/日）	40千卡/日
豆类	杂豆	50克/日 （0~100克/日）	172千卡/日
	大豆	25克/日 （0~50克/日）	112千卡/日
种子和坚果	种子（如花生）	25克/日 （0~75克/日）	142千卡/日
	坚果（如核桃）	25克/日 （0~75克/日）	149千卡/日

续表

	食物种类	摄入量（括号内为范围）	能量摄入量
脂肪	棕榈油	6.8克/日 （0~6.8克/日）	60千卡/日
	不饱和油脂（普通植物油）	40克/日 （20~80克/日）	354千卡/日
	乳脂（比如奶油）	0	0
	猪油或牛油	5克/日 （0~5克/日）	36千卡/日
添加糖	各种甜味剂	31克/日 （0~31克/日）	120千卡/日

> **注** 引自Food in the Anthropocene：the EAT‐Lancet Commission on healthy diets from sustainable food systems；中国成年居民（轻体力劳动）每日能量需要量分别为男性2250千卡、女性1800千卡，均低于上述2500千卡，这意味着要少吃一些脂肪和添加糖等。

其他饮食模式

除了上面介绍的四种饮食模式之外，常见的饮食模式还有很多，比如近几年流行起来的间歇式断食、低碳饮食、生酮饮食、无麸质饮食等。《美国新闻与世界报道》每年都要请方方面面的专家点评约三四十种饮食模式的优劣。

（1）健康素食

人们选择吃素的动机不同，有的出于信仰，有的为了身体健康，还有的要践行环保理念。他们对素食的要求或有差异，但无一例外都很强调不能吃哪些食物，比如肉类、鱼虾，有些还不吃蛋类或奶及其制品。然而，从身体健康的角度考虑，素食者要吃哪些食物，或者说如何建立健康素食模式更为重要。

根据中国营养学会《中国居民膳食指南2016》，健康素食模式要求摄入以下七类食物。

①全谷物　包括燕麦、小米、玉米、高粱米、黑米、全麦粉等，它们富含维生素，可用来代替白米饭、白馒头、白面条等精制谷物。全谷物应该占每日谷类食物的1/2（全素）或2/5（蛋奶素，指可以吃蛋类和奶类的素食者）。

②普通大豆制品　包括豆腐、豆浆、豆腐干、豆腐皮、腐竹等，提供优质蛋白，全素者每天要吃相当于50~80克黄豆的大豆制品；蛋奶素者每天要吃25~60克。50克黄豆相当于北豆腐（较韧）145克、南豆腐（较嫩）280克、内酯豆腐350克、豆浆730克、豆腐干110克、腐竹40克等。

③发酵大豆制品　包括腐乳、豆豉、酸豆浆、豆瓣酱、黄豆酱和酱油等，它们是唯一一类能提供维生素B_{12}的植物性食物，平均每天5~10克；蛋奶素可以少吃或不吃。

④杂豆　包括绿豆、红豆、扁豆、鹰嘴豆、芸豆、腰豆、眉豆等，它们富含蛋白质、维生素、矿物质，营养价值较高。其每天食用量可以与全谷物类合并计算，占全天主食的1/2。

⑤坚果和种子　包括核桃、花生、瓜子、开心果、扁桃仁、杏仁等，它们富含蛋白质、多不饱和脂肪酸、矿物质和维生素，全素者每天食用20~30克（可食部分），大约2小捧（单手捧）；蛋奶素者每天食用15~25克。

⑥食用菌和海藻类　食用菌包括香菇、木耳、平菇等，海藻类包括紫菜、海带和裙带菜等，它们都属于蔬菜类，富含维生素和矿物质，但与普通蔬菜不同的是，它们能为素食者提供蛋白质。建议全素食者每天都要

食用5~10克（干重），蛋奶素者可以少吃一些。

⑦多种植物油 最好包括亚麻籽油或紫苏籽油。这两种油富含亚麻酸，是素食者ω–3多不饱和脂肪酸的主要来源。

（2）间歇性断食

间歇性断食主要有三种形式，第一种是最为人熟知的"5+2"轻断食，即在一周之内，5天正常进食，不连续的2天轻断食（每天仅摄入500~600千卡，相当于正常饮食的1/4）；第二种是"16：8"模式，即一天中8小时进食（吃两顿或三顿均可），其余16小时断食；第三种是隔日断食，即每周或每月中，选择一天不摄取任何食物，这种形式较前两者少见。

2019年12月，美国国立卫生研究院老龄化研究所（NIA）研究员马特森（Mark P. Mattson）在著名的医学期刊《新英格兰医学杂志》上发表文章，详尽地阐述了间歇性断食对健康、衰老和疾病的有益作用，包括改善血糖，调节血压和心率、提升耐力训练功效、减轻体内慢性炎症、减少腹部脂肪、降低肥胖和糖尿病的发生风险、有益大脑健康等。马特森教授本人身体力行间歇性断食30多年，在这方面进行了20年的学术研究。

间歇性断食在实践中运用可能并不容易，对大多数人而言，说不吃就不吃是很难做到的。但这种饮食模式给了我们很多启发，每天固定吃早午晚三餐可能并不是最佳吃法，更不是非此不可，毕竟人类的祖先并非每日都有三餐供应，少吃一顿、少吃一些、过午不食、不吃晚餐等看似错误的做法，未尝不是可行的选择。

（3）低碳饮食和生酮饮食

低碳饮食是指碳水化合物供能比低于45%或者碳水化合物摄入量少于130克/天，作为对比，平衡饮食中碳水化合物供能比为50%~65%。低碳饮食又进一步分成轻度低碳（高蛋白）饮食和极低碳水饮食，前者碳水供能比为26%~44%；后者碳水化合物摄入量仅为20~50克/天，也称为生酮饮食。

低碳饮食最显著的特征是很少吃或干脆不吃谷类及其制品、薯类及其制品等富含碳水化合物的食物，以及甜食和饮料等，生酮饮食甚至水果也不能摄入。而对于鱼类、肉类、蛋类、大豆制品、蔬菜、坚果和食用油等主要提供蛋白质和脂肪的食物则没有限制，奶制品只要没有加糖，也可以不加限制。

生酮饮食是极端的低碳饮食，不允许吃谷类、薯类、杂豆类、甜食、饮料和水果等任何含糖或淀粉的食物，奶类（天然含有乳糖）也要限制食用，主张摄入大量脂肪，包括油脂（如椰子油、橄榄油等）和肉类、蛋类等高脂肪食物，脂肪供能比占80%~90%。此时身体被迫利用脂肪酸β–氧化供能，糖供应不足进一步促进酮体生成，血液中酮体浓度大增。生酮饮食一直用于治疗难治性儿童癫痫，有资料称目前国内有超过100家儿童医院开展生酮饮食。近些年的研究发现，生酮饮食对糖尿病、老年痴呆症、某些癌症可能也有效果。

低碳饮食或生酮饮食也用于减肥。不仅如此，很多临床研究发现，肥胖并患有心血管疾病、糖尿病等慢性病的人，在一定时间内采取低碳饮食或生酮饮食可产生不小的健康效益，如减轻胰岛素抵抗和改善肝功能、控制血糖、改善血脂等。不过，长期低碳水化合物饮食可能也会有一些弊端，比如能量不足、蛋白质营养不良、耐力受损、工作效率降低、酮症酸中毒等。实际上，在《美国新闻与世界报道》的年度最佳饮食榜单中，生酮饮食经常位居最佳综合饮食倒数第一（但在最佳快速减重饮食榜上排名前列）。

低碳饮食最早由美国医师罗伯特·阿特金斯（Robert Atkins）创

立，与主流饮食模式大相径庭，曾经招致主流医学界的广泛批评。但近年关于低碳饮食健康益处的研究极大地挑战了营养学界一直推崇的低脂肪饮食。低脂肪饮食（控制总脂肪以及饱和脂肪摄入，增加碳水化合物摄入）比较健康一直是主流观点，是美国、中国等很多国家膳食指南的基础。虽然低碳饮食或生酮饮食模式试用于减肥或糖尿病饮食管理等特定情况时在小范围内表现出了积极效果，但不建议普通中老年人长期采用这两种饮食模式。

（4）无麸质饮食

不知道从什么时候开始，"无麸质饮食"开始流传开来，超市里很多食品标注了"无麸质"字样，这强烈暗示了麸质是坏东西。"麸质"是指麸质蛋白，也叫麦胶蛋白，它是面筋的主要成分，在小麦粉（面粉）中含量很高。除所有小麦及其制品（如馒头、面条、面包、饼干、糕点等几乎所有常见"面食"）之外，黑麦、大麦及其制品也含有麸质蛋白。无麸质饮食要求忌食所有这些食品，显而易见，所有面粉做的食物都不能吃了。

大米、玉米、小米、黑米、糯米等"米"类和各种薯类都不含麸质，荞麦、藜麦也不含麸质。燕麦含不含麸质还有争议。无麸质饮食可以选择这些主食或零食类食物。当然，奶蛋肉鱼等动物性食物和蔬菜水果都是没有麸质的。要注意像"荞麦面"这种是含麸质的，因为它并不是100%荞麦，经常含有小麦成分。

无麸质饮食最初用于麸质过敏患者和治疗乳糜泻，乳糜泻是一种与特殊体质有关的疾病，因小肠黏膜萎缩引起各种症状，国内该病非常少见。后来发现，无麸质饮食似乎（证据不确切）对某些肠道炎症性疾病、某些关节炎、某些肾病也有治疗或改善作用。再后来，连自闭症、抑郁症、红斑狼疮、1型糖尿病、牛皮癣等多种难治性疾病都跟无麸质饮食扯上了关系，很多人鼓吹，但缺少临床证据。

麸质蛋白过敏者或乳糜泻患者一定要坚持无麸质饮食。对于绝大多数人，无麸质饮食完全没有必要。目前，没有任何权威机构的膳食指南或疾病（乳糜泻除外）诊疗指南推荐无麸质饮食。我国目前尚未出台"无麸质"的食品标准和检测标准，市面上给食品标注"无麸质"都是没有根据的。

（4）遵从膳食指南

现在，吃什么食物有益健康常常令人困惑，因为有关说法实在太多了，有些还互相矛盾，众说纷纭，莫衷一是。但实际上，随着人们对饮食营养越来越重视，学术界对各种食物、各种饮食模式的研究越来越深入，积累了大量的科学证据。

什么是膳食指南

立足于这些饮食相关证据，很多国家或地区的政府或权威机构结合本国本地区的饮食情况，制定并发布膳食指南。膳食指南是政府部门或学术机构为了引导国民合理饮食维持健康而提出的饮食建议。比如，《中国居民膳食指南》是由中国营养学会制定，由国家卫健委发布的；《美国膳食指南》是由美国农业部（USDA）和健康与人类服务部（HHS）组织制定并发布的。制定膳食指南时，既要依据营养科学原则和当地民众健康需要，又要结合当地食物生产和供应情况及人群生活实践，还要符合世界卫生组织（WHO）《指南制定手册》的流程和要求（比如，要收集尽可能多的证据，并须是基于当前可得的最佳证据），因此膳食指南具有很强的科学性、实用性和可操作性。

想了解吃哪些食物有益于身体健康或不利于身体健康，都可以在膳食指南中找到可靠答案。膳食指南给出的建议远胜于那些道听途说、古代遗训、个人观点、专家经验、商业推广，膳食指南的建议也往往比某一篇研究报告、某一篇论文的结论更靠谱，尽管后者更吸引大众眼球。因此，关注饮食健康，首先要从阅读、了解膳食指南开始。本书的很多建议和观点，也参考或立足于膳食指南。

中国居民膳食指南

中国营养学会制定的《中国居民膳食指南2016》内容非常翔实，包括一般人群膳食指南、特定人群膳食指南（孕妇乳母、婴幼儿、儿童及青少年、老年人和素食人群），同时，还有三个可视化图形，即中国居民平衡膳食宝塔、中国居民平衡膳食餐盘和中国儿童平衡膳食算盘。其中，一般人群膳食指南（适用于2岁以上人群）的主要内容如下。

（1）食物多样，谷类为主

①每天的膳食应包括谷薯类、蔬菜水果类、畜禽鱼蛋奶类、大豆坚果类等食物；②平均每天摄入12种以上食物，每周25种以上；③每天摄入谷薯类食物250~400克，其中全谷物和杂豆类50~150克，薯类50~100克；④食物多样、谷类为主是平衡膳食模式的重要特征。

（2）吃动平衡，健康体重

①各年龄段人群都应天天运动、保持健康体重；②食不过量，控制

总能量摄入，保持能量平衡；③坚持日常身体活动，每周至少进行5天中等强度的身体活动，累计150分钟以上，主动身体活动最好每天6000步；④减少久坐时间，每小时起来动一动。

（3）多吃蔬果、奶类、大豆

①蔬菜水果是平衡膳食的重要组成部分，奶类富含钙，大豆富含优质蛋白质；②餐餐有蔬菜，保证每天摄入300~500克蔬菜，深色蔬菜应占1/2；③天天吃水果，保证每天摄入200~350克新鲜水果，果汁不能代替鲜果；④吃各种各样的奶制品，相当于每天液态奶300克；⑤经常吃豆制品，适量吃坚果。

（4）适量吃鱼、禽、蛋、瘦肉

①鱼、禽、蛋和瘦肉的摄入要适量；②每周吃鱼280~525克，畜禽肉280~525克，蛋类280~350克，平均每天摄入总量120~200克；③优先选择鱼和禽；④吃鸡蛋不弃蛋黄；⑤少吃肥肉、烟熏和腌制肉制品。

（5）少盐少油，控糖限酒

①培养清淡饮食习惯，少吃高盐和油炸食品，成年人每天食盐不超过6克，每天烹调油25~30克；②控制添加糖的摄入量，每天摄入不超过50克，最好控制在25克以下；③每日反式脂肪酸的摄入量不超过2克；④足量饮水，成年人每天7~8杯（1500~1700毫升），提倡饮用白开水和茶水，不喝或少喝含糖饮料；⑤儿童及青少年、孕妇、乳母不应饮酒，成年人如饮酒，男性一天摄入的酒精量不超过25克，女性不超过15克。

（6）杜绝浪费，兴新食尚

①珍惜食物，按需备餐，提倡分餐不浪费；②选择新鲜卫生的食物和适宜的烹调方式；③食物制备生熟分开，熟食二次加热要热透；④学会阅读食品标签，合理选择食品；⑤多回家吃饭，享受食物和亲情；⑥传承优良文化，兴饮食文明新风。

如果是65岁以上的老年人，在以上饮食建议的基础上，还要注意：①少量多餐细软，预防营养缺乏；②主动足量饮水，积极户外活动；③延缓肌肉衰减，维持适宜体重；④摄入充足食物，鼓励陪伴进餐。

不同国家或地区膳食指南的差别与共性

不同国家或地区有关机构制定的膳食指南内容不尽相同，这一方面是因为制定膳食指南不仅仅要根据营养科学原则，还要结合当地食物生产和供应情况及人群生活实践，难免受到经济发展水平、饮食文化和饮食习惯的影响。另一方面，有些膳食指南侧重营养科学原则，更注重科学性，细致认真；有些膳食指南侧重食物消费实际，更注重实用性，简单粗略。

例如，对普通成年人奶类推荐摄入量，各国膳食指南相差很大，澳大利亚膳食指南推荐每天喝3份（750毫升），美国3杯（720毫升），加拿大2~3份（500~750毫升），瑞士3份（600毫升），土耳其3杯（600毫升），智利3杯（600毫升），芬兰500毫升，法国3份（450毫升），中国300毫升，印度3份（300毫升），南非1杯（250毫升），日本2~3份（200~300毫升），韩国1杯（200毫升）。这些推荐量差别显然与奶类的营养价值无关，而与当地居民饮食习惯有关。

不过，毕竟科学证据是制定膳食指南的基础，所以不同国家和地区的膳食指南又有很多共同点。例如，绝大多数膳食指南会推荐全谷（粗杂粮）、新鲜蔬菜（尤其是深绿色、红色及橙色的蔬菜）、新鲜水果、大豆、坚果、奶及其制品（包括脱脂或低脂奶及其制品、酸奶、奶酪等）、鱼虾和蛋类、家禽等；会限制饱和脂肪、反式脂肪、糖、盐（钠）、饮料和酒精等。中国居民膳食指南（2016）和美国居民膳食指南（2015）都取

消了对饮食胆固醇的限制，都强调膳食模式的重要性；大多数膳食指南
都强调身体活动对健康的重要意义。这些也是所有健康饮食模式的共同
原则。

膳食指南的局限性

膳食指南并不是完美无缺的。膳食指南不但影响当地人们的食物消
费，还可能影响食品标准、产业政策、法律法规以及产品标准等，反之，
这些因素也会影响膳食指南的内容。

例如，美国膳食指南专家咨询委员会（DGAC）在科学报告中提出饮
食要保持"环境可持续发展"，就是既要吃得健康，又要对环境有利，但
迫于国会和食品企业的压力，没能通过政府公示，最终并未出现在《美国
居民膳食指南2015》中。《中国居民膳食指南2016》推荐每天吃50~100克
薯类，也与农业部2015年推动"马铃薯主粮化"战略有关，吃马铃薯（土
豆）有益健康的证据并不多，远不如全谷有益健康的证据多。

又例如，世界卫生组织（WHO）下属的"国际癌症研究机构"（IARC）
2015年10月发布报告称，有充足证据表明，加工肉类是致癌物，归于 I
级（group 1）；红肉是可能的致癌物，归于 II A级（group 2）。从10项研究
数据分析估计，每天吃50克加工肉类，约增加18%的结肠直肠癌的发生风
险。但在这份报告之后发布的《美国居民膳食指南2015》和《中国居民膳
食指南2016》中都没有提及加工肉类的致癌性或严格限制吃加工肉类，只
是从饱和脂肪酸或健康风险的角度建议人们少吃。

总而言之，膳食指南一方面具有科学性、实用性和可操作性，值得遵
循；另一方面也有一定的局限性，不能把膳食指南的建议视为绝对或唯
一正确的真理，更不能认为凡是不符合膳食指南的建议就一定是错的。

何况，膳食指南的内容也在不断更新，每过几年就要修改内容，修订版本。

（5 了解饮食影响健康的机制

众所周知，饮食对身体健康有重大影响，肥胖、心脏病、脑卒中、糖尿病、高血压、高血脂、高尿酸血症、脂肪肝等慢性代谢性疾病以及某些肿瘤都与饮食不当息息相关。除疾病外，身体成分、免疫力、体力精力、衰老等生理状态也与饮食有关。食物成分对身体健康的影响非常复杂，是通过多种机制、多个渠道实现的。现在比较明确的有营养失衡（不足或过剩）、氧化、糖化、慢性炎症、胰岛素抵抗、肠道菌群失调等。

营养不足与过剩

像其他所有动物一样，人类通过每天进食来获得生命活动所需要的能量和营养素，也就是人们常说的蛋白质、脂肪、碳水化合物、维生素（维生素A、B族维生素、维生素C、维生素D、维生素E、维生素K）、矿物质（钾、钙、铁、锌、碘等）、膳食纤维等。这些营养素各具作用，对每个人的生存和健康都是缺之不可的，人体不能合成、制造它们，必须通过饮食来提供。另一方面，这些营养素如果摄入过多，超出人体处理、代谢它们的能力，也会带来健康问题。因此，要讲究科学饮食，合理营养，而不是多多益善。

（1）营养缺乏病

众所周知，营养素缺乏会损害健康，导致出现疾病。比较典型的有：饮食缺乏蛋白质将导致消瘦、水肿、肌肉流失（皮包骨）、肌肉力量不足（劳动或活动能力下降）、免疫力低下（易发感冒、感染）、脱发或头发质量不佳、月经失调、血液中白蛋白浓度下降等；饮食铁摄入不足将导致缺铁性贫血，表现为头晕、乏力、易疲劳、工作效率下降、怕冷、脸色苍白、血红蛋白下降等；饮食钙摄入不足或日晒不足（维生素D合成不足）将导致骨质疏松；饮食碘缺乏将导致甲状腺肿大；膳食纤维缺乏将导致便秘；维生素B_2、维生素B_1和维生素C缺乏将导致口腔溃疡、皮肤质量不佳、消化不良等；维生素B_{12}和叶酸缺乏将导致巨幼红细胞贫血，症状与缺铁性贫血类似，但程度更严重。

除了这些明显的、明确的症状或疾病之外，饮食中维生素、矿物质、膳食纤维等营养素摄入不足，还经常导致出现体质不好、免疫力不强、体力不佳、精力不够、睡眠不好、排便不畅、皮肤松弛或长痘、头发稀疏、衰老较快等健康困扰。实际上，对维持人类生存而言，有简单少量的、满足温饱的食物提供营养就可以了，但要想维持个人身体较好的或最佳的机能状态，无疑就需要全面合理的、高质量的饮食营养搭配。

很多人觉得现在生活水平提高了，食物丰盛了，营养过剩更常见了，所以营养缺乏问题就很少或者没有了。这是最常见的错觉，实际情况并不是这样，营养严重缺乏或有明显症状的的确少了，但某些营养素缺乏或不充足的情况还是很常见的。我写到本章时，正值2020年春节新型冠状病毒疫情最严重的时刻。这场波及全中国乃至全世界的疫情让我们清醒地认识到，那种认为现在国人主要的健康问题是慢性非传染性疾病（比如心血管疾病、糖尿病等），而传染性疾病已经不是问题了的看法，其实也是错觉。新问题（营养过剩、慢性非传染性疾病）的出现并不意味着老问题

（营养缺乏、传染性疾病）已经消失。

（2）能量过剩及相关疾病

现在，与营养过剩相关的慢性非传染性疾病（简称"慢性病"）的确是影响国家经济社会发展的重大公共卫生问题。根据国家卫健委《慢性病防治中国专家共识2012》显示，慢性病导致的死亡占总死亡人数的86.6%；45%的慢性病患者死于70岁之前，全国因慢性病过早死亡的占早死总人数的75%；国内高血压患者有2亿多、肥胖者有1.2亿、糖尿病患者有9700万、高胆固醇患者有3300万。慢性病造成的疾病负担占我国总疾病负担的70%。

不过，"营养过剩"并不是一个很严谨的表述。一般来说，蛋白质、维生素、钾、钙、铁、锌、硒和膳食纤维等营养素是不会过剩的，在正常饮食的情况下，这些营养素都不会过剩或过量。即使有些人在正常饮食之外又额外补充了含有这些营养素的产品，但只要正确地按产品说明书使用，一般也不会过量。容易摄入过量的是碳水化合物（淀粉、糖等）、脂肪和钠等，因为碳水化合物和脂肪是饮食能量摄入的主要形式，所以"能量过剩"才是一个准确的表述。

能量过剩的直接后果是肥胖，而肥胖又与各种常见慢性病以及多种癌症紧密相关。饮食摄入的能量（主要指碳水化合物和脂肪）如果不能通过基础代谢、体力活动等途径消耗掉，那么过剩的能量就会以脂肪的形式堆积在身体中，皮下脂肪或内脏脂肪由此而来。高脂肪食物，如油炸食品、油腻菜肴、肥肉、油条、方便面、蛋糕、酥饼等被称为"能量炸弹"，容易导致肥胖；米饭、馒头、面包、饼干、面条、饮料、甜点等高碳水（碳水化合物）食物，也同样会让人发胖，因为淀粉或糖很容易在体内转化为脂肪，高碳水食物对肥胖的贡献一点儿也不比高脂肪食物少。更糟糕的是，有研究表明，当高碳水遇到高脂肪时，如炸薯条、曲奇饼干、起酥面包等，大脑会"狂欢"——大脑纹状体兴奋性显著提高，产生"超加性效应"（即1+1>2），强化大脑对食物的奖赏机制，会让人"上瘾"吃得更多。

不止肥胖，高脂肪食物中的饱和脂肪、反式脂肪还会导致血液胆固醇升高，增加患心血管疾病的风险。精制谷物和糖还能使餐后血糖快速升高，增加胰岛细胞负担，进而增加胰岛素抵抗或患糖尿病的风险。高盐或高钠食物会导致高血压。过量饮酒会增加心血管疾病、糖尿病和癌症的发生风险。

近几年，营养界讨论得最多的一个问题是，高脂肪饮食与高碳水饮食哪一个对体重和健康的危害更大。过去的观点一直是高脂肪饮食很不健康，但现在认为高碳水饮食，尤其是精制谷物和添加糖较多的饮食，相比于高脂肪饮食对身体的危害有过之而无不及。2019年7月，美国《华盛顿时报》登出了心血管科医生Eric Thorn的一篇文章，标题是"碳水化合物正在杀死我们！"他引用了著名的《柳叶刀》杂志的学术研究结论——碳水较低、脂肪较高的饮食反倒更健康。

需要指出的是，能量过剩不仅是因为饮食中碳水化合物和脂肪摄入过多，还因为体力活动过少、以静坐为主的生活方式导致能量消耗太少。增加体力活动、积极锻炼身体、减少静坐也是非常重要的健康促进措施。

肠道健康

肠道健康对全身健康有决定性作用。除了消化吸收食物中的营养物质外，胃肠道还是身体最大的、最复杂的内分泌器官，能分泌40多种胃肠激素。胃肠道具有完整的、相对独立的神经系统，并通过脑肠肽等神经递质与大脑交换信息，胃肠道中神经细胞的个数与脊髓相当，是不折不扣的"第二大脑"。胃肠道还是身体免疫力的主要构建者之一，整合了内分泌系统、神经系统和免疫系统，这三个方面在胃肠道内互相作用。

（1）肠道菌群的构成

肠道健康受到很多因素的影响，其中最重要的是肠道菌群。人体肠道内有大量细菌，据说有1000万亿个，约为人体细胞总数的10倍，主要集中在大肠里；细菌种类也很多，其基因数量约为300万个，为人类基因组的100多倍；总重量1.5千克左右，大致与肝脏的重量相当。这些细菌构成了一个复杂的微生态系统，称为肠道菌群。

肠道菌群主要由三大类细菌构成。第一类是有益菌，包括双歧杆菌、乳杆菌、类杆菌和消化球菌等，它们是肠道共生菌（好比"坐地户"），有数量优势（占肠道细菌总数的99%，是肠道菌群的主体），有营养及免疫调节作用。第二类是条件致病菌，包括肠球菌、大肠杆菌等，它们与有益菌共栖（好比"外来户"），处于弱势，一般无害，只有在特定情况下（比如免疫力下降、细菌异位等）才会有害健康。第三类是病原菌，包括变形杆菌、假单胞菌、沙门菌、致病性大肠杆菌等，它们是过路菌（好比"游客"），数量多时致病。不同个体之间肠道菌群的差异很大。这些差异与遗传、年龄、性别，以及饮食、生活方式、疾病等因素有关。*Science*杂志发表的研究表明，69种不同的因素可以影响肠道微生物的组成，如抗生素、酒精、果蔬、运动、咖啡、睡眠、巧克力、避孕药等。

（2）肠道菌群的生理功能

整体而言，肠道菌群的生理功能包括：①发酵膳食纤维，生成短链脂肪酸，提供能量和营养；②合成某些维生素，如B族维生素、维生素K；③分解大豆异黄酮、含硫化合物等，促进其吸收和代谢；④免疫调节作用；⑤抵抗致病菌；⑥（蛋白质）腐败作用，产生少量有害物质。

肠道菌群不仅影响消化吸收，引起腹泻、便秘等胃肠道问题，还通过胃肠道影响心血管、血糖、血脂、骨骼、神经系统、免疫系统和体重等，现在知道，肠道菌群失调可能是造成肥胖、心血管疾病、糖尿病、阿尔茨海默病等多种代谢性疾病的重要原因之一。有证据表明，随着社会的发展，人类膳食结构的变化（如肉食比例增加、膳食纤维摄入不足等）易导致肠道菌群出现结构和功能失衡，进而影响健康。

（3）肠道菌群失调的表现

大便是来自肠道的信使。通过观察大便的次数、质地、形状、气味等，可以大致判断肠道菌群的微生态平衡情况。排便次数太少（比如每周只有一两次）、大便干硬导致排便困难、大便不成形、排便次数太多（比如每天三次或更多）、气味太臭等，都很可能与肠道菌群失调有关。随着老年期的来临，肠道菌群中双歧杆菌的势力日渐式微，腐败菌肆意猖獗，不但便秘更常见，而且粪便会散发出比年轻时更臭的气味。

屁也能提供肠道的信息。一般来说，成年人每天排放10~15个屁，排放100~150毫升气体。这些气体要么是随吞咽进入消化道的空气（与健康无关），要么是食物残渣被肠道菌群发酵或自己腐败产生的。肠道菌群利用食物残渣中的糖类（主要是膳食纤维和低聚糖）产生没有臭味的二氧化碳、甲烷、氢气等。粗粮、豆类、薯类、洋葱、萝卜、胡萝卜等富含膳食纤维或低聚糖的食物，往往会使肠道气体（屁）明显增加，且通常是不臭的，即所谓"响屁不臭"。此类气体对健康基本是无害的，虽然有可能让人觉得腹部胀气，但即使被吸收进入血液也无害，多一点儿少一点儿都不会影响健康。

肠道菌群分解食物残渣中的蛋白质产生有恶臭气味的气体，如硫化氢、吲哚、氨、粪臭素、胺等，它们量很少，但臭味十足，"臭屁不响"说的就是这个。正常情况下，这种腐败作用产生的恶臭气体很少，但如果摄入蛋类、肉类和鱼虾等高蛋白食物过多，有一些蛋白质没有被小肠完全消化吸收，进入大肠之后就会明显增加肠道菌群的腐败作用，产生较多恶臭气体，让大便或屁变得很臭。此类恶臭气体或多或少都有一点毒性，被吸收进入血液后需要肝脏解毒处理，一旦过多就有可能引起健康问题，影响肝肾功能，所以要尽量避免。

还有一种常见情况是，老年人、消化道疾病患者小肠消化吸收能力减弱，即使摄入蛋白质食物不是很多，也会有一些未被消化吸收的蛋白质进入大肠，并在肠道菌群的作用下产生臭气。

除了观察排便和排气（屁）之外，现在有些检测机构还开展了肠道菌群检测，可以了解肠道菌群情况，但目前正规医院开展得不多。

（4）促进肠道菌群平衡的饮食措施

①多吃富含膳食纤维的食物。全谷物（粗杂粮）、杂豆、蔬菜、水果、薯类、坚果等富含膳食纤维的食物有助于肠道菌群平衡。膳食纤维在小肠内无法被消化吸收，进入大肠后会促进大肠内的菌群发酵，产生一些短链脂肪酸（如乙酸、丙酸、丁酸等），后者形成结肠内的酸性环境，有利于有益菌（如双歧杆菌、乳酸菌等）的繁殖生长，不利于有害菌（如腐败菌等）的繁殖生长，从而调节肠道菌群平衡。

蔬菜和水果是膳食纤维的重要来源。膳食纤维含量最多的蔬菜有鱼腥草（折耳根）、黄花菜（金针菜）、秋葵、毛豆、牛肝菌、彩椒、香菇、豌豆、春笋、南瓜等。膳食纤维含量最多的水果有酸枣、梨、红玉苹果、椰子、桑葚、橄榄、冬枣、人参果、芭蕉和大山楂等。糙米、全麦粉、燕麦、玉米、高粱米、藜麦、青稞、红豆、绿豆等粗粮杂豆中的膳食纤维含量也很丰富。

除日常食物外，市面上还有一些专门补充膳食纤维的产品，如魔芋制品、大豆膳食纤维、果蔬籽粉、小麦苗、麦麸制品等。

②喝酸奶。酸奶是以牛奶为原料发酵而成的，其中含有活的乳酸

菌。虽然酸奶中活的乳酸菌经过胃（胃酸）和小肠（胆汁、肠液）的"洗礼"后，到达大肠时其成活率很低，但现有研究成果的确支持酸奶有益于肠道菌群平衡，酸奶中的乳酸菌死后可能仍有作用。现在普遍认为，含有活菌的酸奶是一种有助于健康长寿的食物。除酸奶外，目前市场上还有一些乳酸菌饮料，虽然也含有活的乳酸菌，但其营养价值低于酸奶。

③补充益生菌。根据世界卫生组织（WHO）和联合国粮农组织（FAO）在2001年给出的定义，益生菌是活的微生物，当摄入足够数量时，能对宿主发挥有益健康的作用。常见益生菌包括乳杆菌属、双歧杆菌属、链球菌属、芽孢杆菌属、布拉氏酵母菌属的一部分菌株。

值得注意的是，根据《中国营养学会益生菌与健康专家共识2019》，普通酸奶、泡菜、腌菜、纳豆等发酵食品中的乳酸菌或其他微生物不能直接称为益生菌。乳酸菌是通过发酵碳水化合物（糖类）获得能量，产生大量乳酸的一类细菌的总称，主要有乳酸杆菌、双歧杆菌、乳球菌等，乳酸菌不一定是益生菌。同样，肠道菌群中的有益菌也不能直接称为益生菌。只有在进行分离鉴定、安全评价及功能试验后，且符合益生菌概念的，才能称为益生菌。在我国，市场售卖的益生菌类食品（药品除外）必须符合国家卫生管理部门颁布的《可用于食品的菌种名单》和《可用于婴幼儿食品的菌种名单》。

益生菌必须是经过了严格的安全评价，不会危害人体健康的。益生菌还必须是活的，即可以耐受胃酸、胆汁，"活"着到达结肠，发挥调节肠道菌群平衡的作用。整体而言，益生菌对肠道健康的可能作用包括：a.改善便秘；b.缓解腹泻，如急性腹泻、轮状病毒引起的腹泻、放疗引起的腹泻、抗生素相关腹泻、旅行者腹泻等；c.缓解乳糖不耐受症状；d.治疗肠道易激综合征、溃疡性结肠炎、克罗恩病等肠道疾病；e. 抗结肠癌；f. 抑制幽门螺杆菌。此外，益生菌还能调节免疫力，抗过敏，降低血液胆固醇，有助于减肥和抗衰老。

但是，必须强调的是，不同益生菌的作用有所不同或有所侧重，一种益生菌不可能具有上述全部益处。实际上，某种益生菌产品/菌株到底对人体有哪些益处，是需要用足够证据来证明的，不能想当然地认为具有上述健康作用中的一个、多个或全部。选择益生菌产品时，要根据自己的需求，要充分了解自己服用的益生菌及其配料。益生菌以添加到食物中或餐后服用为宜，使用温水冲服，应尽快饮用。老年人、孕产妇、婴幼儿和病人等特殊人群是否需要服用益生菌，以及选择哪种产品，建议咨询医生或营养师等专业人员。益生菌不能代替药物治疗，在患病和治疗期间，是否需要服用益生菌应咨询医生。

④补充益生元。与益生菌不同，益生元是指可以支持肠道有益菌群生长繁殖的低聚糖，主要有低聚果糖（菊粉）、低聚半乳糖、低聚异麦芽糖、低聚木糖、大豆低聚糖、乳果糖等。这些物质的共同特点是，摄入后在小肠内无法被消化吸收，进入大肠，并被大肠菌群代谢利用，进而带来健康益处。简单地说，益生元是肠道有益菌的专属"食物"，有助于维持肠道菌群平衡。

大豆、菊芋（洋姜）、菊苣、洋葱、大蒜、芦笋、蜂蜜、香蕉等天然食物中含有较多益生元。还有一些益生元来自天然物质的提取或合成，添加于加工食品中，如配方奶粉、婴儿食品、乳制品、饮料等，或者用于保健食品。

总之，保持以植物类食物为主，动物类食物为辅的饮食模式对肠道菌群平衡是非常重要的。膳食纤维、益生元等成分都来自于植物类食物（谷类、蔬菜、水果、薯类和坚果等）。肉类、蛋类、鱼虾等动物类食物均不含这些有益成分，而且研究表明，高蛋白摄入会促进肠道菌群中腐败菌的生长，不利于肠道菌群平衡。此外，使用抗生素是造成肠道正常菌群破坏的最常见的原因，要避免滥用抗生素，包括人用抗生素，也包括养殖业用抗生素。

氧化与抗氧化

把一块铁放在自然界里风吹日晒雨淋，它会生锈，生锈后继续风吹日晒雨淋，日子一久，它就会腐烂直至消失，我们说这块铁被氧化了。其实人体由年轻到衰老，由健康到疾病，也有一个不断被氧化的过程。当然，与那块铁不同，人体不是被空气中的氧气直接氧化的，而是被体内的"自由基"氧化了。

自由基，也称为"活性氧"，是一些分子结构非常怪异的成分，比如超氧阴离子（$\cdot O_2^-$）、羟自由基（$\cdot OH$）、过氧化氢（H_2O_2）、单线态氧（$^1O_2$）等，还包括由它们产生的过氧化脂质（LPO）和一氧化氮（NO）等。这些成分的共同特点是具有较强的氧化性，可以与体内的蛋白质、脂质、核酸等生命物质发生氧化反应，进而破坏细胞膜的结构和功能，损伤DNA，导致出现慢性疾病、肿瘤和衰老，在很多病理过程中发挥重要作用。自由基学说曾经是用来解释人体衰老的主要理论之一。

大部分自由基来自细胞正常代谢过程，可以视为线粒体正常能量代谢的副产物，其产生不可避免。还有一些自由基来自细菌感染、组织缺氧、药物作用等病理过程，以及吸烟、电离辐射、空气污染、紫外线照射等外界因素。与此同时，人体内也有专门清除自由基的机制，以对抗自由基，也就是抗氧化。

正常身体存在两套抗氧化系统。一套是专门分解、转化自由基的酶类，如超氧化物歧化酶、过氧化氢酶、谷胱甘肽过氧化物酶等，这些酶的结构非常复杂，全部在细胞内合成，无法通过饮食直接补充，但其活性有赖于饮食摄入的硒、锌、铜、锰等矿物质，如果饮食中缺乏这些矿物质，其抗氧化活性会减弱。另一套抗氧化系统是众所周知的抗氧化剂，如维生素C、维生素E、β-胡萝卜素、番茄红素、叶黄素、花青素、白藜芦醇、姜黄素、多酚、类黄酮等，这些全部要由饮食提供，主要来自深色蔬果、杂豆类、坚果和全谷物等植物类食物。

在身体中，能量代谢一刻也不会停止，自由基总是在不断产生（氧化），又被酶系统和抗氧化剂不断清除（抗氧化）。正常情况下，二者之间维持着一种动态的平衡。当自由基产生过多，或抗氧化系统不给力时，氧化和抗氧化的平衡会被打破，氧化占据上风，从而导致出现健康问题。因此，上述富含各种抗氧化剂的植物类食物受到几乎所有权威机构（膳食指南）的推荐。不过，需要指出的是，自由基也并非一无是处，它们也表现出了有利于健康的一面，如免疫细胞清除病原菌、衰老细胞清理、胶原蛋白合成、甲状腺激素合成等生理过程都需要自由基参与。

在氧化-抗氧化理论的基础上，补充抗氧化剂成为近年来较为流行的保健理论之一，市面上大多数保健食品都立足于这一理论，以各种抗氧化剂为主要成分。然而，著名的学术期刊《科学美国人》（*Scientific American*）2013年发表的题为"抗氧化剂的神话"的报告指出，补充抗氧化剂（从维生素到白藜芦醇）并不能延长动物寿命。通过基因技术破坏了细胞内的"超氧化物歧化酶"之后，试验动物体内的自由基大量积累，但寿命不但没有缩短，反而延长了。这些研究不仅否定了补充抗氧化剂（保健品）的作用，而且挑战了自由基氧化损伤导致衰老的传统观点，认为氧化/自由基并不是导致衰老和疾病的"元凶"。对此,美国心脏协会（AHA）和美国糖尿病协会（ADA）等权威机构建议,人们不应该服用抗氧化剂类保健品,除非是为了治疗已诊断出的维生素缺乏症。

糖化与抗糖化

糖化,正如其字面意义,是指葡萄糖、果糖、蔗糖等糖类与蛋白质分子（末端的氨基）发生缩合反应。在人体内,糖化反应先是形成一些分子量很大的物质（如糖化血红蛋白、糖化白蛋白、糖化球蛋白等）,然后再进入复杂的分解过程,其最终产物（如羧甲基赖氨酸、甲基乙二醛等）被称为晚期糖化终产物（Advanced Glycation End Products,简称AGEs）。

"AGE"这个单词恰好有年龄、衰老的意思,可以描述晚期糖化终产物对健康的不良作用。晚期糖化终产物与体内多种蛋白质发生广泛交联,会对肾、心血管、视网膜等造成损伤。晚期糖化终产物还会增加自由基的生成,并与自由基互相促进。晚期糖化终产物还会促进炎症反应,引起衰老或疾病。

晚期糖化终产物与糖尿病及其并发症的发生发展有密切关系。在糖尿病的临床诊治中,有一个重要的检测指标是"糖化血红蛋白",它是葡萄糖与血红蛋白发生糖化反应的结果,血液中这个指标越高（含量越大）,则病情越严重,越容易导致肾脏、心脏、血管和视网膜等器官出现并发症。这是因为糖化血红蛋白最终会分解生成晚期糖化终产物,并导致不良后果。

除了糖尿病及其并发症,晚期糖化终产物还与动脉粥样硬化、冠心病、颈动脉斑块、阿尔茨海默病、白内障、骨质疏松、癌症等疾病的发生发展有关。此外,晚期糖化终产物还会导致皮肤衰老,它与皮肤中的胶原蛋白紧密结合，导致肌肤失去弹性，诱发出现皱纹、暗斑，导致皮肤松弛、干燥、粗糙等。

已知高糖饮食（包括过多食用糖、甜食、饮料和精制谷物）、高血糖或糖尿病会增强糖化反应，增加体内晚期糖化终产物。吃杂粮杂豆升血糖较慢，糖化反应较弱，能减少体内晚期糖化终产物。此外，吸烟或吸二手烟会大量增加体内晚期糖化终产物。运动可以减少体内晚期糖化终产物。

糖化反应既可以在人体内缓慢（数周或数月）发生，也可以在食品加工或烹饪时快速（数分钟或数十分钟）发生。食品中的这种糖化反应最终会生成棕黄色物质（就是烘焙食品表面那种颜色），食品学称之为"褐变反应"或"美拉德反应"。它让食品具有诱人的颜色和风味，但也会产生晚期糖化终产物。

哪些食物中晚期糖化终产物含量比较多呢？一般来说，油炸、油煎、烧烤、烘烤（如面包）、焙烧（如咖啡）等高温处理会使食品中晚期糖化终产物大增。例如，面包、炸薯条、曲奇饼干、脆片、煎牛排、烤鸡皮和煎培根这几种高温处理的食物，晚期糖化终产物含量分别为100kU/100克、1522kU/100克、1683kU/100克、1757kU/100克、10058kU/100克、18520kU/100克和92577kU/100克。作为对比，牛奶、米饭和煮土豆等未经高温处理的食物晚期糖化终产物含量分别为5kU/100克、9kU/100克和17kU/100克。

虽然食物中的晚期糖化终产物并不会百分之百地被吸收，大部分被肠道消化酶分解破坏了，但仍有少部分被吸收进入血液。食物中晚期糖化终产物会增加血液（还有其他组织）中晚期糖化终产物的含量，并对人体造成不良影响。研究显示，食物中晚期糖化终产物也会增加糖尿病、动脉粥样硬化、阿尔茨海默病等慢性疾病的发生风险。因此，要少吃油炸、烧烤、烘焙等高温加工的食品，尽量减少烹调和加工，多吃天然食物（较少或适度烹调），少吃加工食品。

炎症与抗炎

众所周知，细菌或其他病原体侵入人体后，会刺激免疫系统做出防御反应，出现红、肿、热、痛等症状，这就是炎症或称"发炎"。但很多人不知道，除了细菌或其他病原体感染引起的这种急性炎症之外，人体内还有更为常见的慢性炎症，不一定是由病原体感染引起的，而是由复杂因素导致的、慢性的、长期的炎症反应，其主要表现也不是红肿热痛等明显症状，而是炎性物质（炎症因子）增加，如C-反应蛋白、白细胞介素-6、肿瘤坏死因子（TNF-α）等。这些炎症因子由某些特定细胞合成并分泌，持续存在会损伤组织或器官，引起很多健康问题。

现在知道，这种慢性炎症过程与大部分慢性病的发生发展有关，包括动脉硬化、糖尿病、高血压、高血脂、大部分肿瘤、阿尔茨海默病、帕金森、关节炎、哮喘、痛风、多发性硬化症、抑郁症、免疫力低下、痤疮……甚至有人说"无炎症，不慢病"。有时候，慢性炎症也会表现出立竿见影的结果，比如有人吃完一次油炸食物后第二天皮肤就长痘，很可能与体内炎症反应增强有关。

有一些研究观察了饮食对慢性炎症的影响，发现具有抗炎作用的食物有：深色蔬菜水果、十字花科蔬菜（如西蓝花、油菜、萝卜、白菜、甘蓝）、香菇、茶、咖啡、全谷面包、早餐谷物食品、酸奶、纳豆、低脂奶酪、橄榄油、芥花油、富含ω-3脂肪酸的鱼类（如三文鱼、沙丁鱼）、坚果或油籽（如亚麻籽）、香料（如丁香、生姜、姜黄、肉桂、牛至、鼠尾草）、巧克力、红酒、啤酒、抹茶和罗勒茶等。这些抗炎食物可以减少体内炎症因子，从而有助于防治上述慢性病。

相反，红肉、加工红肉、动物内脏、糖类（如果糖、蔗糖等）、甜饮料、甜点、薯片、饱和脂肪（黄油、肥肉等）、反式脂肪（油炸食品、加工零食等）、精制谷物（白米饭、白馒头等）、高度白酒等食物具有促炎作用，会使体内炎症因子增加，不利于防治上述慢性病。

注意，这份"抗炎"或"促炎"食物名单并不完整，目前还不能确定每一种日常食物是抗炎的还是促炎的，也不清楚既吃抗炎食物又吃促炎食物最终结果是抗炎还是促炎。但是，很明显地，与通常健康饮食的建议类似，抗炎食物名单中多是天然健康食品（酒类除外），富含维生素、矿物质、膳食纤维、油酸和 ω-3 脂肪酸、植物化学物质等；而促炎食物则以不健康的、超加工的垃圾食品为主，它们的共同特点是含有较多饱和脂肪、反式脂肪、糖、精制谷物、盐、食品添加剂等。

除健康饮食外，适量运动能改善慢性炎症，具有抗炎作用。而肥胖和吸烟则会促进慢性炎症，是促炎的。

胰岛素抵抗

在生活中会发现，高血压、高血脂、冠心病、糖尿病、脂肪肝、高尿酸血症等常见慢性病经常会"一人多病"，比如，既有高血压又有高血脂；既有高血压、高血脂又有脂肪肝；糖尿病最为典型，常见并发症是高血压、高血脂、冠心病、慢性肾病、视网膜病变等，糖尿病还会导致患胰腺癌、肝癌、肺癌等几种癌症的风险升高。为什么这些疾病会集中在一个患者身上呢？简单地回答，它们都有共同的病因——胰岛素抵抗。

胰岛素是身体内最重要的激素之一，由胰腺胰岛 β 细胞制造并分泌，它的主要作用是降低血糖。实际上，胰岛素是体内唯一可以降低血糖的激素，调节血糖的作用无与伦比。胰岛素降低血糖的机制主要有两个：一个是促进骨骼肌、心肌及脂肪组织摄取血液中的葡萄糖（氧化分解或合成脂肪）；另一个是抑制肝脏糖原分解为葡萄糖，还抑制肝脏合成葡萄糖，减少肝脏输出葡萄糖（血糖）。

如果上述两个作用机制出现障碍，即胰岛素不能强有力地促进周围组织（肝脏之外的组织或器官）摄取葡萄糖，也不能强有力地抑制肝脏输出血糖，则称为胰岛素抵抗，过去也称为"胰岛素敏感性下降"。其结果是胰腺被迫代偿性分泌更多胰岛素来调控血糖，血液中的胰岛素增加，但即便如此，有时候血糖仍不可避免地升高。

众所周知，"胰岛素"这个名称非常传神，因为分泌该激素的细胞团像海洋里的小岛一样散在胰腺这个器官中，难得一见。"抵抗"这个词也很传神，它不是彻底失灵或放弃，而是指像拔河一样，互相角力。出现胰岛素抵抗之后，如果胰岛细胞（β细胞）够强大，它会分泌更多的胰岛素，勉强维持血糖处于正常水平，但如果胰岛细胞（β细胞）不够强大，不能分泌更多胰岛素以弥补调节血糖能力的下降，那么血糖就会升高，并逐渐发展为糖尿病。实际上，胰岛素抵抗是导致2型糖尿病最主要的原因之一，因为胰岛素抵抗经常是一个进行性过程，会越来越"抵抗"，总有一天胰岛细胞（β细胞）的功能会达到极限，不能再分泌更多的胰岛素，输掉拔河比赛。

胰岛素抵抗的发生与能量过剩密不可分，或者可以说，胰岛素抵抗是身体对能量过剩的一种代偿反应。胰岛素降低血糖的主要途径之一是刺激合成代谢，即把葡萄糖合成脂肪。当身体储存过多能量而超重或肥胖时，胰岛素就不能发挥正常的效应，脂肪合成受限，血糖升高促使葡萄糖从尿液中排出（糖尿），这相当于直接排泄多余的能量，以应对过度摄入食物。

胰岛素抵抗普遍存在于肥胖、2型糖尿病、血脂异常、高血压及非酒精性脂肪肝等疾病中。1988年，美国著名内分泌专家Reaven指出，胰岛素抵抗是这些代谢异常的共同致病基础。之后，很多研究证实了胰岛素抵抗是代谢性疾病共通的病理生理机制，并参与了动脉粥样硬化性疾病的发生。

要判断一个人是否有胰岛素抵抗，最直接的方法是检测其体内胰岛素的含量。但到目前为止，受到检测技术的限制，胰岛素检测并不普及，医院临床应用不多。比较而言，减轻胰岛素抵抗的方法是简单有效的，包括：①减肥，肥胖/脂肪堆积是导致胰岛素抵抗的原因之一；②摄入低升糖指数（GI）的食物，这样的饮食只需较少的胰岛素就可以调控血糖，具体参阅本书第五章高血糖部分；③运动，运动可以增加骨骼肌细胞对胰岛素的敏感性，直接改善胰岛素抵抗；④药物，比如二甲双胍（需遵医嘱）；⑤低碳饮食，不论是普通低碳饮食、生酮饮食，还是间歇性断食，都可以减轻胰岛素抵抗。

值得注意的是，胰岛素抵抗不一定都是病态的。正常人在特定的生理时期也会存在胰岛素抵抗，比如青春期和妊娠中后期。儿童随着青春期的启动，会出现胰岛素抵抗（原因不明，可能与生长激素及胰岛素样生长因子Ⅰ大量分泌有关），至青春期结束可恢复正常。妊娠期胰岛素抵抗则是与孕期皮质醇、黄体酮等激素大量分泌有关，这些激素有拮抗胰岛素的作用，怀孕中后期易患妊娠期糖尿病就与此有关。

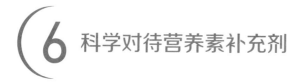

6 科学对待营养素补充剂

现在，越来越多的人食用营养素补充剂（保健食品）。据2017年中国营养学会对36000多人开展的调查显示，有30.50%的成年居民购买过营养素补充类产品，54.85%的人曾经食用过，老年人的食用率则更高。与此同时，也有不少批评的声音，说食用营养素补充剂没有效果，甚至还有害健康。那么，营养素补充剂到底该不该吃，该怎么吃？

（1）营养素补充剂可用，但不可滥用

一般来说，解决营养缺乏问题有两个主要办法。一个办法是平衡饮食，即遵照《中国居民膳食指南2016》的建议，把日常饮食品种和数量搭配好，这是适用于所有人的根本方法。另一个办法是食用营养素补充剂和营养强化食品，适用于日常饮食不够均衡的人，以及孕妇、乳母、婴幼儿、老年人等对某些营养素需求较高的特殊人群，还有低日照、高强度运动和体力活动者，在高温、低温、高原等特殊环境生活或具有特定职业的人群。此外，对营养素缺乏的个体，使用营养素补充剂是简便有效的方法（同时应该积极改善膳食）。总之，营养补充剂既不是"万能药"，也不是洪水猛兽，而是解决营养问题的有效手段之一，当然，前提是适当地、有理有据地补充。对某些无法坚持平衡饮食或有特殊营养需求的人群来说，营养素补充剂是必要的和有益的。

目前，营养素补充剂的使用大致有三种情况：其一是必须补充，比如备孕和孕期补充叶酸，婴儿补充维生素D，全民补碘（加碘盐）等；其二是补充膳食不足或针对特殊需要，比如鱼虾摄入不足者补充DHA，日晒不足者补充维生素D，老年人补充维生素B_{12}，便秘者补充膳食纤维，需要高蛋白饮食的人补充蛋白质粉等；其三是滥用，没有针对性地补充，跟风服用，或盲目增加种类或剂量。这三种情况在我们身边都很常见。

任何人如果决定使用营养补充剂，首先要遵从相关医学指南或专家共识的建议，不要盲目滥用；其次要有的放矢，缺什么补什么，缺多少补多少，不要过量，最好咨询营养相关专业人员，如营养师、健康管理师或医师。

（2）适用于中老年人的营养素补充剂

与婴幼儿、儿童和孕产妇不同，中老年人经常伴有高血糖、高血脂、高血压、高尿酸血症、高同型半胱氨酸血症、骨质疏松等代谢性问题。不论是日常膳食，还是营养素补充剂，都要充分考虑这些具体问题。

随着人口老龄化日趋严重，骨质疏松已成为我国面临的重要公共健康问题。我国50岁以上人群骨质疏松的患病率女性为20.7%，男性为14.4%；60岁以上人群骨质疏松的患病率明显升高，女性尤为突出。从预防骨质疏松的角度，中老年人首先要保证钙的摄入，成人每日钙的推荐摄入量为800毫克，50岁及以上人群每日钙的推荐摄入量为1000毫克。应尽可能地通过饮食摄入充足的钙，每天摄入牛奶300毫升或相当量的奶制品，常吃大豆制品，每天吃绿叶蔬菜等富含钙的食物，饮食中钙摄入不足时，可给予钙剂加以补充。钙剂的选择需考虑其钙元素含量、安全性和有效性。碳酸钙含钙量高，吸收率高，易溶于胃酸，常见不良反应为胃部不适和便秘等。

对骨骼健康而言，维生素D可能比钙更重要，因为维生素D能促进肠钙的吸收、促进骨骼矿化、保持肌力、改善平衡能力和降低跌倒风险。维生素D主要由皮肤在日光（紫外线）照射下合成，日晒不足的人要注意补充维生素D，普通成年人每天400~600国际单位，65岁及以上老年人为600~800国际单位。随着社会经济发展和生活方式改变，特别是户外生活、户外工作时间的减少，维生素D缺乏已经成为全球性的公共健康问题。流行病学资料表明，维生素D缺乏在我国人群中普遍存在。

高龄老人补充维生素D还有助于防治肌肉衰减综合征。可以先检测老年人血清25-羟维生素D_3，如果低于30纳克/毫升（75纳摩/升），则应补充维生素D，每天补充600~800国际单位。摄入充足的蛋白质对防治肌肉衰减综合征更加重要，老年人每天蛋白质的推荐摄入量应维持在1.0～1.5克/千克（体重），并均匀分配到一日三餐中。除奶类、蛋类、肉类和鱼虾等高蛋白食物之外，补充乳清蛋白更有益于预防肌肉衰减综合征。另外，患肌肉衰减综合征的老年人要适当补充含多种抗氧化营养素（维生素C、维生素E、类胡萝卜素、硒）的营养补充剂。

还有一种营养物质与老年人的关节健康有密切关系。它就是氨基葡萄糖，简称"氨糖"，它是软骨组织的主要组成成分。根据中国营养学会的建议，对于有关节运动损伤或骨关节炎的成年人，每天应补充氨基葡萄糖1000毫克，或者硫酸氨基葡萄糖/盐酸氨基葡萄糖1500毫克。

老年人贫血也很常见。调查表明，60岁以上的老年人贫血患病率为12.6%。这与老年人消化功能减弱，对铁和维生素B$_{12}$等营养素的吸收率降低有关。老年人应注意检测血常规（包括血红蛋白），如果发现血红蛋白低于正常值，确诊为缺铁性贫血，则应服用铁剂（遵医嘱）。补充维生素C可以促进铁吸收，有助于防治缺铁性贫血。

鱼油的功效成分是DHA，DHA是一种ω–3多不饱和脂肪酸，对中老年人的神经系统和血脂代谢有益。高纯度的鱼油能降低血液中30%~40%的甘油三酯，且不良反应小，耐受性好。低剂量的ω–3多不饱和脂肪酸的降脂作用弱，仅起到辅助作用。另外，补充鱼油或摄入富含DHA的鱼类对肌肉量丢失和肌肉功能减弱的老年人也有帮助。

此外，现在（乳清）蛋白质粉在临床上的应用越来越多，包括术前术后、重症患者、肿瘤放疗化疗、烧伤患者、感染性疾病患者、消耗性疾病患者、肌肉衰减的老年患者等，都主张增加蛋白质供给或采取高蛋白饮食（但肾功能不全、肝昏迷的患者例外，请遵医嘱）。

（3）适用于素食人群的营养素补充剂

素食者食谱中缺少动物性食物，如果不格外注意食物搭配，很容易缺乏蛋白质、维生素B_{12}、铁、锌和ω-3多不饱和脂肪酸。素食者可以参照前文健康素食模式的推荐来搭配饮食，如果饮食不能达到健康素食模式的要求，就要考虑补充蛋白质、鱼油（ω-3不饱和脂肪酸，DHA）以及含有铁、锌和维生素B_{12}的复合维生素和矿物质。

（4）适用于节食减肥者的营养素补充剂

各种减肥方法都要求直接或变相减少能量的摄入，比如每天只摄入1200千卡（女性）或1400千卡（男性），平均每天减少500千卡的能量摄入。在进食量或食物种类明显受限的情况下，食谱要提供全面而充足的营养素通常是很难的。此时可以考虑补充复合维生素和矿物质。节食减肥期间适当补充维生素和矿物质，不仅可以避免营养素缺乏，还能避免因某些维生素（如维生素D）、矿物质（如钙）和益生菌不足而影响减肥效果。

大多数节食减肥法在减少能量摄入（碳水化合物和脂肪）的同时，会保证蛋白质的摄入量。高蛋白（低碳）减肥饮食还主张额外增加蛋白质的摄入。额外补充蛋白质也是节食减肥常见的做法。

（5）挑选营养素补充剂产品的关键

当你决定选用营养素补充剂时，首先要选有针对性的种类和合适的剂量，营养素补充剂的种类和剂量前文已述。营养素补充剂绝对不是越多越好，越全越好，不能随便选择或随意加量。如果自己搞不懂应该选用哪些种类或多大剂量，那么应该去咨询营养师、健康管理师或医师，听从他们的指导。

在我国，营养素补充剂作为保健食品来管理，在符合保健食品要求的营养素补充剂产品标签上应该有专门的"蓝帽子"标识。建议首选带有"蓝帽子"标识的营养素补充剂。此外，选择大品牌更加重要，好的产品配方设计合理（符合相应人群的需求），营养素种类和数量真实可靠，有一说一，不夸大宣传。所有营养素补充剂产品都应被谨慎对待，要会看成分表和标识，购买者或食用者应了解其成分和属性，避免盲目摄入，更不要被产品广告宣传误导。营养素补充剂是食品，不是药品，不能治疗疾病。凡是声称可以治疗疾病的营养素补充剂食品（药品除外），都涉嫌违规或虚假宣传。

总而言之，人们应该优先从膳食中充足获取各种营养素，通过合理的膳食搭配就可以满足身体对营养素的需要。当饮食不能满足营养素需求时，可根据自身的生理特点和真实需要，选择适当的营养素补充剂。

7 抵制饮食谣言

每个人都是自己健康的第一责任人，对家庭和社会都负有健康责任，所以学习掌握一些健康知识，包括饮食营养知识、急救知识、体检和用药知识等是非常有必要的。现在大部分人都很关注饮食营养信息，但有一个普遍的困惑是，很多饮食营养信息并不靠谱，网络上经常会出现一些谣言。经调查研究发现，这些片面的、错误的、虚假的、编造的饮食营养信息（谣言）对中老年人，尤其是老年人的影响很大，他们对健康类资讯更为关注，但整体而言他们对此类谣言的甄别能力不强，更容易被误导。这种情况的后果是严重的，以至于国务院发布的《国民营养计划（2017—2030年）》专门要求，坚决反对伪科学，依法打击和处置各种形式的谣言，及时发现和纠正错误营养宣传，避免营养信息误导。

（1）经典名谣

很多谣言有"不死"之身，很久以前就出现了，存在了很多年，被辟谣了很多次，但仍然在一些群体中流传，或者换个形式再出现，时不时地吸引大众眼球，被戏称为"经典名谣"。

食物相克无疑是最经典、影响力最大的谣言，自古就有，一直在民间流传，甚至有专门介绍食物相克的图书、表格、网站，大约涉及1000种食物搭配，常见的有：虾与猪肉；鸡蛋与土豆；黄瓜与花生米；黄瓜与番茄；松花蛋与糖；葱与蜂蜜；螃蟹分别和柿子、梨、花生、泥鳅、番茄等相克；胡萝卜与白萝卜；海鲜与水果；菠菜与豆腐；番茄与红薯；豆腐与蜂蜜；芹菜与鸡肉；肥肉与凉水；梨与开水。

与食物相克类似，很多"以形补形"的说法也是毫无道理的谣言，比如：吃核桃补脑；吃猪肚补胃肠，吃猪腰子补肾，吃猪心补心，吃猪脑补脑。同样经典的名谣还有"酸性体质是百病之源，吃碱性食物喝碱性水有助于酸碱平衡"。

在经典名谣中，有很多是与鸡蛋有关的，比如：红壳鸡蛋比白壳鸡蛋更有营养（或者反过来说）；发烧不能吃鸡蛋；鸡蛋不能与牛奶一起吃；鸡蛋不能与豆浆一起吃；高血脂患者不能吃蛋黄；茶叶蛋不利于消化吸收；吃生鸡蛋能增强体力；"坐月子"必须每天吃很多个鸡蛋；吃毛蛋（孵化到一半的鸡蛋）大补。

与牛奶有关的谣言也有不少，比如：空腹不能喝牛奶；牛奶致癌；牛奶含激素，不能多喝；牛奶与橘子不能一起吃；牛奶与豆浆不能一起吃；牛奶与米汤不能一起喝；现挤的奶更有营养；羊奶比牛奶更好；牛奶与茶一起喝会得肾结石。

关于蔬菜水果的谣言更多，比如：菠菜补铁又补血；胡萝卜必须炒着吃，生吃等于白吃；吃苦瓜降糖；吃南瓜降糖；大蒜炝锅致癌；坐月子不能吃水果；上午吃水果是金，下午吃是银，晚上吃是铜（对健康不好）；空腹不能吃香蕉（或其他水果）。

越常见的食物，谣言越多，连喝水也不例外。流传最广的谣言是喝"千滚水"会造成亚硝酸盐中毒。此外还有放置超过6小时的水不能喝；蒸锅水不能喝；"隔夜水"不能喝；热水兑冷水不能喝。与调料有关的谣言也不少，比如：低钠盐等于"送命盐"；味精有害健康；吃酱油会让皮肤变黑；吃醋可以软化血管；猪油比植物油对血管好。

还有一些经典名谣与食品安全有关，大都是望文生义、胡编乱造的，比如：催熟的蔬果会导致小孩性早熟；无籽葡萄喷洒了避孕药；葡萄上的白霜是农药残留；泡掉色的杨梅是染色的；商贩会给西瓜注射增红增甜的液体；柑橘使用甜蜜素增甜；食盐含氰，有毒（指食盐抗结剂亚铁氰化钾）；喝茶等于喝农药；蘑菇富集重金属；面条、粉丝一点火就燃烧的是塑料做的；吃大盘鸡或泡椒凤爪、鸭脖等有可能感染禽流感；还有"人造鸡蛋""塑料大米""塑料紫菜"等。

其他比较经典的谣言还有：服用维生素C能预防流感；服用大剂量维生素C能治疗感冒；维生素C与海鲜一起吃会中毒；大豆制品会加重乳腺增生，诱发乳腺癌；喝茶减肥；喝咖啡致癌；喝可乐杀精子；适量喝酒有益健康；东西趁热吃对肠胃更好；指甲上月牙越小越不健康；生吃鱼胆能清肝，明目，去火。

（2）新式谣言

有很多所谓的"谣言"并非恶意编造或空穴来风，而是有人错误地解读了最新发表的研究报告的结论，这种情况十分常见。

与饮食营养相关的学术研究是很多的，也很受大家的关注。统计表明，在全球最受媒体关注的100篇科学研究报告中，近几年每年都有十余篇与饮食营养相关的论文上榜。在通常情况下，一篇新论文、一项最新研究并不足以形成惊世骇俗的新观点，也不足以推翻长期以来的结论，一般只是探索性的讨论，引导后续的科学研究。它有可能被后续的科学研究支持，逐步形成新的结论或观点，也有可能被后续的科学研究修改或否定，遇到极端的情况还有可能被撤稿。因此，最新的研究报告其实未必可靠，更不一定是最正确的。但是，很多媒体或自媒体为了吸引读者眼球，会把某个最新发表的结论过度解读（如把可能性说成是肯定的）、夸大、歪曲、"编造"成与众不同的、挑战原有认知的观点。这种新式谣言很有欺骗性，毕竟大多数普通人并不了解科研论文的"套路"，很容易信以为真。下面是几个新式谣言的例子。

①"吃炸薯条能治脱发"。日本横滨国立大学的研究人员进行了培养毛囊胚芽细胞的试验，发现把二甲基聚硅氧烷作为培养基时试验效果最好。而且，毛囊胚芽细胞被植入小鼠体内后成功生长出新毛囊，并进一步长出了毛发。其研究是为了探索治疗脱发等问题。这本来和炸薯条毫无关系，但二甲基聚硅氧烷这种物质在我国允许被添加到煎炸油中（作为消泡剂，防止食用油起泡飞溅），炸薯条就用这种油，当然也就含有这种物质了。于是，有人想当然地推论出吃炸薯条能治脱发，但这其实是不可能的。

②"少盐有害健康，增加心血管疾病的发生风险"。2016年5月，著名医学杂志《柳叶刀》上发表了一项调查对象超过13万人的流行病学研究结果，发现盐的摄入量少于7.5克/天的人群，心血管疾病的发生风险和总死亡风险更高一些。这篇论文一发表就刷爆了全球媒体，尤其是自媒体，但很快就被美国心脏协会指出其研究缺陷——颠倒了因果关系，已经患病的人会主动减少盐的摄入，而不是因为食盐摄入少了才患病，而且该研究通过验尿来估算长期的盐摄入量，这种方法其实并不可靠。总之，这篇"最新研究"并不能推翻少盐有益健康的结论，每天吃5克盐的建议仍然是正确的。

③"长期服用维生素D和钙片会致癌"。2019年4月，美国《内科学年

鉴》发表了一个研究报告，研究者调查了2.7万名美国成年人的饮食和膳食补充剂摄入情况，发现服用钙补充剂每天超过1000毫克的人群，癌症死亡风险会增加；但如果服用钙补充剂每天不到1000毫克，或者是通过食物来获得钙，则不会增加癌症的发生风险。另外，本身不缺维生素D的人群，如果再每天摄入超过400国际单位的维生素D补充剂，那么总死亡风险就会增加。这篇论文只是提醒人们不要过量补充钙片和维生素D，而不是反对正常剂量地服用钙片和维生素D。但有些自媒体胡乱发挥，望文生义，发表片面、歪曲的观点却有动辄"10万+"的浏览量。

④"吃糖=吸毒，要像戒毒一样戒糖"。确有研究表明，添加糖（添加到食品中的糖和糖浆）摄入过多有害健康。但这并不意味着吃一口糖都不行，吃甜食、喝饮料的确会"上瘾"，但并不是毒瘾，添加糖没有毒性。世界卫生组织（WHO）对添加糖的建议是，每天不要超过50克，最好不要超过25克。换言之，每天摄入25克以下的添加糖是完全可以的，并不需要戒断。

⑤"断食或不吃糖类能'饿死'肿瘤"。确有研究表明，与正常细胞相比，肿瘤细胞代谢活跃，且其能量消耗以糖为主，而且饥饿能启动细胞自噬机制。但这并不能反推出"断食或不吃糖类能'饿死'肿瘤"，也没有证据说节食、断食、辟谷等饥饿疗法会加强针对肿瘤的细胞自噬作用。肿瘤患者发生营养不良的概率本来就较高，过度节食、断食、辟谷等饥饿疗法更容易导致营养不良，肿瘤患者合并营养不良，会导致免疫力进一步下降，不利于治疗和康复。肿瘤患者需要摄入平衡、全面的营养素。

（3）借力辟谣平台

现在，谣言如此之多，以至于辟谣已经成为一种新式科普方法，被官方重视。实际上，相关机构已经利用互联网建立了多个辟谣平台，专门用来解读、揭露各种形式的谣言，如中国科协和国家卫健委等几个部委主办创建的"科学辟谣"（https：//piyao.kepuchina.cn）、中央网信办主办创建的"中国互联网联合辟谣平台"（http：//www.piyao.org.cn）、新华网主办创建的"中国食品辟谣网"（http：//www.xinhuanet.com/food/sppy/index.htm）等。这些辟谣平台提供了很好的工具，当消费者对某些与饮食营养相关的传言、建议和观点拿不准时，尤其是针对那些所谓的爆款、"10万+"的自媒体文章，要在这些辟谣平台上找找分析和解读。"兼听则明，偏信则暗"的古训是抵制谣言的不二选择。

不过，"造谣一张嘴，辟谣跑断腿"，造谣的人胡编乱造、随意发挥，辟谣的人要查各种资料、讲道理，根本来不及。靠辟谣来消灭谣言是很难的，何况，有些辟谣文章也会急不择言、生搬硬套，一步走过头就成了造谣，或莫名其妙，不知所云。有些媒体或自媒体一边辟谣，一边造谣，甚至造谣的和辟谣的其实是一伙人，这所有的一切都是为了吸引眼球，归根结底是为了流量，而不是科普。

避免谣言之害最好的办法是，提高自身科学素养，学习正规的、系统的健康、饮食和营养知识，重视健康相关信息的来源，遵从权威机构的建议，关注真正靠谱的业界专家。至少应该做到不信谣，不传谣，不随便相信或转发，如果还能积极主动地去查证真相，阅读研究文献，那就最好了。

8 健康老龄化

（1）中年要格外关注身体健康

人们常说中年是黄金年龄，大概是指生活、家庭、事业等日趋稳定，思想成熟，见识和经历丰富。但就身体健康而言，却是另外一回事。人到中年，四十岁以后（有的人可能更早或更晚一些）会感受到身体有了明显变化，比如腰腹部脂肪增加了，体力下降了，眼睛花了，睡眠不好了，皮肤变干了，体表开始有"味"了……随着年龄的增长，在老年阶段此类问题会愈加明显，这些都是人体正常衰老的现象，但也都与生活方式有关。

调查表明，我国35~64岁的中年人的超重率为38.8%，肥胖率为20.2%，其中女性高于男性，城市人群高于农村，北方居民高于南方。四十岁以后，糖尿病、心血管疾病等慢性病和肿瘤的发病率明显升高。

中华医学会《2型糖尿病基层诊疗指南2019》指出，四十岁以后的人群是2型糖尿病的高危人群，应该注意检测血糖。上海交通大学附属瑞金医院宁光院士及其团队对全国范围内的20万人（40岁及以上）进行调查后发现，高血糖者占77.7%（其中糖尿病占23.1%，糖尿病前期占54.6%），血糖完全正常者仅占22.3%，还不到1/4。宁光院士在研究报告中指出，中国40岁以上的成年人，77%的糖尿病可以通过合理饮食、减少肥胖、减少饮酒、增加体力活动、控制代谢、治理空气污染等因素来消除；75%的心血管疾病负担也可以通过代谢因素、行为因素和治理空气污染等来消除。

根据国家癌症中心发布的全国癌症统计数据，40岁以后（40~44岁）人群的恶性肿瘤发病率大约是40岁以前（35~39岁）人群的2倍！换言之，人到40岁以后患癌症的风险马上翻倍。50岁以上人群的恶性肿瘤发病人数占全部恶性肿瘤发病人数的80%以上。因此，根据中华医学会、中国抗癌协会发布的相关癌症的防治指南，40岁以后应该定期筛查胃癌（胃镜）、乳腺癌（乳腺X射线或超声检查）、肠癌（肠镜）等常见癌症。

当然，40岁以后的身体健康状况也与之前的生活方式有密切关系。如果之前饮食就不合理、吸烟喝酒、缺乏锻炼、以静坐为主，那么人到中年之后的健康状况更不乐观，慢性病更多或更严重。同理，一个人中年时期的生活方式也会影响他老年后的身体健康。但不论如何，年龄都是一个重要的、决定性的因素，人的生命会在某一时刻（大多数在40~60岁）突然变得脆弱，容易被疾病意外击倒。人们常说中年人不容易，想来也与此有关吧。

实际上，大多数人正是在人到中年以后才开始重视身体健康的。那么，中年人最应该重视身体健康的哪些方面呢？美国心脏协会（AHA）有一个著名的关于促进心血管健康的指南——生命简单七法，包括7项指标，即不吸烟、体重正常、规律体力活动、健康饮食、健康血脂、健康血压和健康血糖。意思是说，做好这7件事，就能在很大程度上预防心脏病，降低死亡风险。每项指标的最佳标准如下：

①不吸烟，指从不吸烟或者戒烟超过1年；

②体重正常，指体质指数（BMI）小于25；

③规律体力活动，指一周内的中度运动不少于150分钟或强度运动不少于75分钟；

④健康饮食，指遵循饮食指南的健康饮食方式；

⑤健康血脂，指总胆固醇水平低于5.2毫摩/升；

⑥健康血压，指血压低于120/80毫米汞柱；

⑦健康血糖，指空腹血糖低于5.6毫摩/升。

来自中国非传染性疾病监测组的数据显示，中国成年人能达到上述最佳标准要求的占0.2%，也就是说，99.8%的成年人有着这样或那样的健康风险因素或临床指标。大多数（76.8%）成年人只能做到其中的3~5项，其中饮食方面达到最佳要求的人最少，只有1.6%。这些数字表明，中国成年人对身体健康的重视程度还不够，整体健康状况很不乐观，亟待改进。

（2）老年人要实现成功老龄化

衰老是自然规律，每个人都得面对。我国是世界上老年人口最多的国家。截至2018年年底，我国60岁及以上的老年人口约2.49亿，占总人口的17.9%；65岁及以上的老年人口约1.67亿，占总人口的11.9%。老年人整体健康状况不容乐观，近1.8亿老年人患有慢性病，患有一种及以上慢性病的比例高达75%。中国2018年人均预期寿命是77岁，但是健康预期寿命仅为68.7岁。也就是说，中国公民平均有8.3年的时间是带病勉强生存的。

老年到来之时，如何做到尽量健康地老龄化，少生病、不生病或病情较轻，生活质量较高，能积极面对，实现成功老龄化，是每一个人都应该提前思考并有所准备的事情。简单地说，成功老龄化是指老年人的日常生活功能正常，认知功能正常，无抑郁症状以及有良好的社会支持。成功老龄化以身体健康为基础，还包括认识、情感、社交、经济等其他方面也要给力，把随着年龄的增加而出现的生理、心理、认知和社会功能下降等问题减到最少，尽量避免出现疾病或功能障碍。

老年人应当正确面对身体机能衰退的现实，承认自己的缺失和不足，要服老。相应地，老年人应当减少自己的工作，减小活动范围，要有所取舍，把有限的时间和精力更多地用于做自己喜爱的事情，并通过更多的实践把这些事做好。另一方面，老年人不要一味地放弃，当发现自己与周围环境的要求有较大距离时，要积极主动地进行弥补，增加自己的知识，提高能力，以适应社会的要求，这又有不服老的一面。

（3）坚持健康生活方式，掌握健康技能

良好的生活方式是身体健康和成功老龄化的基础，任何时候开始都很有必要。注重饮食有节、起居有常、动静结合、心态平和。讲究个人卫生、环境卫生、饮食卫生，勤洗手、常洗澡、早晚刷牙、饭后漱口，不共用毛巾和洗漱用品，不随地吐痰，咳嗽、打喷嚏时用手肘或纸巾遮掩口鼻。没有不良嗜好，不吸烟（吸烟者尽早戒烟），少喝酒，不酗酒。积极参加健康有益的文体活动和社会活动。关注并记录自身健康状况，定期体检。遇到健康问题时，积极主动地获取相关健康信息。提高理解、甄别、应用健康信息的能力，优先选择从卫生健康行政部门等政府部门及医疗卫生专业机构等正规渠道获取健康知识。

要掌握必备的健康技能。会测量体温、脉搏；能够看懂食品、药品、化妆品、保健品的标签和说明书；学会识别常见的危险标识，如高压、易燃、易爆、剧毒、放射性、生物安全等，远离危险物。积极参加逃生与急救培训，学会基本逃生技能与急救技能；需要紧急医疗救助时正确及时地拨打120急救电话；发生创伤出血量较多时，立即止血、包扎；对怀疑骨折的伤员不要轻易搬动；遇到呼吸、心脏骤停的伤病员，会进行心肺复苏；抢救触电者时，首先切断电源，不能直接接触触电者；发生火灾时，会拨打119火警电话，会隔离烟雾、用湿毛巾捂住口鼻、低姿逃生。

科学就医，合理用药。平时主动与全科医生、家庭医生联系，遇到健康问题时，及时到医疗机构就诊，早诊断、早治疗，避免延误最佳治疗时机。遵医嘱治疗，不轻信偏方，不相信"神医神药"。遵医嘱按时、按量使用药物，用药过程中如有不适，及时咨询医生或药师。每次就诊时向医生或药师主动出示正在使用的药物记录和药物过敏史，避免重复用药或者出现药物之间有害的相互作用等。服药前检查药品有效期，不使用过期药品，按有害垃圾分类及时清理家庭中的过期药品。妥善存放药品，谨防儿童接触和误食。保健食品不是药品，正确选用保健食品。有家族病史的家庭，要有针对性地做好预防保健。配备家用急救包（含急救药品、急救设备和急救耗材等）。以上内容是《健康中国行动（2019—2030年）》提出的要求。

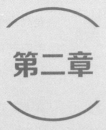

第二章

良好的
饮食习惯

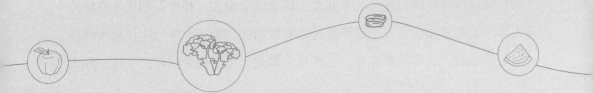

① 控制总量，常称体重

科学饮食的第一要素是总量合理，既不要吃太多，也不要吃太少，让自己的饮食摄入量与身体需要量相适应。因为每个人的身体情况、生活情况和工作情况都不一样，所以身体营养需要量也不一样，人们很难按照某个统一的标准量来进食。虽然前文给出了一些健康饮食模式的食物推荐摄入量，但那也只不过是一个大致的参考，还要因人而异才行。那么，一个人吃多少食物才是合适的呢？

进食总量影响体重

经常有人说吃某某食物发胖，吃某某食物减肥，但人的胖瘦归根结底不是由哪一种食物决定的，而是由进食总量决定的。一天24小时，进食总量是关键。这里说的总量不仅指食物的体积大小或重量轻重，更重要的是能量的多少。能量的单位是卡或千卡。食物为身体提供能量（包括碳水化合物、脂肪、蛋白质等），用于身体的基础代谢（维持呼吸、血液循环、心跳、体温等）和身体活动（劳动、运动、日常活动等）等消耗能量的过程。如果摄入体内的能量没有被完全消耗掉，那么剩余的能量就会变成脂肪，储存在身体内，连续几天如此，体重就会增加。相反，如果随食物摄入体内的能量较少，不足以维持身体能量消耗，那么亏空的能量将由体内原有的脂肪、肌肉等来弥补，连续几天如此，体重就会减轻。不过，在大多数情况下，人们每天由食物摄入的能量与身体消耗的能量大致相等，既没有剩余，也没有亏空，处于平衡状态，体重保持不变。成年人的体重变化反映了进食总量（能量）是否合理。

因此，经常称量体重，并根据体重的增减来调整进食量，就可以很好地控制饮食总量，让饮食总量与身体需要相匹配。每个家庭都应常备电子体重秤，在早晨起床排便之后、吃早餐之前，穿轻薄或极少的衣物，称量并记录体重。一般建议每周称量一次，酌情增加或减少次数也可以。值得注意的是，如果每天都称量体重，体重在一天内波动100～500克是正常的，因为体重会受到进食、出汗、饮水等因素的影响。总之，最好连续测量多日或几周，观察一段时间内体重的变化。

称体重调整进食总量

如果发现体重没有变化，无增也无减，则说明这段时间饮食总量是适宜的；如果发现体重增加，则说明这段时间饮食总量超过了能量消耗，要适当控制一下，避免发胖，或者增加运动量也可以；如果发现体重减轻，则说明这段时间饮食总量不足，要适当增加一些（需要减肥的人除外）；如果增加饮食后，体重还在继续减轻，就应该就医检查了，因为这种情况很有可能是疾病导致的。

很多人没有耐心在一段时间内连续称量体重，并观察体重的增减，只想知道现在的体重是否正常，是胖还是瘦。如何判断体重是否正常呢？要用体质指数（BMI）来衡量，体质指数（BMI）的计算公式为：BMI=体重（千克）÷身高（米）÷身高（米）。根据国家卫健委发布的成年人体重判定标准，BMI在18.5～23.9为正常体重；BMI<18.5为消瘦；24≤BMI<28为超重；BMI≥28为肥胖。但65岁以上老年人的BMI正常范围要放宽一

些，BMI在20.0～26.9为正常体重。

例如，某中年人身高是1.65米，体重为70千克，则其BMI=70÷1.65÷1.65=25.7，属于超重。但如果这个人是65岁以上的老年人，则其BMI是在正常范围内的。不论是超重还是肥胖，都应该减少进食量，增加运动量，以减轻体重，消瘦者要增加进食量，增加体重。此外，一般认为体质指数（BMI）在20～22之间是最理想的。

对体重影响较大的食物

决定体重增减的不是食物的体积（常以毫升为单位），也不是重量（常以克为单位），而是能量（常以千卡为单位）。决定身体胖瘦的不是早餐，也不是晚餐，不是哪一餐，而是全天总能量的摄入。与体积和重量不同，能量是看不见摸不着的，经常不被人们认识。比如，100克瘦肉提供能量143千卡，100克猪小排提供能量278千卡，100克五花肉提供能量339千卡；100克鸡翅提供能量240千卡，100克炸鸡翅提供能量337千卡；一大碗（直径16厘米）大米粥提供能量115千卡，同样一碗大米饭提供能量680千卡；一个馒头（中等大小）提供能量220千卡，一个苹果（中等大小）提供能量130千卡。可见，重量相同或体积相同的食物，其能量却相差很大，对体重的影响也不同。

一般来说，能量较高、对体重影响较大的食物有以下几类。

（1）主食

即米饭、馒头、面包、面条、饼等，尤其是加了油或糖的主食，含有较高的能量。调查表明，正常饮食情况下，我国居民主食提供的能量大约是全天总能量摄入的一半以上。主食对体重的确有较大影响，想减轻体重就要减少主食的摄入量，并选择能量相对较低的主食，如杂粮粥、全麦馒头等；如果想增加体重，则要增加主食的摄入量。

（2）食用油

既包括炒菜时使用的烹调油，又包括添加到饼干、油条、方便面、油炸食品、小零食等加工食品中的油脂。食用油的成分几乎是100%的脂肪，能提供大量的能量。1克脂肪提供9千卡能量，1克糖、淀粉或蛋白质提供4千卡能量，相差两倍多。调查表明，平均来讲，我国居民日常饮食中每天烹调油提供的能量，要超过鱼肉蛋奶等动物性食物的总和。想减轻体重就要少油，少吃或不吃油腻菜肴、油炸食品和高脂肪的加工食品等。

（3）饮料和甜食

它们都含有大量的糖。相对而言，吃甜食容易让人觉得腻或饱，一般不会大量食用，但甜饮料不会让人觉得腻或饱，经常越喝越多。加上饮料和甜食没什么营养价值，或营养素密度很低，所以想减轻体重就不能吃甜食喝饮料，即使想增加体重，也不建议多吃甜食喝饮料。

（4）肉类

既可以是高能量的，也可以是低能量的。高能量肉类有五花肉、猪排骨、牛排、肥羊、肥牛、火腿、香肠、培根等，以及所有油炸的肉类，如炸鸡翅、炸鸡腿、炸鱼、炸肉丸、炸肉串等，这些也是日常大家更喜欢吃的肉类。比较而言，瘦猪肉、瘦牛肉、瘦羊肉、鸡胸肉、鱼虾等低脂肪高蛋白的肉类，炒、焖、蒸、煮均可，不要油炸，其提供的能量并不高，但营养价值却很高。因此，要想减轻体重，并不是少吃或不吃所有肉类，而是要少吃或不吃高能量的肉类。要增加体重时，所有肉类均可选用。

（5）坚果和种子

核桃、芝麻、花生、瓜子、松子、榛子、开心果、巴旦木、杏仁等的营养价值较高，对健康有益，被各国膳食指南推荐。但是，坚果和种子普遍含有大量脂肪，可提供大量的能量。100克炒花生仁含有44.4克脂肪，大概相当于45克花生油或豆油，葵花籽、核桃和松子的脂肪含量更高。就能量而言，2克坚果或种子大致相当于1克烹调油。因此，这些食物只宜少吃，每天一小把即可，想减轻体重的人更要注意。

（6）酒类

1克酒精能提供7千卡能量，与脂肪接近。虽然酒精通常不会直接转化为脂肪，但酒精提供的能量节省了脂肪和碳水化合物的消耗，从而间接影响了体重。另外，饮酒经常与过量进食连在一起。想减轻体重，就要少饮酒或戒酒。

与以上食物相比，全谷物（粗杂粮）、豆类、蔬菜、水果和低脂（或脱脂）奶类的能量较少，有助于控制体重。

怕胖的人吃七八分饱

众所周知，吃饭别太饱，七八分饱最好。这个说法虽然并不适用于每一个人，但对于控制进食总量、避免肥胖来说，还是有些道理的。不过，很多人吃饭时马马虎虎，没仔细感受过饱感，也不知道自己吃了几成饱。七分饱或者八分饱到底是什么样的呢？

"七成饱"时，胃里面还没觉得满，但对食物的渴望已经有所下降，主动进食速度也放慢了。此时，还会习惯性地想再吃一些，但如果撤走食物，换个话题或场景，很快就会忘记吃东西这件事。简单地说，"七成饱"是可吃可不吃的状态，不但当时不觉得饿，而且在第二餐之前不会提前饿。"八成饱"时，胃里面感觉到满了，但是再吃几口也不痛苦，还挺舒服。

不论是七成饱，还是八成饱，那些习惯吃得很饱的人此时会觉得"还没饱"。对这些人而言，在"彻底吃饱"之前停止进食，就是七分饱或八分饱。"彻底吃饱"是指胃里面已胀满，虽然还能勉强吃进去几口，但每一口都是负担。或者胃已经感觉很胀，一口都吃不进去了，再吃一口都难受。

饱感是动物的本能，天生具备。但人的饱感受很多因素的影响，一方面是长期的习惯；另一方面边吃饭边交谈、看电视、想事情，吃饭速度太快等都会分散注意力，令人难以察觉饱感的变化，不到彻底吃饱的程度就停不下来，会不知不觉地饮食过量。因此，要想养成七八分饱的进食习惯，就得专心致志地吃，细嚼慢咽，既能感受到食物的味道，又能感受到自身饥饿感的逐渐消退以及满足感的逐渐增强，让胃里面逐渐充实饱满，直到七成饱的程度，及时停止进食，避免出现"吃到撑""很饱"的感觉。

当然，七分饱或八分饱归根结底是主观指标，每个人的感受可能不一样。那些觉得自己吃得并不多、并不很饱，但体重仍然超标的人，建议采用经常称量体重的方法来控制进食量。毕竟，体重是客观、可靠的指标，能管理好体重的进食总量才是合理的。

消瘦者要增加进食量

"七八分饱最养生"这个说法有些道理，但"有钱难买老来瘦"的说法就完全错了。进入老年期后，身体成分会发生改变，主要是脂肪比例增加，肌肉和骨骼比例减小。在此基础上，瘦的老年人，肌肉、骨骼等会更少。再加上，瘦必然意味着进食不足，所以瘦的老年人骨质疏松、肌肉衰减、贫血、免疫力低下、体质虚弱等的发生风险增加。当然，老年人发胖也是不好的，会增加心血管疾病、糖尿病、脂肪肝等代谢性疾病和某些癌症的发生风险。总体上，老年人应保持适宜体重（BMI为20.0～26.9）。

要关注老年人体重的变化，尤其是高龄老人。如果在一段时间内体重逐渐下降，越来越瘦，往往意味着营养不良（特意减肥者除外）。这时应立即调整他们的饮食，增加进食总量（总能量），主要措施有：①增加餐次，加餐，除早午晚三餐外，在上午和睡前有两次加餐；②多摄入牛奶、酸奶、蒸蛋、煮蛋，以及蒸煮的鱼虾、肉丸、肉馅、饺子、包子等容易消化吸收的高蛋白食物；③增加主食的摄入，尽量以米饭、馒头、面包等固体食物为主，少吃米粥、烂面条、汤等液体食物；④适当减少蔬菜、水果等低能量食物的摄入；⑤菜肴不要太清淡，要增加一些烹调油或其他调味品（食盐除外）来刺激食欲。

有一些高龄老人明显消瘦，经过反复调整饮食仍不见效果，此时要采取一些医学手段，如口服补充肠内营养制剂（标准名称是"特殊医疗用途食品"，简称"特医食品"）。此类食品专门用于通过肠道（不是通过静脉）来补充全部营养需要，主要在医院里使用，在一些药房或网店也有销售。这类特医食品的使用方法非常简单，在家里按产品说明书冲调、服用即可。如果还有其他严重疾病，就要找医生或营养师来帮忙处理了。必须强调的是，在这种情况下，吃人参、蜂王浆、海参等所谓大补的东西或不恰当的保健品都是错误的。

② 改造主食的营养

国人的习惯是把食谱中的大米、面粉、杂粮及其制品等称为主食。主食不但字面上有主要食物的含义，而且的确是人们饮食能量的主要来源，能提供淀粉、蛋白质、膳食纤维和B族维生素等营养素，对身体健康有重要意义，不容忽视。

吃精制谷物不如吃粗杂粮

谷类（如馒头、米饭等）、薯类（如土豆、红薯等）和杂豆类（如绿豆、红豆等）都可以作为主食，但人们吃得最多的是白米饭、白馒头、白面条、白粥、白面包这"五白"主食。这些主食的原料是经过充分碾磨的大米和精面粉，统称为"精制谷物"。

精制谷物在碾磨的过程中去掉了谷粒的外层，流失了很多维生素、矿物质和膳食纤维，导致营养价值较低。因为谷粒外层的营养很丰富，富含蛋白质、维生素、矿物质、膳食纤维、植物化学物质等，所以谷粒碾磨时损失的营养素非常惊人。经过精细碾磨，谷粒当中70%以上的维生素和矿物质会流失，膳食纤维则损失得更多。以维生素B_1和维生素B_2为例，如果全天吃的主食都是精白面粉做的食物，那么获得的这两种维生素只相当于需要量的15%～25%；而如果吃全麦食物，就可以获得需要量的80%～95%。而且，精制谷物含膳食纤维少，升糖指数较高，对防治高血压、高血脂、糖尿病、冠心病、脑卒中、脂肪肝、肥胖等慢性病和某些癌症十分不利。

就健康价值而言，粗杂粮远胜过精制谷物，不但维生素、矿物质和膳食纤维等营养素的含量更多，而且餐后血糖升高得较慢，有助于防治慢性病和某些癌症。按照中国膳食指南建议，粗杂粮的摄入量应占主食总量的1/3以上（美国膳食指南的建议是1/2），每天100克左右，但实际上只有很少数人做到了这一点。调查表明，中国人粗杂粮的摄入量仅占主食总摄入量的3%～7%，别说1/3、1/2，连1/10都不到。

都说吃粗杂粮好，那什么是粗杂粮呢？粗杂粮的种类有很多，大致可以分成以下三大类，它们在普通农贸市场、超市或网店都能买到。

①第一类是"全谷"。指没有经过精加工的稻谷或小麦，即糙米和全麦。一般只经过去壳处理，保留了谷粒较硬的外层和胚芽，所以膳食纤

维、维生素、矿物质等营养素含量最为丰富。

②第二类是杂粮。指燕麦、玉米、小米、高粱、大麦、荞麦、藜麦等除水稻、小麦以外的谷类。这些谷类要么因为谷粒太小、太黏，要么因为谷粒外层太紧实，一般不适合精细碾磨，通常成不了精制谷物。

③第三类是杂豆。指绿豆、赤豆、扁豆、蚕豆、芸豆、干豌豆等（但不包括大豆）。它们虽不属于谷类，但营养特点与谷类十分接近，且通常未经碾磨，甚至可带皮食用，所以可归入粗杂粮的范畴。

此外，红薯、土豆、山药、芋头等薯类富含淀粉、膳食纤维和某些维生素，整体营养价值也优于精制谷物。

经常听到有人说"粗粮不好吃""粗粮对胃肠不好"等。这都是因为没有掌握适宜的烹调方法。实际上，只要烹调方法得当，粗粮的口感不但不逊于细粮，而且比细粮更具自然的香醇味道。

杂粮饭（粥）代替白米饭（粥）

做米饭时，在白米中掺入1/3或1/2的一两种粗杂粮，做成二米饭（小米+大米）、黑米饭（黑米+大米）、燕麦饭（燕麦米+大米）、红豆饭（红小豆或红腰豆+大米）、绿豆饭（绿豆+大米）、扁豆饭（扁豆+大米）、藜麦饭（藜麦+大米）等。还有玉米糙、大麦米、荞麦米等也可以掺入米饭中。千万要注意，除小米和黑米之外，上述粗粮、杂豆都需要先提前浸泡8小时以上，再与大米混合下锅煮饭，否则它们不能与大米同步煮熟，或口感较差。提前浸泡的时间越长，杂粮米饭的口感越软。但浸泡时要注意室温，温度偏高的话最好放入冰箱冷藏。现在市面上还有售预熟杂粮产品，它们在工厂里已被加工处理到八成熟，买回家无须再浸泡，直接与大米一起下锅煮饭就可以了，十分方便，口感亦佳。

白米粥换成杂粮粥。做杂粮粥要比杂粮饭简单很多，就是选几种粗杂粮与大米一起同煮即可，除了上述杂粮杂豆之外，还可以加入糙米、薏米、高粱米、豌豆、眉豆、豇豆、鹰嘴豆等。这些食材也需要提前浸泡，或者提前煮20～30分钟后再放入大米煮粥。预熟杂粮也特别适合煮粥。除粗杂粮外，煮杂粮粥还可以放入花生、大豆、青豆、黑豆等（也需要提前浸泡）。若加入糯米、黏米、燕麦片，则会使杂粮粥的口感变黏糯。喜欢甜味的，还可以加入枸杞、大枣、葡萄干等，但不建议放红糖、白糖或蜂蜜等。不用大米，直接用小米煮粥，用玉米面、玉米糁煮粥也是很好的吃法，但从营养搭配的角度来看，多加几种食材，尤其是加入杂豆类煮粥最佳。与谷类相比，杂豆类含蛋白质较多，而且两者的蛋白质可以互补。

全麦馒头代替白馒头

所谓"全麦粉"（全麦面粉）就是在加工过程中尽量保留麦粒外层和靠近外层的部分，包括麦麸（谷皮+糊粉层）和胚芽等，是一种极其典型的粗粮。全麦粉颜色较深，口感较粗，不如精制面粉白皙细腻。但这些缺点并不影响全麦粉用于制作馒头、花卷、饼、豆包等多种面食，其用法与普通面粉完全相同。

全麦粉在超市里很容易买到。但不同企业生产的产品，其"粗度"和加工方法都有差异，有的含有麦麸，更粗糙一些，颜色更暗一些；有的不含麦麸，没那么粗糙，颜色也没那么暗。对于全麦粉的认定并没有统一的国家标准。但不论如何，就营养而论，凡是全麦粉，都要比精白面粉好一些，不必太纠结于到底哪个才是正宗的全麦粉。

可能很多人不知道，发酵也是增加面食营养的好办法。面粉发酵之后更容易被消化吸收。而且，在发酵过程中，发酵菌不但产生气体，达到膨胀、松软和出现丝窝的效果，还合成了一些B族维生素，营养价值有所提高。与不发酵的面食相比，发酵的馒头、花卷、饼等营养价值更胜一筹。

面粉发酵的方法十分简单，只需要按照酵母粉（发酵粉，超市有售）标签上的使用说明来操作，练习几次就可以掌握。大多数情况下，发酵几小时（具体时间取决于温度以及面粉和酵母粉的量）后，发酵面团体积膨胀至原来的1.5倍左右，就表明发酵好了。有些"发酵剂""泡打粉"等类似的产品能达到快速发酵的目的，但大多含有碱或矾，会破坏面粉中的维生素。它们常用于制作一些糕点等面食。

"二合面"馒头，面粉中掺入杂粮粉

在面粉中掺入荞麦面、玉米面、高粱面、黑米面、小米面等杂粮粉，做成"二合"或"两掺"（或"多掺"）的杂粮馒头，也是增加粗杂粮摄入的好办法。和面时，杂粮粉与白面粉一般可按1：1或1：2的比例混合。酵母粉的用量不变或稍多，发酵时间不变或稍长，蒸制时间基本不变（15分钟左右）。

外购杂粮馒头时要注意，大多数杂粮馒头中杂粮的比例较低，仅起到"染色"作用，营养作用不大。有些黄色的"玉米馒头"居然是色素染出来的，成分中并无玉米。这些染色杂粮馒头普遍口感非常细腻，并无粗粮的感觉。

家庭制作杂粮馒头时，还可以掺入亚麻籽粉、奇亚籽粉、大豆粉等营养食材（大致比例是10：1），让馒头的营养更丰富。

牛奶馒头，面粉中掺入奶粉

和面时用牛奶代替水，或掺入奶粉，能使馒头、花卷和饼等的颜色更

白，口感更筋道，有淡淡的奶香。更重要的是，营养价值大增，不但蛋白质含量增加，而且面粉蛋白质和牛奶蛋白质互补，营养价值更高。此外，钙、锌、维生素B$_2$的含量也明显增加了。

如果担心牛奶脂肪或不喜欢牛奶气味，可将脱脂牛奶或脱脂奶粉掺入面团，还可以掺入乳清蛋白粉（大致比例为20：1）。然后，面团的发酵、蒸制如常进行即可。将牛奶（或奶粉）掺入馒头/花卷/饼的做法特别适合那些不习惯喝奶、不喝奶或喝奶腹胀的人士，让他们在不知不觉中摄入奶类。

蔬菜馒头，面粉中掺入蔬菜泥

和面时掺入蔬菜泥或蔬菜汁，如胡萝卜泥、南瓜泥、紫薯泥、芹菜汁、菠菜汁、彩椒汁等，不但可以蒸出好看的彩色馒头，还可以提高馒头的营养价值，增添了维生素C、胡萝卜素、膳食纤维、钾、植物化学物质等营养物质，这些营养物质刚好是面粉缺乏的。除馒头外，面包、花卷、饼、包子、水饺等面食也可以用这种面团制作。这种吃法还可以解决有些老年人蔬菜摄入量不足的问题。

用榨汁机或料理机制作蔬菜泥或蔬菜汁非常简单，生榨蔬菜泥或蔬菜汁与水一起和面即可。若不用这些小家电，先把南瓜、胡萝卜、紫薯等蒸熟后再捣成泥加入面团中亦可。当一个再普通不过的馒头变得五颜六色、营养全面时，它就不再普通，成为了品质生活的象征。

薯类代替主食

大部分人把土豆、红薯、紫薯、山药、芋头等薯类当作蔬菜食用。这当然是可以的，因为薯类的确具有蔬菜的营养特点，如富含维生素C、胡萝卜素、钾、膳食纤维等。不过，将薯类当作主食更可取，因为它们都含有较多淀粉，这又与谷类相仿，且优于精制谷物，接近于粗粮。

不过，作为主食食用时，薯类只宜蒸煮或烤制，不宜油炸、炒、晒干等，以免破坏维生素或额外增加脂肪。把薯类切块与大米混合煮粥，或碾成泥后掺入面粉制作面食，也是很好的吃法。

千方百计提升主食营养

豆面玉米饼、豆沙包、瘦肉粥、蔬菜粥都是更具营养价值的主食。还可以用豆浆做米饭。用家庭自制豆浆（不含糖）代替水加入电饭锅中煮米饭，豆浆用量与白水相当或略多一点点就可以。豆浆米饭颜色如常，香气更浓，口感更佳，更好吃。大米和黄豆（豆浆）搭配后能发挥蛋白质互补作用，营养价值明显提高。

选购粗粮挂面和蔬菜面条。市面上有很多全麦面条、荞麦面条、糙米面条、小米面条、黑米面条、菠菜面条、南瓜面条等，这些面条大多数并不是由100%的粗杂粮制成的，而是含有一部分粗杂粮，但其营养价值仍略高于精白面条。

选购全麦面包和粗粮饼干。因为目前没有关于全麦面包、全麦饼干等"全麦制品"的国家标准，市面上绝大多数此类全麦制品或粗粮制品往往只含有一部分或少量全麦或其他粗粮，有些所谓的全麦面包中，"全麦粉"比白砂糖还少！消费者在选购全麦制品时，最好选择全麦原料比例不低于51%的产品。当然，即使不是100%的纯正全麦产品，全麦面包的营养价值也高于普通白面包。

购买营养强化面粉。营养强化面粉是指在面粉中加入了铁、钙、锌、维生素B$_1$、维生素B$_2$、叶酸、烟酸以及维生素A等营养素的面粉，在大超市里可以买到。这种面粉的用法与普通面粉几乎完全相同，营养价值更高更好。因为营养强化面粉添加哪些营养素、添加量是多少、用什么工艺添加等都有专门的监管，所以不用担心营养素过量或不安全。

提升主食营养的三个基本原则

改进日常主食，使主食多样化、营养化。

首先，要增加粗杂粮的比例，粗细搭配，即在各种精制谷物主食中掺入粗杂粮，或者直接用粗杂粮制作主食。家中常备多种粗杂粮，外购主食类食物时，尽量选择含有粗杂粮的产品，哪怕是只含一部分粗粮的产品。最关键的并不是吃哪一种粗杂粮，而是要养成一种习惯，尽量少吃、少买纯精制谷物制作的主食。

其次，要把谷类与其他食物混合食用，比如杂豆、薯类、大豆、奶类、蔬菜、坚果、种子、干果，以及亚麻籽粉、蛋白质粉、菊粉、魔芋粉等营养食品。此时，正如选用营养强化面粉一样，主食不再仅仅是主食，而成为了营养的载体。有趣的是，不论掺入了什么食材，白米饭、白馒头、白面条、白粥、白面包这"五白"主食都常常会失去纯白色，变得五颜六色，深浅不一。主食颜色多样化正是提升主食营养的简单方法。

最后，要注意回避一些有名无实的粗粮产品或做法。比如，有的小米经过反复碾磨去皮，已经变成了精制谷物；有的所谓"营养麦片"其实并不是燕麦，也不属于粗粮；有的全麦馒头、全麦面包、蔬菜面条等是使用色素染出来的；市售豆沙大多数都经过了脱皮处理（去掉了豆粒外层），不能算作粗杂粮；在粗杂粮主食中加入很多糖或油。

此外，"粗粮也要限量""粗粮吃多了也不好"等老旧的说法是没有根据的。在人类漫长的历史中，谷类一直是以粗粮为主的，精制谷物是在19世纪人类发明滚筒磨面机以后才大范围推广开来的。在主食多样化的基础上，提高粗粮比例有益无害。

③ 把蔬菜水果的健康价值发挥到最大

众所周知，多吃蔬菜和水果是最基本的健康原则。每天蔬菜要吃500克左右或者更多，水果吃250~500克。蔬菜水果的种类也要多样化，吃各种颜色的蔬菜水果，尤其是绿色、黄色、红色、紫色等深颜色的蔬果。一般来说，蔬果颜色越深则营养价值越高。

深色蔬果营养价值很高

绿叶蔬菜是蔬菜中的佼佼者，集蔬菜之营养优势于一身。绿色主要来自叶绿素，虽然叶绿素本身的营养价值有限，但叶绿素多、光合作用旺盛的叶子能代谢出胡萝卜素、维生素C、B族维生素、钾、钙、膳食纤维等多种营养素。常见的绿叶蔬菜有菠菜、油菜、小白菜、木耳菜、菜心、生菜、韭菜、油麦菜、绿苋菜、茼蒿、芹菜、空心菜、苦苣、莴笋、西洋菜、芥蓝、萝卜缨、小葱、荠菜、罗勒（荆芥）、牛皮菜等。蒜薹、西蓝花虽然是花而不是叶子，但花其实是变态的叶子，故它们也算是绿叶蔬菜，营养价值很高。青椒、尖椒、扁角、四季豆、荷兰豆、豇豆（线豆）、苦瓜和秋葵也是营养价值较高的绿色蔬菜。黄瓜、西葫芦和绿茄子虽然也是绿色的，但营养价值不高，可能因为它们只有表皮一层是绿的，里面并不绿，而且水分含量太高。

除绿色蔬菜外，深色蔬菜还有红黄色蔬菜和紫黑色蔬菜。前者较常见的有胡萝卜、南瓜、番茄、彩椒、红心萝卜（心里美）、红菜薹（紫菜薹）和红凤菜等；后者较常见的有紫甘蓝、紫洋葱、紫茄子、黑番茄等。这些蔬菜的颜色要么来自类胡萝卜素，要么来自花青素，要么两者兼而有之，这两种物质都具有较强的抗氧化作用。

深色水果也包括绿色的（如香瓜、猕猴桃、绿葡萄、杨桃、青梅等）、红黄色的（如柑橘、柚子、橙、芒果、哈密瓜、樱桃、草莓、红莓、西瓜、大枣、血橙、石榴、山楂、红心火龙果等）和紫色的水果（如蓝莓、黑加仑、黑枸杞、紫葡萄、杨梅、桑葚等）。

跟蔬菜一样，水果的颜色也主要来自叶绿素、类胡萝卜素和花青素。柑橘、柚子（包括葡萄柚、红心柚等）、芒果、杏、西瓜、哈密瓜等水果的黄色或红色来自类胡萝卜素；其他大多数红色、紫色或黑色水果的颜色来自花青素，但火龙果不含花青素，红心火龙果果肉的红色是甜菜红素，该色素没有抗氧化作用。

（1）富含维生素C

通常人们认为水果是维生素C最好的来源，其实，绿叶蔬菜中维生素C的含量要超过普通水果。虽然在清洗、烹调的过程中，维生素C有所流失，但炒熟的绿叶菜仍是维生素C的重要来源。维生素C参与胶原蛋白的合成，参与并促进胆固醇转化为胆汁酸的羟化过程等。维生素C有还原性，能促进铁的吸收，防治缺铁性贫血，还有抗氧化作用，提高身体免疫力，有助于预防心血管疾病。常见蔬菜水果维生素C的含量见表2-1，维生素C含量最高的10种蔬菜和水果分别见表2-2和表2-3。

表2-1　常见蔬菜水果维生素C的含量（以100克可食部计）

食物名称	含量/毫克	食物名称	含量/毫克	食物名称	含量/毫克
甜椒	72	四季豆	6	草莓	47
尖椒（红）	144	番茄	19	苹果	4
油菜	36	菠菜	32	梨	6
大白菜	31	芹菜	12	桃	7
小白菜	28	生菜	13	枣	243
甘蓝	40	苋菜（绿）	47	葡萄	25
菜花	61	茼蒿	18	樱桃	10
西蓝花	51	莴笋	4	柑橘	28
空心菜	25	茄子	5	菠萝	18
冬瓜	18	黄瓜	9	香蕉	8
苦瓜	56	南瓜	8	西瓜	6
西葫芦	6	胡萝卜	16	香瓜	18
白萝卜	21	洋葱	8	柠檬	22
韭菜	24	土豆	27	芒果	23

注 表2-1~表2-12的数据均引自《中国食物成分表2002》（中国疾病预防控制中心营养与食品安全所编制，北京大学医学出版社出版），想查询更多食物营养成分含量请参阅此书。

表2-2　维生素C含量最高的10种蔬菜（以100克可食部计）

蔬菜排名	食物名称	含量/毫克	蔬菜排名	食物名称	含量/毫克
1	青椒	130	4	油菜薹	65
2	芥蓝	76	5	尖椒（青）	62
3	豌豆苗	67	6	菜花	61

续表

蔬菜排名	食物名称	含量 / 毫克	蔬菜排名	食物名称	含量 / 毫克
7	红薯叶	56	9	西蓝花	51
8	苦瓜	56	10	萝卜缨（小萝卜）	51

表2-3　维生素C含量最高的10种水果（以100克可食部计）

水果排名	食物名称	含量 / 毫克	水果排名	食物名称	含量 / 毫克
1	刺梨	2585	6	红果	53
2	酸枣	900	7	草莓	47
3	冬枣	243	8	木瓜	43
4	沙棘	204	9	桂圆	43
5	猕猴桃	62	10	荔枝	41

（2）富含β–胡萝卜素

β–胡萝卜素不但可以转化为维生素A，对视力、黏膜、生长发育和免疫力有重要作用，而且其本身也具有重要的抗氧化作用，有助于预防慢性病。在烹制绿叶菜的过程中，加热、放油等有助于促进β–胡萝卜素的吸收。胡萝卜素含量最高的10种蔬菜和水果分别见表2–4和表2–5。

表2-4　胡萝卜素含量最高的10种蔬菜（以100克可食部计）

蔬菜排名	食物名称	含量 / 微克	蔬菜排名	食物名称	含量 / 微克
1	红薯叶	5968	6	茴香	2410
2	胡萝卜	4130	7	苋菜（绿）	2110
3	芹菜叶	2930	8	金针菜（鲜）	1840
4	菠菜	2920	9	生菜	1790
5	豌豆尖	2710	10	小白菜	1680

表2-5 胡萝卜素含量最高的10种水果（以100克可食部计）

水果排名	食物名称	含量 / 微克	水果排名	食物名称	含量 / 微克
1	沙棘	3840	6	海棠果	710
2	小叶橘	2460	7	杏	450
3	哈密瓜	920	8	西瓜	450
4	芒果	897	9	枣（鲜）	240
5	木瓜	870	10	樱桃	210

（3）富含钾

绿叶菜是膳食中钾的重要来源。饮食盐摄入量超标加上钾摄入量不足（少于3500毫克/天）会引发高血压，进而加剧心脏病和脑卒中的发生风险。增加钾的摄入量能降低成人的收缩压和舒张压，有益于防治高血压，降低发生冠心病和脑卒中的风险。而钾的摄入量不足还会引发慢性肾结石和骨密度不足等一些慢性病。钾含量最高的10种蔬菜和水果分别见表2-6和表2-7。

表2-6 钾含量最高的10种蔬菜（以100克可食部计）

蔬菜排名	食物名称	含量 / 毫克	蔬菜排名	食物名称	含量 / 毫克
1	蛇豆（大豆角）	763	6	毛豆	478
2	榛蘑（水发）	732	7	竹笋	389
3	慈菇	707	8	红心萝卜	385
4	百合	510	9	苋菜（红）	340
5	鱼腥草	494	10	豌豆	332

表2-7　钾含量最高的10种水果（以100克可食部计）

水果排名	食物名称	含量／毫克	水果排名	食物名称	含量／毫克
1	牛油果	599	6	菠萝蜜	330
2	椰子	475	7	红果	299
3	枣	375	8	海棠果	263
4	沙棘	359	9	榴莲	261
5	芭蕉	330	10	香蕉	256

（4）富含膳食纤维

　　绿叶蔬菜是继粗杂粮之后膳食纤维的又一个重要来源。膳食纤维可以缓解便秘、促进益生菌生长，有益于肠道健康。膳食纤维有助于预防肥胖、高胆固醇血症、2型糖尿病和结肠癌等。膳食纤维含量最高的10种蔬菜和水果分别见表2-8和表2-9。

表2-8　膳食纤维含量最高的10种蔬菜（以100克可食部计）

蔬菜排名	食物名称	含量／克	蔬菜排名	食物名称	含量／克
1	鱼腥草(根)	11.8	6	彩椒	3.3
2	金针菜	7.7	7	香菇	3.3
3	秋葵（黄）	4.4	8	豌豆	3.0
4	毛豆	4.0	9	春笋	2.8
5	牛肝菌	3.9	10	南瓜（栗面）	2.7

表2-9　膳食纤维含量最高的10种水果（以100克可食部计）

水果排名	食物名称	含量/克	水果排名	食物名称	含量/克
1	酸枣	10.6	6	橄榄（白）	4.0
2	梨（库尔勒）	6.7	7	冬枣	3.8
3	苹果（红玉）	4.7	8	人参果	3.5
4	椰子肉	4.7	9	芭蕉	3.1
5	桑葚	4.1	10	红果	3.1

（5）含较多钙

绿叶蔬菜是钙的重要来源之一。以油菜为例，一餐如果食用200克，能提供216毫克钙，相当于一袋（200克）牛奶的含钙量。除油菜外，菠菜、芹菜茎、茼蒿、西蓝花等也含有较多钙。常见蔬菜水果的钙含量见表2-10。

表2-10　常见蔬菜水果的钙含量（以100克可食部计，由高到低排列）

食物名称	含量/毫克	食物名称	含量/毫克	食物名称	含量/毫克
苋菜（红）	178	西蓝花	67	青萝卜	40
油菜	108	菠菜	66	藕	39
空心菜	99	荷兰豆	51	柑橘	35
香菇（干）	83	大白菜	50	木耳（水发）	34
芹菜茎	80	卷心菜	49	胡萝卜	32
茼蒿	73	四季豆	42	茄子	24
小葱	72	韭菜	42	洋葱	24

续表

食物名称	含量 / 毫克	食物名称	含量 / 毫克	食物名称	含量 / 毫克
黄瓜	24	西葫芦	15	香蕉	7
冬瓜	19	甜椒	14	鲜蘑	6
蒜薹	19	番茄	10	桃	6
草菇	17	土豆	8	葡萄	5
南瓜	16	西瓜	8	苹果	4

（6）富含叶酸

叶酸对孕妇具有特别重要的意义，可预防出生缺陷和贫血（巨幼细胞贫血）。叶酸缺乏易导致血液中"同型半胱氨酸"浓度异常增高，这是造成动脉粥样硬化的独立危险因素之一，摄入充足的叶酸有助于预防心血管疾病。常见蔬菜水果的叶酸含量见表2-11。

表2-11　常见蔬菜水果的叶酸含量（以100克可食部计）

食物	含量 / 微克	食物	含量 / 微克	食物	含量 / 微克
菠菜	87.9	生菜	31.6	绿豆芽	24.6
韭菜	61.2	莲藕	30.7	卷心菜	20.9
柑橘	52.9	菜花	29.9	香蕉	20.2
油菜	46.2	黄瓜	29	土豆	15.7
小白菜	43.6	芹菜	28.6	洋葱	15.6
香菇	41.3	大白菜	25.9	茄子	12.2
草莓	31.8	小葱	25.5	甜椒	10.9

续表

食物	含量 / 微克	食物	含量 / 微克	食物	含量 / 微克
南瓜	10.9	冬瓜	9.4	苹果	6.3
黄豆芽	10	梨	8.8	胡萝卜	4.8
樱桃	9.9	番茄	8.3	西瓜	4
葡萄	9.9	丝瓜	8.3	桃	3

（7）富含维生素B_2

绿叶蔬菜能提供较多的维生素B_2。维生素B_2是人体极易缺乏的维生素，对皮肤、黏膜和眼的健康有重要作用。口腔溃疡、口角炎、唇炎、眼干燥症等都有可能是因为缺乏维生素B_2。

（8）提供较多维生素E

虽然就相对含量而言，绿叶菜所含的维生素E不及植物油、坚果等食物多，但绿叶蔬菜适合大量食用，故仍能获得较多的维生素E。而植物油和坚果仅适宜少量食用。

（9）富含维生素K

绿叶蔬菜含有维生素K。维生素K不但与凝血功能有关，还对骨骼健康发挥着重要作用。

（10）富含镁

摄入充足的镁，对促进骨骼健康、预防心血管疾病、预防尿路结石等都非常重要。镁就深藏于绿色蔬果所含叶绿素的分子结构中。

（11）富含类胡萝卜素和花青素

类胡萝卜素是自然界中极为常见的色素之一，有数百种之多，其颜色从黄色到亮红色不等，包括β-胡萝卜素、α-胡萝卜素、番茄红素和叶黄素等，它们普遍具有抗氧化作用，能清除自由基，主要来自于绿色和红黄色的蔬菜水果。此外，杂粮（如玉米、小米等）和薯类（如土豆、红薯等）也含有类胡萝卜素。

花青素是一大类多酚化合物的总称，结构非常复杂，也是自然界中极为常见的色素之一，从红色到紫黑色不等。像类胡萝卜素一样，花青素在植物中的作用也是保护易氧化的成分，在人体内也有抗氧化作用，能清除自由基。花青素主要来自红色、紫色和黑色的蔬菜水果。此外，紫薯、黑花生、黑芝麻、红酒等也含有花青素。

（12）深色蔬果无与伦比

深色蔬菜水果富含维生素C、β-胡萝卜素及其他类胡萝卜素、花青素、膳食纤维、钾、钙、镁、B族维生素、维生素K以及其他一些营养物质。这些物质组合起来成为了多吃新鲜蔬菜水果抗癌防病的物质基础。有充分的证据表明，多吃蔬菜水果能预防癌症；预防心脑血管疾病（如高血压、冠心病、脑卒中等）；预防骨质疏松；预防视网膜变性和白内障；延缓衰老；促进肠道健康；促进皮肤健康。而且，这些作用很难被营养补充剂或保健品代替，比如维生素片、葡萄籽提取物（花青素）、番茄红素胶囊等。

食用菌有独特的营养价值

（1）食用菌的种类

"食用菌"这一略显冰冷的名字，包含了数百种形态各异、味道不同的食物，如木耳、银耳、香菇、平菇、金针菇、滑子菇、草菇、花菇、茶树菇、竹荪、杏鲍菇、牛肝菌、松茸、羊肚菌等。"菌"往往给人"微小"的印象，但这些食用真菌却能形成大型的肉质（或胶质）子实体，以供食用。大部分食用菌含较多核苷酸、嘌呤等鲜味物质，故而味道鲜美，适合煲汤、炖煮、炒制、涮火锅，甚至用于调味。木耳还可凉拌或生吃，银耳还可煲粥，香菇还可做馅料。

（2）食用菌的营养价值

食用菌虽作为蔬菜食用，但它的营养价值与其他蔬菜有所不同。首先，食用菌所含蛋白质不论是含量还是质量都优于普通蔬菜。新鲜或水发食用菌中蛋白质的含量为1%～3.5%，略高于一般蔬菜。如水发木耳蛋白质的含量为1.5%，新鲜香菇蛋白质的含量为2.2%。干制的食用菌因水分减少而使蛋白质比例大增，蛋白质含量多为10%～30%，如干木耳蛋白质的含量为12.1%、干香菇为20%。除含量较高外，食用菌蛋白质的质量亦较高。食用菌蛋白质含9种必需氨基酸，且其比例与人体氨基酸比例更接近，因而利用度较好，营养价值更高。在这方面，食用菌更接近肉类、蛋类等动物性食物，而不是蔬菜、水果等植物性食物。因此，蘑菇对素食者格外重要。很多人并不知道，在生物学上，真菌虽然一度被错误地当作植物，但它们不进行光合作用，而是从腐化的周围物质中获取养分（食物），反倒跟动物很像。

其次，食用菌富含微量营养素，如维生素B_1、维生素B_2、维生素K、维生素D、钙、钾、铁、锌、硒、谷胱甘肽和麦角硫因等。其中最为独特的是维生素D，其他蔬菜都不含有它。维生素D的主要功能是促进钙吸收，调节钙代谢，对骨骼健康至关重要。经过近些年的研究还发现维生素D有益于防治动脉粥样硬化、冠心病、2型糖尿病等常见慢性病。日常饮食仅有很少数食物含有维生素D，蘑菇，尤其是经过充分晾晒的干蘑菇是其中之一。蘑菇含有麦角固醇，在阳光紫外线照射下会变成维生素D。维生素D的其他食物来源包括深海鱼类、蛋黄等。

最后，也是最重要的，食用菌含有一类具有特殊健康价值的成分——

菌类多糖。菌类多糖存在于食用菌的细胞壁中，被证明具有提高免疫力、调节血脂、抗癌、抗血栓等作用。其中一些菌类多糖，如香菇多糖、木耳多糖等已经被开发为药物，应用于临床。

（3）营养价值最高的食用菌

经常有人说松茸的营养价值最高，还有人用"巴西蘑菇"（姬松茸）冒充松茸。实际上，各种食用菌的外观、味道、产地、栽培条件都不尽相同，在营养素含量方面也有差异，但它们亦有很多相似之处，在营养价值方面甚至可以用"大同小异"来概括。

千万不要认为食用菌的价格越贵，营养价值就越高！食用菌的价格主要由产量、栽培成本、口感、用途以及其他人为因素决定，与其营养价值并无内在联系。因此，消费者没必要盲目地比较孰高孰低，因地制宜地多吃一些食用菌才是硬道理。

（4）吃野生蘑菇易中毒

不要随便吃野生蘑菇，因为很多野生蘑菇都有毒性，而且毒性很大，足以致死。吃野生蘑菇导致中毒是极其常见的。2019年，中国疾病预防控制中心共牵头处理了来自全国17个省份的276起蘑菇中毒事件，共计769人中毒，造成22人死亡。事件涉及了70种毒蘑菇，其中最毒、导致死亡人数最多的是致命鹅膏，又名致命白毒伞。

毒蘑菇种类繁多，很难鉴别。"颜色鲜艳的有毒，朴素的无毒""被虫子咬过的蘑菇没有毒""大蒜能解毒蘑菇的毒性"等说法全都是不可靠的。普通人根本无法鉴别野生蘑菇是否有毒，连专家也无法保证不误判。因此，保险的做法是不采、不买、不卖、不吃野生蘑菇。如果食用野生蘑菇后出现恶心、呕吐、剧烈腹泻、腹痛和视力模糊等症状，就应该高度怀疑是野生蘑菇中毒，必须马上就医，否则可能会导致极其严重的后果。

增加蔬菜摄入的方法

大多数人蔬菜的摄入量是不够的。膳食指南推荐普通人每天要吃300～500克蔬菜，其中深色蔬菜最好占一半。慢性病患者的蔬菜摄入量应该更多。但调查表明，国人蔬菜平均摄入量为269.7克/天，深色蔬菜约占1/3。大约有1/5的人做不到每天摄入新鲜蔬菜。因此，建议中老年人要有意识地增加蔬菜摄入量。

（1）蔬菜烹调方法要多样化

烹制蔬菜的方法非常多，同一种蔬菜可以用不同的方法烹制成不同的菜肴，不同的蔬菜也可以用同样的方法烹调。这里列举10种烹制蔬菜的常用方法。

①清炒或素炒　适用于油菜、小白菜、菜心、油麦菜、空心菜、莴笋叶、青椒、洋葱、蒜薹等，先洗净切段（尽量切长段），然后热锅放油，油热后放入绿叶蔬菜快炒，同时加味精或鸡精、食盐或生抽等调味品。

②蒜炒　在清炒的基础上，增加大蒜爆锅的环节，即热锅放油，油热后先放入大蒜（切片或切末）爆香，然后再放入绿叶蔬菜快炒调味。茼蒿、芥蓝、芥菜、木耳菜、菜薹、豌豆苗、西蓝花等有特殊气味的绿叶蔬菜特别适合蒜炒，其他大部分绿叶蔬菜亦可采用。用姜、花椒、豆豉、辣椒、辣椒酱等加重调味也可以。

③做汤　如菠菜汤。水煮开，加入油和盐、姜、葱、鸡精、生抽、醋等调味品调味（或直接用超市买的"复合调味汤料"更快捷），放入蔬菜（菠菜、苋菜、空心菜等要先焯水），快速煮熟即可。适用于小白菜、木耳菜、菜心、生菜、油麦菜、西洋菜、莴笋叶、空心菜、香菇、木耳、平菇、番茄等。

④先煮后拌或先蒸后拌　水烧开，放入绿叶蔬菜煮熟捞出，沥干水分；或放入已经烧开的蒸锅笼屉，经过几分钟（油菜需要三四分钟）蒸软后取出。然后根据自己的喜好，拌以蚝油、酱油、芝麻酱、花生酱、蒜蓉酱、辣椒酱、大酱、甜面酱、牛肉酱、蘑菇酱、沙茶酱、海鲜酱等各种酱汁。

⑤炒肉　适合烹制大多数蔬菜。热锅放油，油热后先放入肉丝、葱姜蒜等爆香，再放入蔬菜翻炒、调味即成。

⑥炒鸡蛋　适合烹制番茄、苦瓜、韭菜、菜心、油菜、菠菜（先焯水）、木耳菜、小白菜、茼蒿、小葱、紫菜薹、青椒等。先把鸡蛋炒好盛出，再起锅放油炒蔬菜，然后放回炒好的鸡蛋，翻炒混合调味即可。

⑦蔬菜沙拉（西式）或生拌蔬菜（中式）　适用于一些味道较淡的绿叶蔬菜，如生菜、油麦菜、莴笋叶、苦苣、穿心莲等，要注意少油少盐少酱汁。

⑧蘸酱生吃，只需清洗，无须烹调　苦苣、小白菜、生菜、油麦菜、芹菜叶、小葱、萝卜缨、萝卜苗、鸡毛菜、莴笋叶、香菜、黄瓜、萝卜、洋葱、青椒等都适合这样吃。酱汁可选用大豆酱、甜面酱、芝麻酱、蒜蓉辣酱、海鲜酱、虾酱、牛肉酱等。蔬菜生吃的好处是简单方便，保全营养没有损失，油和盐一般也少，整体比较健康；缺点是细菌、虫卵难以完全杀灭，必须经过反复清洗才行。

⑨炖煮　适合南瓜、胡萝卜、萝卜、大白菜、茄子、豆角、香菇、木耳、平菇等，一般要搭配肉类、虾、豆腐等高蛋白食材。

⑩做馅　蔬菜做馅制成饺子、馄饨、包子、馅饼等，操作稍复杂，但最为可口。菠菜、油菜、小白菜、菜心、生菜、韭菜、油麦菜、芹菜叶、莴笋叶、西洋菜、萝卜缨、小葱、荠菜、青椒、茄子、洋葱、胡萝卜等绝大多数蔬菜都可以做馅。

（2）增加吃蔬菜的种类和频率

全天吃蔬菜的种类要达到5个品种以上。优先食用当季的新鲜蔬菜，但也不要拒绝反季蔬菜，尤其是在北方寒冷的季节。反季蔬菜在大棚或温室里种植，受日照、温度、湿度、虫害等因素的限制，与同一种应季种植的蔬菜相比，营养价值和口感、味道可能都会略差一些，但是这不能成为拒绝反季蔬菜的理由。有人误以为冬天的大白菜、萝卜和土豆是应季蔬菜，殊不知它们是经过长期储存的蔬菜，营养流失得较多。

一日三餐都要有蔬菜，连早餐也不例外。争取每个菜肴，哪怕是荤菜，也要尽量加一些蔬菜，比如红烧肉里面配胡萝卜、用羊肉炖萝卜、炒牛肉配洋葱等。

有些蔬菜作为零食吃也是很不错的。黄瓜、番茄、水萝卜、胡萝卜、彩椒等都可以作为零食，其健康程度比水果有过之无不及。蔬菜鲜榨汁也是很好的饮品，如西芹汁、黄瓜汁、芦荟汁、胡萝卜汁、圆白菜汁、番茄汁、菠菜汁、苦瓜汁等。鲜榨蔬菜汁时要尽量保留菜渣，菜渣富含膳食纤维和维生素。尽量不要加糖或少加糖，可以混入酸水果或甜水果调味。

蔬菜还可以混入主食中，如蔬菜盖饭、蔬菜面条、馅饼、包子、饺子、馄饨、春饼、煎饼、卷饼等。蔬菜榨汁或制成蔬菜泥可以和面做面食，如南瓜馒头、彩色花卷等。

增加水果摄入的方法

水果的营养特点和健康效应与蔬菜类似，主要提供维生素C、β-胡萝卜素、B族维生素、钾、钙、镁、膳食纤维和植物化学成分，味道甜美，深受人们的喜爱，并经常与蔬菜相提并论。与蔬菜不同的是，水果通常还含有较多的糖分（蔗糖、葡萄糖和果糖等）和有机酸（柠檬酸、苹果酸和酒石酸等），因而酸甜可口，口感多样。有机酸能刺激人体消化腺分泌消化液，增进食欲，有助于食物消化，保护并促进维生素C、铁等营养素的吸收。因此，水果和蔬菜不能互相替换。

吃水果不用太在意时间。有一种说法是"上午的水果是金，下午的水果是银，晚上的水果是铅"，意思是上午吃最佳，下午吃次之，晚上吃水果有害健康。这是毫无根据的谣言。其实任何时间吃水果都是可以的，早上中午晚上，饭前饭后饭中，人们完全可以根据自己的生活习惯在方便的时候吃水果——只要胃肠没有觉得不适即可。在两餐之间吃水果，或者在饭前吃水果，有助于减轻饥饿感，增加饱腹感，从而减少总能量摄入，有益于控制体重，避免发胖。总之，吃水果并无时间禁忌，把水果作为零食或正餐都是可以的。

膳食指南推荐每天吃200～350克水果，大致相当于中等大小苹果1～2个，或中等大小香蕉1～2根。有些人很爱吃水果，可能会超过这个推荐量，一般是不要紧的，只要水果没有"挤占"其他食物而导致饮食不平衡，而且体重是合理的，不胖也不瘦就可以。

不能用果汁代替水果，鲜榨的果汁也不行。在生产果汁的过程中，压榨和捣碎会使维生素C等被氧化破坏；过滤渣则会损失大量膳食纤维，而使糖浓缩、游离、更快被吸收；添加甜味剂、防腐剂等也会降低果汁的营养品质；加热消毒（灭菌）会使果汁中的维生素受损。即使是纯果汁，营养价值也与新鲜水果有很大差距。家庭鲜榨果汁的营养损失略少于市售果汁，但因为它无法密闭保存，如果在家中存放几小时，那么营养损失也较大。除非是进食不便的病人或高龄老人，否则不推荐喝果汁。

按照美国心脏协会（AHA）的建议，1岁以下的婴儿不要饮用果汁；

1～3岁的幼儿，每日果汁摄入量最多不超过半杯（120毫升）；4～6岁的儿童每日不超过120～180毫升；7～18岁的青少年，每日最多不超过1杯（240毫升）；18岁以上的成年人每日最多不超过1杯（240毫升）。

除果汁外，水果罐头、果脯、果干等水果制品也同样不能代替新鲜水果。只有在携带、摄入不方便，或者水果摄入不足的时候，才用水果制品进行补充。

蔬菜水果定量的方法

健康饮食总会建议多吃蔬菜水果，每天几份或几百克，这难免会让那些较少去菜场采购蔬菜水果的人感到困惑，我吃的蔬菜到底是多少克呢？下面介绍一个简单粗略的定量方法。

以菠菜、茼蒿、菜心、小油菜、韭菜、油麦菜等绿叶蔬菜为例，中等身材女性的"一把"（见图2-1，拇指和食指轻轻捏在一起）大致是100克（见图2-2和图2-3）。韭黄、芹菜、蒜薹、线豆等特别长的蔬菜，不方便用"一把"来衡量，那就切段之后用中等身材女性的"一捧"（见图2-4，两只手并在一起，手心朝上）来定量，"一捧"也是100克（见图2-5）。

水果定量更容易一些，一个中等大小的苹果或者一个网球大小的水

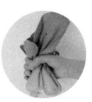

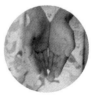

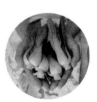

| 图2-1 | 图2-2 | 图2-3 | 图2-4 | 图2-5 |
| 一把 | 100克油菜 | 100克菠菜 | 一捧 | 100克油菜 |

果，就是200克，半个就是100克。普通大小的猕猴桃，一个大约是100克（去皮后）。草莓、葡萄、樱桃、蓝莓之类的小个水果，抓起来一小把大约是100克。

家庭食材定量最好的办法是购买一个厨房电子秤，经常性地称一称烹调之前的蔬菜、肉类、大豆制品和水果等，时间一长经验多了，靠目测就能大致判断食材的重量了。

多吃蔬果的注意事项

（1）少吃或不吃腌制蔬菜

新鲜是吃蔬菜的第一要点，多吃蔬菜水果一定要强调新鲜。不新鲜的蔬菜，如酸菜、榨菜、泡菜、咸黄瓜、咸茄子等腌菜和酱菜，营养价值很低，往往含有很多盐，对预防高血压不利，还有可能含有较多亚硝酸盐。少量的亚硝酸盐是无害的，但如果超量，亚硝酸盐会引起食物中毒，长期摄入较多亚硝酸盐会增加患癌风险，因为亚硝酸盐很容易转化成致癌物——亚硝胺。

腌制蔬菜是导致患胃癌的因素之一。研究表明，食用腌制食物的人群，食道癌和胃癌的发病风险更高。世界癌症研究基金会（WCRF）2018年发布的数据表明，全球胃癌发病率韩国稳居第一，第二位是蒙古国，第三位是日本，第四位是中国。除了幽门螺杆菌感染率较高这个公认的胃癌危险因素之外，吃较多腌制蔬菜或其他腌制食物也被认为是东亚四国胃癌高发的原因之一。

研究表明，腌制时间在1~2周时，腌菜中的亚硝酸盐含量达到高峰（最多），之后（2~5周）又慢慢回落（有所减少），一般传统腌菜腌制20天后亚硝酸盐含量较少，一般可以达到安全水平。因此，不要吃短期腌制的腌菜（"暴腌菜""快腌菜"）。另外，腌制蔬菜时，保持容器和场所清洁，避免污染，温度要适宜，这样可以减少亚硝酸盐的生成，因为这些措施可以减少杂菌生长，一般腌菜的主力细菌是乳酸菌，它不会促进亚硝酸盐的生成，而杂菌则会促进硝酸盐转化为亚硝酸盐。

（2）烂水果不要吃

新鲜的水果很容易出现腐败变质，霉菌污染，食用后会危害健康。有些人舍不得丢弃，将腐烂的地方切掉然后吃其余的部分，但这并不保险，因为在腐烂部位周围看起来尚好的果肉中，也可能存在有害物质。为此，当腐败变质部位不超过整个水果的1/3时，可去掉1/2后食用；当腐败变质部位超过整个水果的1/3时，则整个水果均不可食用。

（3）蔬菜水果摄入过多导致皮肤发黄

我在门诊接待过不少因皮肤发黄、发青、发暗来咨询的女性。她们往往都遵循健康饮食原则，吃很多深色蔬菜和水果以及杂粮等，生活如常，体检也没发现有健康问题（除了大便有点不成形），但皮肤、指甲、脸部的颜色看起来都不那么健康。

比如，其中一位女性平时每天中午吃250克绿叶蔬菜，晚上吃500克水煮青菜，周末还要更多一些。她的皮肤发黄、发暗的原因显然是深色蔬菜摄入量太多，很多类胡萝卜素储存在脂肪组织中，把皮下脂肪染黄了，然后影响了皮肤的颜色。这种皮肤黄染（其实是皮下脂肪染黄所致，瘦人更明显）是无害的，在停止大量摄入深色蔬菜几周后可以自动消退，不会损害健康。

大量摄入蔬菜和水果还会增加排便次数，或使大便不成形。这主要是因为蔬菜水果含有较多膳食纤维，膳食纤维促进排便。这种情况一般是无害的，但如果长期如此或情况较严重，会影响矿物质的消化吸收。

4 天天饮奶

奶类是哺乳动物哺育下一代的"专属产品"，具有极高的营养价值，可以提供优质蛋白质、钙、钾、维生素A、维生素B_2等营养素。奶中的蛋白质质量优良，占3%左右，主要有乳清蛋白和酪蛋白，消化率高，氨基酸比例符合人体需要，具有较高的营养价值。奶类钙的含量高，钙的吸收率也高，因而是钙的极好的来源之一。摄入充足的奶制品对儿童和青少年的身体发育，以及中老年人的骨骼健康都非常重要。

中老年人每天的饮奶量

中国居民膳食指南建议，成年人每天饮奶300毫升或摄入相当量的奶制品。当然这并不是最高限量，再多摄入一点奶制品也是允许的，但是要注意，当饮奶量达到每天500毫升的时候，建议选择低脂或脱脂奶及其制品，以避免摄入过多的脂肪。

市面上，奶类产品多种多样。纯牛奶、鲜牛奶、巴氏牛奶、羊奶、早餐奶、酸奶、低脂牛奶、脱脂牛奶、低乳糖牛奶、奶酪、全脂乳粉、脱脂乳粉、中老年乳粉、炼乳等大多数奶类食品都适合中老年人，一般可根据自己的身体情况和口味偏好选择。

喝奶后腹胀怎么办

儿童、青少年以及成年人在饮用普通牛奶后都有可能会出现腹胀、腹部不适、腹泻等轻重不一的症状，这称为乳糖不耐受。主要是因为这部分人（遗传所致）的小肠黏膜细胞不能分泌乳糖酶，或乳糖酶活性较低，进而不能很好地消化吸收奶类中独有的乳糖。未消化吸收的乳糖进入大肠之后，被大肠内的细菌发酵，产生气体（腹胀），并在渗透压的作用下引起稀便或腹泻，继而导致不适、腹痛等（症状轻重与个人敏感程度有关）。

不吃任何奶类或含奶类（乳糖）的食物确实能避免乳糖不耐受，但这并不是可取的做法，毕竟奶类是非常重要的营养来源。乳糖不耐受的人仍然可以采取以下措施摄入奶类食物。

（1）饮酸奶或吃奶酪

酸奶在发酵过程中，乳糖大部分被乳酸菌分解了，可以明显减轻乳糖不耐受者的症状。

（2）饮低乳糖或无乳糖牛奶

在生产过程中，用乳糖酶等水解鲜奶所含的乳糖，降低其含量，就得到了低乳糖奶类（乳糖≤2%）和无乳糖奶类（乳糖≤0.5%）食品。

（3）少量多次食用

与谷类或其他食物一起摄入，不要空腹食用奶制品。这些做法虽然不能提高乳糖酶的活性，但可以使乳糖不耐受的症状减轻或消失。

（4）服用益生菌

有证据表明，服用益生菌既可以改善肠道菌群，又可以缓解乳糖不耐受的症状。

值得说明的是，轻微的乳糖不耐受症状会让人觉得不舒服（个体差异较大），但并不会影响营养物质的消化和吸收。相反，有研究表明，未消化的乳糖反倒有助于钙和镁的吸收，因为乳糖进入大肠后，可以升高大肠内的渗透压，增加矿物质的溶解度。当然，明显腹泻会影响营养物质的消化吸收。

绝大多数哺乳动物在成年后是不能喝奶的，否则会出现腹泻、腹胀等乳糖不耐受症状，人类则有所不同，绝大多数成年人仍然可以喝奶，并不会出现乳糖不耐受症状。已知这种差别与乳糖酶相关基因的变异有关，但乳糖酶活性的缺失机制比较复杂，既与遗传和年龄有关，也受胃肠道健康状况的影响。

酸奶更值得推荐吗

酸奶是以牛奶或奶粉为主要原料，用专门的菌种发酵制成的。发酵使蛋白质更易吸收，还合成了新的维生素；发酵产生的乳酸能助消化，提高钙和铁的吸收率。酸奶发酵后未经加热杀菌，保留了活的发酵菌，有助于肠道菌群健康。因此，从营养健康的角度来看，酸奶一直备受推崇。

然而，现在市面上的酸奶产品绝大多数并不是纯正的、100%的酸奶，而是普遍添加了糖的，有些还经加热处理杀死了发酵菌，即所谓的"常温酸奶"（无需冷藏）。大多数酸奶添加的糖约为8%或10%，与一般甜饮料不相上下！一杯150克的酸奶含添加糖12～15克（不包括奶类中天然含有的乳糖）。而根据世界卫生组织（WHO）的建议，每天摄入的添加糖最好不要超过25克。从这一点来看，酸奶还不如普通纯牛奶。为此，2018年8月《英国医学杂志》发文指出，酸奶是徒有其名的健康食品。美国四大机构（美国心脏协会、美国营养学会、美国儿童牙科学会、美国儿科学会）联合倡议，5岁及以下儿童不宜饮用酸奶（指市面上绝大多数加糖酸奶）或其他加糖奶制品。

当然，市面上也有少数无糖或低糖的酸奶产品，家庭制作的酸奶也可以不加糖或少加糖，这就另当别论了。

严格地说，按照我国有关的食品标准（GB 19302—2010），"酸奶"产品分为发酵乳和风味发酵乳。前者是指什么也不添加的纯酸奶；后者只含80%牛奶，还添加了糖、果蔬、谷物和食品添加剂等。除了添加糖，后者蛋白质的含量也较低，营养价值不及前者。

全脂奶和脱脂奶哪种更好

按照《预包装食品营养标签通则》（GB 28050—2011）的规定，脱脂奶要求脂肪含量≤0.5%（0.5克/100毫升），低脂奶要求脂肪含量≤1.5%（1.5克/100毫升），而一般全脂奶的脂肪含量≥3.0%。脱脂奶或低脂奶在去除奶中的脂肪时，也会损失一些脂溶性维生素，如维生素A、维生素D等。

过去认为脱脂奶或低脂奶要比全脂奶更好，美国膳食指南也是这样推荐的。因为脱脂奶去除了奶中大部分的脂肪，而奶中脂肪含有很多饱和脂肪酸和胆固醇，可能对心血管不利，并且脱脂奶的能量较少，也有助于避免发胖。但最新研究并不支持喝脱脂奶减肥的说法。2019年12月《美国临床营养杂志》发表的一项大型研究结果表明，喝全脂牛奶似乎使儿童肥胖的概率降低了40%（与脱脂牛奶相比）。不过，也不能据此就说全脂奶更好，因为差不多在同一时间，《英国医学杂志》发表的另外一个更大型的研究结果发现，（与脱脂奶相比）全脂奶的摄入量与总死亡率、心血管死亡率和癌症死亡率的高风险有关。同期还有一个来自美国杨百翰大学的研究发现，喝全脂牛奶与脱脂或低脂牛奶相比，细胞层面上衰老得更快。类似这样的结论不一致甚至互相矛盾的研究还有不少。实际上，肥胖、衰老、癌症、死亡等健康问题受到很多复杂因素的影响，与脱脂奶或全脂奶等任何单一食物都没有直接关系。

因此，普通成年人可以根据自己的喜好选择全脂奶、脱脂奶或低脂奶，脱脂奶或低脂奶的味道更寡淡一些。高血脂、糖尿病、高血压、胆结石等慢性病患者和减肥人士优先选脱脂或低脂牛奶，喝奶较多（每天500毫升或更多）的人也建议喝脱脂或低脂牛奶。

液态奶的种类

市面上有各种各样的液态奶产品，大致可以分为三大类，即巴氏牛奶、超高温消毒牛奶和调制奶。

巴氏牛奶（鲜牛奶）的消毒温度较低，维生素损失较少，营养价值较高。按照国家标准要求，巴氏牛奶只能以生奶为原料，不能使用奶粉或其他原料。

超高温消毒牛奶（常温奶）的消毒温度较高（至少132℃），故而保质期很长，但维生素损失较多，营养价值略低于巴氏牛奶。根据原料不同，超高温消毒牛奶分为两类，一类是以生鲜牛奶（或羊奶）为原料，不添加奶粉，称为"纯牛奶"；另一类是以奶粉为主要原料，称为"复原乳"。一般认为，"复原乳"的营养价值比"纯牛奶"略低。

调味奶是指早餐奶、核桃奶、儿童奶、女士奶等花样繁多的调制奶类。它们是以牛奶或奶粉为主要原料（不低于80%，国家标准GB 25191—2010），再添加其他原料（比如谷物、蔬菜粉、添加剂等）生产的，故其整体营养价值低于其他两类液态奶，蛋白质含量≥2.3%（其他两类液态奶的蛋白质含量≥2.9%）。

喝奶粉好不好

大多数人都习惯喝液态奶，不怎么选奶粉，但这并不意味着奶粉不好。奶粉通常是以生乳为原料，经喷雾干燥加工制成的。虽然在热处理过程中难免有营养素破坏，但绝大部分营养素能够得以保留，仍然具有很高的营养价值。何况，市面上很多超高温消毒的液态奶（复原乳）其实是用奶粉调制的，其营养价值可能还不如直接喝奶粉。因此，不要想当然地认为喝奶粉不好或者认为不如喝液态奶好。

除了方便、易于储存和携带外，奶粉的优势是可以对营养成分进行调整，比如中老年奶粉，添加DHA、维生素、矿物质、益生元等；孕妇奶粉，添加叶酸、铁、DHA、其他维生素和矿物质等；以及婴幼儿配方奶粉，配方接近母乳；等等，以适应特定的人群。此外，脱脂奶粉也很常见，脱脂奶粉是指脂肪含量≤1.5%（每100克奶粉含脂肪不超过1.5克，GB 28050—2011）的奶粉。

不过，要注意有些奶粉产品（包括全脂奶粉和上述调制奶粉、脱脂奶粉）有添加糖或糖浆的问题。添加糖或糖浆不仅能让奶粉更甜更好喝，还能降低成本，但同时也降低了奶粉的营养价值，添加糖摄入过多会影响健康，得不偿失。建议优先选择没有添加糖或糖浆的奶粉（看食品标签上的配料表可知）。

羊奶比牛奶更好吗

"羊奶比牛奶更有营养""羊奶最接近母乳""羊奶更适合喂养婴幼儿""羊奶可以去火"……诸如此类的说法甚多，但基本上都是卖羊奶的商家宣传的，并不是事实，没有任何权威健康机构认为羊奶的营养价值高于牛奶。

实际上，羊奶产品与牛奶产品执行相同的产品国家标准，营养价值十分接近，如羊奶的蛋白质≥2.8%，牛奶≥2.9%。客观的说法是，羊奶和牛奶各有优缺点。羊奶的蛋白质含量稍低，但比较容易消化；羊奶钙的含量也稍多一些，但是其叶酸含量比牛奶低。何况，不同品牌牛奶之间以及不同品牌羊奶之间还有差异。消费者可根据自己的喜好选择牛奶或羊奶，没必要非分出个高低不可。

再制奶酪不是奶酪

奶酪又称干酪或芝士，是通过乳酸菌发酵（或用凝乳酶）使牛奶蛋白质（主要是酪蛋白）凝固，并压榨去除乳清使酪蛋白浓缩制成的奶制品。一般来说，500克牛奶才能制成50克奶酪，所以奶酪的营养价值高于牛奶和酸奶。此外，奶酪加工经过了发酵并去除乳清的过程，故基本不含乳糖，特别适合喝奶后腹胀的乳糖不耐受者。

不过，超市里常见的块状、片状、棒状、圆形的"奶酪"产品并不是纯正的奶酪（国家标准是GB 5420—2010），而是"再制干酪"（国家标准是GB 25192—2010），即在奶酪中添加了其他原料后再加工，以改善口味。很多再制奶酪产品只含比例很低（比如20%）的奶酪，主要成分是淀粉、油脂、乳化盐、酸味剂、大豆磷脂、防腐剂等，所以营养价值很低，与真正的奶酪不可相提并论。

纯正奶酪可以天天吃，而再制奶酪只宜作为零食偶尔食用。消费者购买时要注意"再制干酪"字样，一般标注在产品标签上，仔细查找就能看见。另外，纯正奶酪的配料表里是乳制品（有的也加糖）和发酵菌，而再制奶酪的配料表则五花八门，据此也可以鉴别再制奶酪和奶酪。

有些奶制品不是奶

①牛奶饮料不是牛奶。市面上有很多牛奶饮料，它们仅含有少量牛奶，虽然口感接近奶，或者比奶更好喝，但营养价值却与牛奶相差甚远，蛋白质含量只有1%，不能用来代替牛奶。

②酸奶饮料不是酸奶。与牛奶饮料类似，市面上的酸酸乳、优酸乳等酸奶饮料也只含有少量牛奶，口感或有优势，但营养价值却远远比不上酸奶。它们只是甜饮料，不能当酸奶饮用。

③乳酸菌饮料不是推荐的奶类。与普通的甜饮料相比，市面上的乳酸菌饮料大多含有活的乳酸菌或益生菌，对改善肠道菌群或有帮助，但其整体营养价值仍远不如普通牛奶，只能作为饮料少量饮用。

④植物奶不是奶。核桃奶、花生奶、椰奶等以"奶"为名的产品要么完全不含牛奶，要么只含很少牛奶。它们是典型的甜饮料，普遍加糖且没有独特的营养价值，更不属于推荐的奶类。

⑤奶油或黄油也不是推荐的奶制品。人造奶油或植物黄油等常被视为不健康食物，因为含有反式脂肪酸和饱和脂肪酸，对心血管系统不利。纯正的奶油，不论是稀奶油（脂肪含量10.0%~80.0%）、黄油（脂肪≥80.0%）还是无水奶油（脂肪≥99.8%），都不能算是健康食品，其成分以脂肪，尤其是饱和脂肪为主，营养价值远低于牛奶，多吃不利于健康。

⑥甜炼乳不是推荐的奶制品。甜炼乳通过添加大量的白砂糖（超过40%）以达到防腐的目的，甜度很高，只能作为甜食少量佐餐食用。但没有添加糖的淡炼乳（通过蒸发水分使牛奶浓缩并达到防腐目的）具有较高的营养价值，可以作为推荐的奶制品食用。

牛奶是否可以被其他食物替代

婴儿期，奶类基本上是不可替代的，没有奶类，婴儿无法成活或发育极差。成年人不再依赖奶类，即使食谱中没有奶类也仍然可以健康生活。但就营养价值而言，奶类几乎不能被其他任何一种食物取代。

与其他种类食物相比，奶类的营养价值较高，虽然其所含的优质蛋白质、脂肪、维生素A和锌等营养素很容易在其他食物（如肉蛋鱼等）中获取，但唯有钙比较困难。牛奶中的钙含量高，吸收率好，其他食物很难比拟。比如豆浆，其钙含量通常只有牛奶的1/20（即20杯豆浆的钙才相当于一杯牛奶）。

除了奶类，豆腐、豆腐干等大豆制品，油菜、菠菜、菜心等绿叶蔬菜以及虾皮、芝麻酱等"偏门"食物也含有较多的钙，所以如果食谱中没有奶类，应增加大豆制品和绿叶蔬菜等含钙食物的供应，必要时（比如孕妇和儿童）补充钙剂。

总之，通过精心的饮食搭配，即使不喝奶类，也能获得全面的营养素。从这种意义上来说，奶类像其他任何种类的食物一样，都是可以被取代的。但这并不意味着单独有哪一种食物可以代替奶类。

不喝奶类怎么办

有些人因为种种原因不饮用任何奶类，那么奶类是否可以被其他食物替代呢？牛奶或奶制品的确是钙的良好来源，含钙多，吸收率高，称为最好来源也不为过，但牛奶或奶制品并不是钙唯一的良好来源，大豆制品、绿叶蔬菜以及粗粮、坚果等食物也能提供钙。

因此，不喝奶的中老年人要增加大豆制品（如老豆腐、豆腐干、干豆腐、千张等含钙较多，而豆浆、腐竹、内酯豆腐等含钙很少）和绿叶蔬菜的摄入量，常吃虾皮、芝麻酱等富含钙的食物。表2-12列出了一些含钙比较多的常见食物。如果这些食物也很少摄入，则应额外补充钙剂，每天400～600毫克（以元素钙计算）即可。

表2-12　常见食物钙含量（以100克可食部计，由高到低排序）

食物名称	含量／毫克	食物名称	含量／毫克	食物名称	含量／毫克
芝麻酱	1170	芸豆（虎皮）	156	芹菜茎	80
虾皮	991	海虾	146	腐竹	77
奶酪（干酪）	799	北豆腐	138	红小豆	74
全脂牛奶粉	676	扁豆	137	茼蒿	73
素鸡	319	酸奶	118	小葱	72
豆腐干	308	豆腐皮	116	西蓝花	67
紫菜（干）	264	南豆腐	116	菠菜	66
甜炼乳	242	油菜	108	鸭蛋	62
海带（水浸）	241	牛奶	104	对虾	62
海蟹	208	豆浆粉	101	鸡蛋	56
豆腐丝	204	空心菜	99	黄花鱼（大）	53
黄豆	191	豌豆	97	豆瓣酱	53
苋菜（红）	178	香菇（干）	83	荷兰豆	51
豆腐（平均）	164	鲜羊奶	82	大白菜	50
豆腐卷	156	绿豆	81	鲤鱼	50

续表

食物名称	含量 / 毫克	食物名称	含量 / 毫克	食物名称	含量 / 毫克
卷心菜	49	小麦粉（富强粉）	27	黑米	12
鹌鹑蛋	47	糯米	26	火鸡	12
四季豆	42	茄子	24	豆浆	10
韭菜	42	洋葱	24	番茄	10
小米	41	粳米（特等）	24	鸡	9
青萝卜	40	黄瓜	24	土豆	8
藕	39	牛肉（肥瘦）	23	西瓜	8
草鱼	38	玉米面（黄）	22	香蕉	7
柑橘	35	冬瓜	19	猪肉（肥瘦）	6
鲅鱼	35	蒜薹	19	鲜蘑	6
赤贝	35	豆腐脑	18	鸭	6
木耳（水发）	34	内酯豆腐	17	桃	6
胡萝卜	32	草菇	17	羊肉（肥瘦）	6
蚕豆	31	南瓜	16	葡萄	5
烤麸	30	西葫芦	15	苹果	4
带鱼	28	甜椒	14	苹果酱	2

⑤ 经常吃大豆制品

豆类泛指所有产生豆荚的豆科植物。豆类的品种很多，根据豆类的营养特点可将它们分为两大类。一类是高蛋白质、高脂肪大豆类，如黄大豆（黄豆）、黑大豆等；另一类是以碳水化合物含量高为特征的杂豆类，如绿豆、红小豆、红腰豆、红芸豆、白芸豆、饭豆、蚕豆、扁豆、刀豆等。这两大类食材营养价值迥异，前者能提供较多优质蛋白质和钙，经常与肉类或者奶类相提并论，而后者主要提供碳水化合物，通常作为粗杂粮推荐食用。

大豆及其制品是优质蛋白质、磷脂、膳食纤维、钙、钾、B族维生素、维生素E等营养素的重要来源，还含有非常独特的保健物质，对预防常见慢性病有益，因而是健康饮食的重要组成部分，受到各国膳食指南的大力推荐。中国居民膳食指南推荐成年人每天摄入15～25克大豆或相当量的大豆制品。

大豆制品的营养优势

大豆制品种类很多，大致可以分为两类，即发酵大豆制品和非发酵大豆制品。前者有豆酱、豆豉、腐乳、纳豆等，后者有豆腐、豆浆、豆腐干、豆腐卷、素鸡、腐竹等，都是国人饮食中常见的食物。理论上来讲，酱油、豆油和某些以大豆蛋白为主要原料的加工食品，如千叶豆腐、素肉等也是大豆制品，但它们的营养价值远不如普通大豆制品，没什么优势可言。另外，黄豆芽的营养成分发生了很大变化，已经成为了一种蔬菜。

（1）含丰富的蛋白质

干大豆的蛋白质含量最高可达35%～40%，大豆制品的蛋白质含量因加工方法和水分含量的差异而有所不同，常见大豆制品的蛋白质含量见表2-13。大豆蛋白质可以说是最好的植物蛋白，其氨基酸模式接近人体需要，营养价值与肉类接近，都属于优质蛋白质，在某些情况下（如对于素食者）甚至可以代替肉类蛋白质。而且大豆富含谷类食物较为缺乏的赖氨酸，所以与谷类搭配食用，能互补提高总体膳食中蛋白质的营养价值。市场上售卖的蛋白粉大多是大豆蛋白。

表2-13 常见大豆制品主要营养素含量（以100克可食部计）

食物名称	水分/克	能量/千卡	蛋白质/克	脂肪/克	糖类/克	膳食纤维/克	钙/毫克
黄豆	10.2	359	35.0	16.0	34.2	15.5	191
豆浆	96.4	14	1.8	0.7	1.1	1.1	10
豆腐（均值）	82.8	81	8.1	3.7	4.2	0.4	164
北豆腐	80.0	98	12.2	4.8	2	0.5	138
南豆腐	87.9	57	6.2	2.5	2.6	0.2	116
内酯豆腐	89.2	49	5.0	1.9	3.3	0.4	17
豆腐干（均值）	65.2	140	16.2	3.6	11.5	0.8	308
素鸡	64.3	192	16.5	12.5	4.2	0.9	319
豆腐丝	58.4	201	21.5	10.5	6.2	1.1	204
腐竹	7.9	459	44.6	21.7	22.3	1.0	77
烤麸	68.6	121	20.4	0.3	9.3	0.2	30

注 数据引自杨月欣主编的《中国食物成分表2002》和《中国食物成分表2004》。

（2）富含多不饱和脂肪酸和磷脂

干大豆的脂肪含量为15%～20%，所以被用作食用油脂的原料。常见大豆制品的脂肪含量见表2-13。大豆脂肪以不饱和脂肪酸为主，亚油酸比例很高，也含有一定量的亚麻酸。大豆还含有很多磷脂，以卵磷脂为主。

（3）富含膳食纤维和低聚糖

干大豆的碳水化合物含量为25%～30%，以膳食纤维和低聚糖为主，几乎不含淀粉，也基本不含蔗糖、果糖等简单糖类。常见大豆制品的膳食纤维含量见表2-13。大豆含有较多水苏糖和棉籽糖，统称为大豆低聚糖，有益于肠道菌群平衡，常作为益生元类保健品的原料。

（4）富含钙

大豆本身就含有一些钙，很多大豆制品在加工过程中往往还会添加含钙的凝固剂（如石膏或卤水），例如豆腐、豆腐干、素鸡等，这些大豆制品的含钙量比较高。但豆浆、腐竹、内酯豆腐、纳豆等另外一些大豆制品在加工过程中没有添加含钙凝固剂，其含钙量就没有那么高了。常见大豆制品的钙含量见表2-13。

（5）富含B族维生素

大豆及其制品含有维生素B_2、维生素B_6和维生素B_1、维生素E等。发酵大豆制品还含有维生素B_{12}，这一点特别难得，因为其他植物性食物都不含维生素B_{12}，维生素B_{12}一般都要由鱼肉蛋奶等动物性食物提供，纯素食者要常吃发酵大豆制品才行。

（6）富含植物化学物质

大豆中天然地存在一种被称为"三羟异黄酮"的物质（简称大豆异黄酮），它不是雌激素，但巧合的是，其结构与雌激素有点相似，故能与细胞内雌激素受体结合而发挥微弱的雌激素作用，被称为"植物雌激素"。它对绝经期女性的保健具有特殊价值，可以弥补其雌激素分泌不足的问题，改善皮肤水分及弹性，缓解更年期综合征，防治骨质疏松。

一般来说，豆浆、整粒大豆、豆粉等大豆制品含大豆异黄酮较多，而豆腐、豆腐干、豆皮、腐竹等大豆异黄酮含量相对较少，因为这些大豆制品加工过程中的水洗步骤会导致大豆异黄酮流失。最值得关注的是，豆酱、腐乳、豆豉、纳豆等发酵大豆制品不但不会损失大豆异黄酮，发酵还会提高其活性，所以是最好的大豆异黄酮来源。

除大豆异黄酮外，大豆还含有皂苷、甾醇、胰蛋白酶抑制剂等植物化学物质，所有这些物质都有助于防治高血脂、高血压、动脉粥样硬化、冠心病、糖尿病等慢性病和某些肿瘤，同时它们也是保健品市场的宠儿。不过，大豆所含的胰蛋白酶抑制剂、植物凝集素等可以引起中毒，必须经过充分加热才能破坏其毒性。为了防止食物中毒，不要喝生的或没有彻底煮熟的豆浆。

不是所有豆腐都补钙

就钙含量而言，豆腐无疑是大豆制品中的佼佼者。150克豆腐所含的钙大致与250克牛奶相当。豆腐中钙的来源有两个，其一是黄豆原料本身即含较多钙；其二是在豆腐制作过程中加入的凝固剂，如石膏（硫酸钙）和卤水（含氯化钙）等增加了钙。添加的含钙凝固剂越多，则豆腐中钙含量越丰富，比如老豆腐（北豆腐）的钙含量就超过了嫩豆腐（南豆腐）。有些嫩豆腐用葡萄糖酸内酯（不含钙）作为凝固剂，称为内酯豆腐，其钙含量很低。一大盒内酯豆腐（350克）才含60毫克钙。大多数"日本豆腐"是用鸡蛋等原料制作的，不属于大豆制品。千叶豆腐是以提纯的大豆蛋白为原料加工制成的，虽然口感够"老"，但钙含量极低。

凡像普通豆腐一样添加了含钙凝固剂的大豆制品，如豆腐干、豆腐丝、豆腐卷、素鸡等都含有较多的钙。如果说奶类是钙的最佳来源，那么这些富含钙的大豆制品则是实至名归的第二。奶制品摄入量不足者，可以多吃老豆腐、干豆腐、素鸡等来补钙。而豆浆、腐竹、油豆皮、纳豆等未添加含钙凝固剂的大豆制品，钙含量较低。

豆浆很好，但不能代替牛奶

豆浆的优势在于最大限度地保持了大豆中的营养素和保健成分。与豆腐、豆腐干、素鸡、腐竹等大豆制品不同，制作豆浆的过程中没有"水洗"工序，所以大豆异黄酮、低聚糖、维生素等水溶性成分得以全部保留。有些家用豆浆机甚至无须过滤，连大豆中的膳食纤维都能保留下来，特别值得推荐。

不过，豆浆的营养价值与牛奶有很大不同，不能代替牛奶。牛奶的钙含量为104毫克/100克，大约是等量豆浆的20倍！牛奶因钙磷比例比较合适，还含有维生素D、乳糖等促进钙吸收的物质，因此钙的吸收率也高于豆浆。牛奶的蛋白质含量也比豆浆高很多。与牛奶相比，豆浆的优势是含脂肪较少，且以不饱和脂肪酸为主，还含有大豆异黄酮等植物化学物质和膳食纤维。因此，牛奶也不能代替豆浆，两者是完全不同的食物，不能互相取代。

乳腺癌或乳腺增生患者能吃大豆制品吗

大豆制品含有一定量的植物雌激素——大豆异黄酮，而乳腺增生或乳腺癌的发生经常与雌激素过多有关。于是，不免有人担心，常吃大豆制品会不会加重乳腺增生或乳腺癌？

根据中华预防医学会发布的《中国乳腺癌患者健康饮食指南2017》，豆浆、豆腐、豆腐干等大豆制品对乳腺癌患者非常有益。对上海市5000例乳腺癌患者的研究表明，大豆制品（以大豆蛋白质计算）摄入量最高组的死亡风险降低了29%，复发风险降低了32%。中美联合研究的结果也显示，大豆的摄入能降低25%的乳腺癌复发风险，尤其是对雌激素受体阴性的患者保护作用更明显。之前已有研究表明，摄入大豆制品能预防乳腺癌。不过，上述指南也强调，由于缺乏证据，不推荐乳腺癌患者服用含有大豆异黄酮的保健品以降低复发风险。

总之，乳腺癌或乳腺增生患者可以适当摄入大豆制品，即每天摄入约相当于25~35克干大豆的大豆制品（与坚果及种子合并计算）。25克干黄豆相当于北豆腐75克、南豆腐140克、内酯豆腐175克、豆浆360克、豆腐干55克、干腐竹20克等。

6 吃对肉类、蛋类和鱼虾

肉类、鱼虾和蛋类都是膳食优质蛋白质的良好来源，它们与奶类和大豆及其制品一起被称为蛋白质食物。"优质"蛋白质的意思是消化吸收进入人体后能够被很好地利用，以一敌二。相比而言，粮食、蔬菜和水果中的蛋白质要么含量较少，要么不够优质。除优质蛋白外，这些蛋白质食物还提供维生素和矿物质，如钙、钾、铁、锌、维生素A、B族维生素、维生素D等，因而是人体营养的重要保障，是健康饮食结构的重要组成部分。

蛋白质食物营养价值很高

（1）蛋白质是最重要的营养素

蛋白质可以说是人体所需最重要的营养素。整个身体从头到脚，包括皮肤、骨骼、肌肉和所有器官都主要是由蛋白质构成的。儿童时期，皮肤、骨骼、肌肉和各个器官不断生长发育，需要摄入大量的蛋白质；成年后虽然生长发育停止，但体内蛋白质不断更新消耗（新陈代谢），故也需要从食物中得到补充；老年后体内蛋白质逐渐流失，器官萎缩，骨骼肌肉减少，身高变矮，饮食补充蛋白质尤为重要；很多疾病的恢复期，为了修复受损的组织或器官，摄入较多蛋白质十分必要。如果食谱里没有充足的蛋白质，婴幼儿、儿童及青少年不能正常生长发育；成年人体质、体力和免疫力低下，精力不足；老年人衰老加快；病人康复延迟，元气难以恢复。

蛋白质不但构成我们的身体，还是一切生命活动的基础。体内大多数活性物质都是蛋白质，如激素、酶、抗体、补体、血红蛋白、载脂蛋白、免疫球蛋白等，这些活性物质执行了摄食、排泄、代谢、运动、血液循环、呼吸、免疫、思考……几乎所有生理功能。没有蛋白质，简直是不可想象的。体内这些起决定性作用的蛋白质是由人体细胞合成的，但其原料必须由食物蛋白质提供。因此，不论何时何地，都要牢记蛋白质是维系身体健康的关键，配餐时必须紧紧抓住蛋白质食物这个核心。

（2）蛋白质食物不止提供蛋白质

除优质蛋白质外，把蛋白质食物作为营养配餐核心的另一个重要原因是，它们同时也富含其他营养素。比如，鱼虾、肉类和蛋类是铁、锌、硒、铬等微量元素的重要来源，不但含量比较多，而且易于消化吸收。鱼虾、肉类和蛋类富含磷脂、维生素A、维生素B_{12}、维生素B_1、维生素B_2和维生素B_6等。鱼类还是维生素D、DHA、钙和钾的重要来源。奶类还是钙、锌、维生素A和维生素B_2的良好来源。大豆及其制品还是多不饱和脂肪酸、钙、维生素B_1和维生素B_6的重要来源。可见，只要把各种蛋白质食物吃好，就能满足大部分营养素的需要，不但有蛋白质，还有多种维生素和矿物质等。

（3）蛋白质需要经常补充

体内那些完成使命或不再被利用的蛋白质或氨基酸将很快降解为其他物质，并以尿素、肌酐等形式随尿液排泄掉。假设某一天吃了大量的、超出身体需要的蛋白质，它们也无法在体内储存，将会很快代谢分解，通过尿液排泄出去。因为饮食摄入的蛋白质在体内无法储存，所以需要经常地、每天都摄入一些蛋白质。饮食摄入蛋白质后，会促进体内蛋白质的合成，这一促进作用可以维持4小时左右，因此，一日三餐每餐都吃一些蛋白质食物是最佳的，这一点对老年人尤为重要。有研究发现，三餐均匀摄入蛋白质，对延缓50岁以后肌肉衰减的效果要强于集中摄入蛋白质。

不过，每餐都有蛋白质并不是主张吃很多鱼肉蛋奶，这些高蛋白高脂肪的食物必须适可而止，摄入过多的蛋白质并无益处，何况伴随高蛋白质而来的高脂肪还会危害健康。在选择高蛋白质食物时，要关注脂肪问题，要选择高蛋白低脂肪的食物，如低脂奶或脱脂奶、蛋清、鱼虾、瘦肉、大豆制品等，还要讲究科学的烹调方法，否则会增加肥胖、心血管疾病、糖尿病以及某些癌症的发生风险。另外，那些肾脏功能严重受损的病人，需要低蛋白饮食，应该咨询医生。

少吃红肉，不吃加工肉类

肉类好吃，其消费量与生活水平有直接关系。一直以来肉类都不在健康食物之列，其脂肪（尤其是饱和脂肪酸）含量、胆固醇含量以及安全隐患常令人担忧，早就有膳食指南建议人们限制摄入加工肉类和红肉，因为它们会增加心脏病、糖尿病和其他疾病的发生及死亡风险。但真正一锤定音，让大家认识到应该少吃红肉不吃加工肉类，我认为是2015年10月，世界卫生组织（WHO）下属的"国际癌症研究机构"（IARC）把加工肉类列为"Ⅰ级致癌物"，把红肉列为"ⅡA级致癌物"。"Ⅰ级致癌物"是指确定的致癌物，即有充分的证据证明对人类致癌，就像吸烟致癌一样可信。"ⅡA级致癌物"是指可能的致癌物，即对动物致癌，但对人致癌的证据还不够多。世界卫生组织（WHO）的这份报告以及其后的一些研究，使人确信红肉要少吃，加工肉类尽量不吃。

（1）红肉和加工肉类指什么

红肉是指所有哺乳动物的肌肉，包括猪、牛、羊等。不包括禽类（鸡、鸭、鹅）和鱼虾类。

加工肉类是指经过腌制、发酵、烟熏或其他手段来保存或改善风味的肉制品，如火腿、香肠、熏肠、腊肉、腊肠、培根、腌肉、肉干、肉罐头、肉酱等。一般不包括自己家炒、蒸、煮或红烧的肉类。值得注意的是，这里说的加工肉类不仅包括红肉加工制品，也包括禽类、动物内脏及动物血等。另外，咸鱼、虾干、海米等腌制的鱼虾类制品在此之前已经被世界卫生组织（WHO）列为Ⅰ级致癌物。

（2）红肉和加工肉类导致哪些癌症

"国际癌症研究机构"（IARC）组建了针对红肉和加工肉类致癌作用的专家工作组，包括来自10个国家的22位专家。专家工作组综合了800多项研究人类癌症的报告，其中针对红肉与癌症的流行病学研究有700多个，针对加工肉类致癌的流行病学研究有400多个（有一些研究同时针对红肉和加工肉类）。综合这些研究的结果可以得出结论，吃加工肉类会导致（因果关系）结肠癌、直肠癌，还与胃癌有密切关系；吃红肉与结肠癌、直肠癌有密切关系，还与胰腺癌和前列腺癌有关。

专家组从10项研究数据分析估计，加工肉类摄入量越多，则癌症风险越高，每天每吃50克加工肉类，增加约18%的结肠癌和直肠癌的发生风险；每天每吃100克红肉，结肠癌和直肠癌的发生风险可能会增加17%。尽管加工肉类和红肉的致癌作用不是很强，但对公共健康十分重要，毕竟大多数人都吃肉类（远超过吸烟或饮酒的人），何况肉类消费量在我国正在不断增加。

IARC是专门研究癌症的权威机构，包括评估各类物质的致癌作用，如烟草、酒精、黄曲霉毒素、煤油、石棉、甲醛等。他们把各类物质分成5级，即Ⅰ级、ⅡA级、ⅡB级（对人和动物致癌的证据都不够充分）、Ⅲ级（现有证据无法确定是否致癌）和Ⅳ级（对人类不致癌）。不用说，Ⅰ级致癌物最引人关注，目前有100多种物质上榜，如烟草、酒精、加工肉类、空气污染、甲醛、煤油、黄曲霉毒素、X射线、乙肝病毒、幽门螺杆菌、人乳头瘤状病毒等。

根据世界卫生组织（WHO）的全球疾病负担项目（GBD）显示，加工肉类每年导致3.4万例癌症死亡，饮食中高红肉类每年导致5万例癌症死亡，而吸烟导致100万例癌症死亡，酒精消费导致60万例癌症死亡，空气污染导致20万例癌症死亡。

（3）如何降低加工肉类和红肉的致癌风险

已知烧烤、油炸、腌制、熏制等烹调方法会产生一些致癌物，如多环芳烃、杂环胺等，搭配富含维生素C的新鲜蔬菜水果会减少人体对致癌物质的吸收。但是，避免这些不健康的烹调方法，搭配足够的新鲜蔬果，并不会完全消除加工肉类和红肉的致癌作用。

实际上，到底何种物质使加工肉类和红肉具有致癌风险，目前仍未完全了解。肉中有很多成分都怀疑与致癌风险的增加有关，如血红素铁、亚硝胺（N–亚硝基化合物）、多环芳烃、杂环胺等，它们或天然地存在于肉类中，或来自加工或烹饪过程。目前也不知道哪种特定类型的红肉或加工肉类更危险或更安全一点。因此，"国际癌症研究机构"（IARC）的建议是，只能少吃或不吃，别无他法。

（4）少吃红肉是吃多少

红肉富含优质蛋白质、钾、铁、锌、维生素B_1和维生素B_{12}等，是铁和维生素B_{12}最好的来源，对防治营养性贫血至关重要，但与此同时，吃红肉越多则致癌风险越高，目前也确定不了最低的安全量，只能少吃。按照中国膳食指南的建议，平均每人每天吃40～75克畜禽肉类（红肉和禽肉类合计，生重），尽量少吃加工肉类。

红肉和禽肉类合计每天推荐吃40～75克（生重），且禽肉类优于红肉。简单地说，每天吃红肉最多不要超过50克（生重）。50克生鲜的红肉大致相当于中等身材女性三根手指那么多，或成年男性2根手指的量。

吃红肉以"瘦"为佳，如精瘦肉、里脊肉、瘦牛肉、瘦羊肉等，这些肉类蛋白质较多，脂肪较少，维生素B_1、钾、铁、锌、硒等重要营养素含量远远高于肥肉。相比而言，肥肉、肥瘦肉、五花肉、肥牛、肥羊、羊肉片、排骨等人们吃起来香嫩多汁的肉类则含有更多的饱和脂肪，营养价值较低。

（5）用禽肉代替红肉

鸡、鸭、鹅等禽肉类营养价值不低于畜肉类（红肉），且其饱和脂肪含量较低，更重要的是，禽肉属于"白肉"，不增加患癌风险，所以多吃禽肉类少吃畜肉类是可取的做法。虽然"速成鸡""使用抗生素"等现象让人们担心禽肉的安全性，但整体而言，禽肉类的安全隐患并不高于畜肉类。

（6）少吃动物内脏

肝、肾、心、血等动物内脏及动物血含有丰富的维生素、铁、锌、硒等营养素，其含量要超过肉类。但动物内脏大多也属于红肉范围，并具有较高的食品安全风险，应限量食用。中国膳食指南建议，每月食用动物内脏2～3次，每次25克。

不过，动物肝脏和动物血的确是补铁补血的极佳食物，含铁多，吸收率高，是防治缺铁性贫血的首选食物，对老年人、孕妇和儿童等易发缺铁性贫血的人群和已确诊缺铁性贫血患者尤其有益。

每天一个鸡蛋

蛋类是优质蛋白质、磷脂、B族维生素、维生素A、维生素D、维生素E、维生素K、铁、锌、硒等营养素的重要来源。蛋类不仅营养素含量齐全、丰富，而且易于消化吸收，所以具有极高的营养价值。中国膳食指南建议，平均每天吃1个鸡蛋（大约50克），或重量大致相当的其他蛋类，如鸭蛋、鹅蛋、鹌鹑蛋等均可。当饮食中鱼类、肉类或奶类不足时，还可以增加蛋类（如每天2～3个鸡蛋）来弥补。鸡蛋的吃法很多，煮鸡蛋、蒸蛋羹、炒鸡蛋、煎鸡蛋、荷包蛋、茶蛋等均可。煮鸡蛋或蒸蛋羹营养流失少，易消化，是最值得推荐的吃法。

有人爱吃鸡蛋，每天一个不过瘾，想多吃几个行不行？在2015年之前，答案肯定是不行。因为蛋黄含有很多胆固醇，一个鸡蛋黄就含280毫克胆固醇，而那时普通人每天饮食摄入胆固醇的限量是不要超过300毫克，所以每天最多吃一个鸡蛋，两个都不行，多个鸡蛋更不行。但2015年之后，关于饮食胆固醇的科学认知发生了极大的改变，认为饮食胆固醇多一些并不会导致血液胆固醇水平升高，也不会导致心血管疾病或糖尿病等。美国膳食指南、中国膳食指南和世界卫生组织（WHO）的饮食建议都取消了饮食胆固醇限量（300毫克/天）。如此一来，人们再也不必担心蛋黄中的胆固醇了，每天摄入鸡蛋超过一个也未尝不可。

2019年12月，美国心脏协会（AHA）发布科学建议，鸡蛋与心血管病的发生风险无明显关联，对于健康人而言，每天吃一个鸡蛋是合理的，每天吃两个鸡蛋是可以接受的。但对于血脂异常的人，尤其是伴有糖尿病和心衰风险的患者，鸡蛋每天不要超过一个，其他高胆固醇食物也要限制。

不建议每天都吃很多个鸡蛋，即使不用担心胆固醇，也要考虑营养平衡，吃太多鸡蛋势必会影响其他食物的摄入。

吃鸡蛋，九不要

① **不要丢弃蛋黄**

因为蛋黄是不折不扣的营养宝库，富含优质蛋白质、单不饱和脂肪酸（油酸）、卵磷脂、维生素A、维生素B_1、维生素B_2，还含有钙、铁、锌等营养素，其整体营养价值远超蛋清，是蛋类营养的精髓。蛋黄中含有较多胆固醇，但对健康人来说不足为虑。

② **不要吃生鸡蛋**

相对来说，生鸡蛋不太好消化，并无营养优势，而且也容易被细菌污染，有一定的安全风险。不建议生吃鸡蛋，如果你喜欢吃生鸡蛋，应该购买那种经过特殊检验、注明可以生吃的鸡蛋。

③ **不要煮过火、煎过火**

煮鸡蛋和煎鸡蛋都是极为常见的吃蛋方式，切记不要过火。煮蛋一般在水烧开后小火继续煮5～6分钟即可，煮的时间过长会使蛋白质过分凝固，影响消化吸收。煎蛋时火不宜太大，时间不宜太长，否则鸡蛋变硬变韧，不仅口感变差，还影响消化吸收。

④ **不要在室温下存放鸡蛋**

夏天温度高的时候，鸡蛋在室温下容易变质。鸡蛋在室温下（20～30℃）存放一天，相当于在冰箱放一周，所以鸡蛋应该冷藏，这样可以储存一个多月。购买鸡蛋时要看标签，一周以内的鸡蛋相对来说品质更好。

⑤ **不要用鸡蛋补铁**

鸡蛋黄中铁的含量堪称丰富，但很难吸收，因为蛋黄中有一种叫作"卵黄高磷蛋白"的物质会抑制铁的吸收，蛋黄中铁的吸收率只有3%

左右，远低于红肉、动物血等（20%左右）。

6 不要在乎蛋壳颜色

不要在乎鸡蛋是红皮的还是白皮的。帮助鸡蛋皮呈色的是一种卟啉物质，与鸡的品种有关，与营养价值毫无关系。有检测数据表明，红皮鸡蛋和白皮鸡蛋在营养成分方面不分伯仲。选购鸡蛋时，无须在意红皮还是白皮，新鲜便好。

7 不要迷信土鸡蛋

土鸡是指散养的，主要以虫子、蔬菜和野草为食物的鸡。很多人都觉得"土鸡蛋"应该比超市里售卖的普通鸡蛋更好，但检测数据并不支持这种推测。比较而言，土鸡蛋的蛋白质、碳水化合物、胆固醇、钙、锌、铜、锰含量略多一些，而脂肪、维生素A、维生素B_2、烟酸、硒等略少一些，总体来说，土鸡蛋和普通鸡蛋营养价值相差不大。但由于鸡吃食等因素，土鸡蛋中可能含有一些风味物质，让人觉得味道更好。

8 不要相信鸡蛋与豆浆相克

没有彻底煮熟的豆浆中有胰蛋白酶抑制物，会抑制蛋白质的消化，影响鸡蛋中营养的吸收。但只要豆浆充分煮开，这种物质就会被破坏，不会影响蛋白质的消化吸收。但是，把生鸡蛋打入热豆浆中一起喝，是很不提倡的，因为感染细菌的风险会增加不少。

9 不要忽视鸡蛋过敏

一项针对中国3～12岁儿童的研究表明，8.4%的儿童有食物过敏，其中对鸡蛋过敏的人数最多，占所有过敏人群的一半以上。鸡蛋过敏的人要注意看加工食品标签，有时上面会提醒含有鸡蛋或其他致敏食物。

吃鱼指南

与畜禽肉类相比，鱼类易于消化，脂肪总量较低，饱和脂肪更少，且含有一种非常独特的长链多不饱和脂肪酸——DHA和EPA，即二十二碳六烯酸和二十碳五烯酸，它们是ω–3脂肪酸，在其他食物中非常少见。大量研究证据表明，吃鱼有助于预防血脂异常、高血压、动脉硬化、脑卒中等心血管疾病和糖尿病、哮喘、关节炎等免疫性疾病。

（1）每周吃两三次鱼类

很多膳食指南建议普通人每周吃2～4次鱼类，或建议动物性食物首选鱼虾类。比如，美国心脏协会（AHA）2018年5月发表声明，建议每周吃2份（约200克）非油炸的鱼类食物（尤其是富含ω–3脂肪酸的鱼），有益于心血管健康，能降低心力衰竭、冠心病、心脏骤停和脑卒中的发生风险。

不过，吃鱼的安全性问题不容忽视。污染是一个全球性问题，近海水域的养殖污染，海洋鱼类的汞污染，都应该引起足够的重视。汞在人体内有一定的蓄积性，汞摄入过多可能对大脑和神经系统有害。2017年1月美国食品药品监督管理局（FDA）和环境保护署（EPA）发布了鱼类（包括鱼和贝类）消费最新建议，每周食用2～3份低汞鱼，即8～12盎司（227～340克，烹饪前的生重，可食部重量）。

（2）吃什么鱼好

美国FDA和EPA的吃鱼建议有两个要点：一个是鱼类虽好但要限量食用，平均每天大约50克（每周不超过340克）；另一个是要选低汞鱼类，包括鳕鱼、鲑鱼、金枪鱼（罐头）、罗非鱼、鲶鱼和虾等。比较而言，含汞较多的鱼类有方头鱼、鲨鱼、旗鱼、橙鲷鱼、大眼金枪鱼、马林鱼和大鲭鱼等，应避免食用。

国内缺少鱼类汞污染情况的数据。从理论上讲，鲤鱼、鲫鱼、鲢鱼、草鱼等淡水鱼类汞污染较少，但DHA和EPA的含量也较低。海洋鱼类相对安全的通常为食物链底端物种和大洋性速生鱼类，如海虾、牡蛎、扇贝、沙丁鱼、鲱鱼、鱿鱼、海蟹、三文鱼、真鳕、鲳鱼等；而掠食性鱼类会蓄积更多的汞，如螯虾、鮟鱇鱼、比目鱼、鲷鱼、石首类（黄鱼等）、鲭鱼、马鲛鱼、石斑鱼、银鳕鱼等。

即使是海鱼，也并非每一种都富含DHA和EPA。一般来说，深海鱼富含DHA和EPA，深海鱼生长周期长，脂肪含量丰富，富含DHA、EPA和维生素D。"深海鱼"的常规定义是指生活在海洋透光层（大约从海面到200米水深）以下的鱼类，比如真鳕、黄线狭鳕、裸盖鱼、犬牙鱼、某些鲆和鲽等。绝大多数鱼类都生活在透光层，其中也有不少是富含DHA和EPA的，如金枪鱼、鮟鱇鱼、凤尾鱼、鲱鱼、西鲱鱼、沙丁鱼、鳟鱼等。三文鱼（以大西洋鲑鱼为代表）是洄游鱼类，虹鳟（又称淡水三文鱼）是淡水养殖鱼类，它们也都富含DHA和EPA。因此，并非只有深海鱼才富含DHA和EPA。实际上，富脂鱼类，即富含脂肪的鱼类，不论是否为深海鱼类，也不论是远洋鱼类还是近海鱼类，通常都含有较多的DHA和EPA。毕竟，DHA和EPA本来就是两种脂肪酸，直接或间接来自海藻类，存在于鱼类的脂肪之中。吃肉要吃瘦的，吃鱼则要吃肥的！

（3）咸鱼是致癌食物

咸鱼含有众所周知的致癌物亚硝胺和其他亚硝基化合物，这些物质的致癌作用十分明确。咸鱼也被国际癌症研究机构（IARC）列为Ⅰ类致癌物，与鼻咽癌、肝癌和食道癌关系密切。因此腌制的咸鱼干要少吃。

除咸鱼外，虾皮、海米、鱿鱼丝、鱼片等海产干制品也含有较多的亚硝胺或其他亚硝基化合物，只宜少吃，不要多吃。进食前清洗干净，不要存放太长时间，密封冷藏避免受潮，可减少致癌物。

（4）轻易不要生吃鱼类

因为淡水鱼普遍存在寄生虫感染，不少寄生虫（如肺吸虫、管圆线虫、裂头蚴等）能感染人，并以人类为最终宿主，它们能穿透消化道进入腹腔，游走寄生于肺、肝、脑和脊髓等重要器官，导致严重后果，所以绝不可以生吃淡水鱼，一定要烧熟煮透再吃。

海水鱼也不能随便生吃，生吃海水鱼也有感染寄生虫的风险。海水中的寄生虫其实并不少，但大多数不会感染人或危害人体健康，只有少数海水寄生虫能感染并伤害人类，其中最著名的是异尖线虫（海兽胃线虫）。异尖线虫能感染甲壳类和鱼类，包括鲑鱼、鲔鱼、鲭鱼、鲷鱼、带鱼、鳕鱼、乌贼等，涵盖了大部分日常食用鱼类。90%以上的近海鱼类会感染异尖线虫，它们主要寄生于内脏周边。

异尖线虫感染人类之后，虽其幼虫在人体内无法继续发育成熟，但还是会对人体健康造成损害，包括急性感染和过敏，出现腹痛、恶心、呕吐、腹泻等消化道症状，以及荨麻疹等过敏反应（有时会被误认为是单纯对鱼虾过敏）。幸运的是，异尖线虫无法在人体内长时间生存，感染或过敏症状不会持续太久，其有害作用也常局限于消化系统，一般不会造成严重后果。

试验发现，芥末、姜汁、蒜泥、醋、酱油、高度酒都不能有效杀灭异尖线虫。烹熟和低温急冻是杀死异尖线虫的有效手段。美国食品药品监督管理局（FDA）建议，生食鱼肉需在-35℃下急冻15小时或-20℃下急冻一周，这种低温急冻对鱼肉口感影响很小，是兼顾安全和口感的好办法。

小结　　　　　**素食是基础，荤食是补充**

　　不论有多少新的饮食研究，都不会推翻"荤素搭配"这个古老智慧。最有益健康的吃法是以谷物、蔬菜、水果、大豆等植物性食物为主，再搭配少量的鱼虾、肉类、蛋类和适量奶类等动物性食物。素食固然健康，荤食也很重要。它们都是人类多样化食谱的组成部分，那种认为吃鱼肉蛋奶有害健康的说法是站不住脚的。

　　当然，过多摄入鱼肉蛋奶等动物性食物是很不可取的，一方面会因脂肪（尤其是饱和脂肪）摄入过多，增加肥胖、心血管疾病、糖尿病等慢性病和某些癌症的发生风险；另一方面有更多的食品安全隐患，比如抗生素滥用、非法添加、重金属污染、不健康的烹调方式等。此外，生产鱼肉蛋奶等动物性食物要消耗更多资源，不利于环境的可持续发展。恰当适量地摄入鱼肉蛋奶等动物性食物，有益于身体健康和保护环境。

7 少盐少糖，控制食用油

　　盐、糖和油这三样也许并不起眼，但它们渗透于每一餐、每一菜肴、每一食物中，长期地、不间断地摄入，对身体健康有重大影响。就营养素而言，它们也许无法与普通食物相提并论，但它们对肥胖、高血压、高血脂、心血管疾病、糖尿病等常见慢性病的"贡献"却远超普通食物。毋庸置疑，少盐、少糖和少油是所有健康饮食原则中最值得重视的一项。

高盐饮食要不得

食盐，即氯化钠（NaCl），能提供咸味。咸味是食物最基本的味道之一，人们对咸味的依赖超出想象。食盐是人体所需的钠的主要来源。钠元素是我们体内不可缺少的一种矿物质，存在于各种组织器官内，是维持人体内环境稳定及水电解质平衡、酸碱平衡、正常血压以及各个器官细胞功能的重要物质。日常生活中，缺钠极少发生，严重腹泻、失血、大量出汗等特殊情况才会缺钠，并出现衰弱、乏力，甚至虚脱、休克，危及生命。另一方面，过量摄入食盐（钠）却非常普遍，大多数人都是高盐饮食。

高盐（钠）饮食是指每天食盐摄入量超过5克（或钠摄入量超过2000毫克）。国家卫健委发布的《中国居民减盐核心信息十条》指出，中国人均食盐摄入量为10.5克。高盐（钠）饮食可导致患高血压、脑卒中、胃癌、骨质疏松等多种疾病，大约50%的高血压和33%的脑卒中是高盐饮食导致的。根据世界卫生组织（WHO）开展的全球疾病负担研究（GBD）显示，高盐（钠）饮食是导致中国人死亡的第三大因素（前两位是高血压和吸烟）。

减少食盐摄入是最简单有效的预防慢性病的方法，国务院办公厅印发的《国民营养计划（2017—2030年）》《中国防治慢性病中长期规划（2017—2025年）》和《健康中国行动（2019—2030年）》等文件，都把减少食盐摄入作为重要目标之一。来自中国疾病预防控制中心的监测数据表明，三十年来中国成年居民食盐摄入量逐渐减少，1991年、2000

年、2009年和2018年4次调查的食盐摄入量中位数分别是12.0克、10.0克、7.1克和6.3克。

低盐饮食怎么做

低盐饮食是指平均每人每天食盐摄入量不要超过5克，这是世界卫生组织（WHO）2013年的建议。中国营养学会根据中国人的实际情况，在《中国居民膳食指南2016》中给出的建议是每天不要超过6克。

俗话说"盐为百味之王"，所以很多人口味偏咸。"口重"或"口轻"都只是一种习惯，都是可以培养的，但对中老年人来说有点难。随着年龄的增长，他们的味觉变得迟钝，对咸味不敏感，往往会不知不觉地摄入更多食盐，必须想各种办法才能做到低盐饮食。

（1）使用盐勺

减少食盐摄入量，吃得淡一点儿再淡一点儿。但很多时候，仅仅感觉淡是不够的，太主观，每个人"淡"的标准不一样，而且即使菜肴比较淡，但如果吃的量比较大，那么食盐的摄入量仍会较多。此时，盐勺就是一个很好的控盐工具，一勺2克食盐，大致是一个人一餐的用量。定量2克的盐勺在很多超市和网店均有出售。

在每餐烹调之前，先计算本餐总的用盐量，假设3口人吃饭，那么就是3勺盐，不论烹制几个菜肴，都不要超过这3勺盐！很多人在没用盐勺之前，想当然地认为会很麻烦，但用过之后，其实并不麻烦。而且用过定量盐勺一段时间后，烹调者就获得了准确"目测"的能力，不再用盐勺也能估算用盐量，达到控制食盐的目的。

（2）推荐低钠盐

顾名思义，低钠盐就是盐中的钠含量比较低的食盐。一般是用一部分

（大约30%）氯化钾代替氯化钠制成的，钾含量则明显增加，所以低钠盐又叫"低钠高钾盐"。低钠盐钠含量比普通食盐少30%，但其咸度和普通盐差不多，所以烹饪时添加盐量不变，却可以减少钠的摄入量，达到低盐饮食的目的。钾是人体所需的重要矿物质之一，对控制血压和心血管健康十分有益，但肾功能不全、高血钾症患者不宜摄入这种高钾盐。

绝大多数人均可食用低钠盐，高血压患者尤其适宜。低钠盐通常也是加了碘的，完全可以代替普通加碘盐食用。

低钠盐在很多大型超市有售。值得注意的是，超市里还会出售一些添加了铁、锌或硒的"保健盐"，如富硒盐、加铁盐、加锌盐等，这些保健盐并无保健作用，健康意义不大，不在推荐之列。

（3）减少隐形食盐

"隐形食盐"是指酱油、大酱、味精（谷氨酸钠）、鸡精、面碱（碳酸钠）、小苏打（碳酸氢钠）、海米、虾皮、菜汤、腌制食物等加了很多盐的调料或食物，虽看不见盐，但它们都含有很多盐或钠，只能代替食盐少量食用。比如20毫升酱油含有3克食盐，20克大酱含有3克食盐，5克味精的钠含量相当于1克食盐。

来自中国疾病预防控制中心的研究表明，过去三十年来，虽然国人食盐摄入量明显下降，但钠的摄入量却仍然较高。2015年成年人的钠摄入量中位数约为4克/天，相当于总食盐10克/天。

（4）少吃高钠食品

有些加工食品，如火腿肠、饼干、面包、方便面、挂面、小零食、牛肉干、海苔、鱿鱼丝等或许没有明显咸味，但钠含量却不低，这是因为它们在加工过程中添加了各种含钠的化合物，属于"高钠食品"。

根据国家相关标准，"高钠食品"是指固体食物中钠含量超过600毫克/100克或高于30%NRV（营养素参考数值），液体食物中钠含量超过

300毫克/100克或高于15%NRV。这些数值在食品标签营养成分表上可以
看到。

（5）其他要改变的高盐行为

①高盐摄入往往与不良的饮食习惯有关系，改变这些不良饮食习惯有
助于低盐饮食。

②避免用咸的食物佐餐，比如咸菜、榨菜等。

③不要在餐桌上放盐和酱油，避免临时往食物中放盐和酱油。

④烹饪时不要早放盐，以免盐渗入食物中。菜出锅之前再放盐可以使
食盐集中在食物表面，让味蕾感受到较强的咸味。

⑤尽量少吃加工肉类、罐头食品和腌制食品。

⑥烹饪时少用盐，使用其他调味料来丰富口感。

⑦多用新鲜食材，天然食物也含盐，少放盐和其他调味品。

⑧外餐点菜时主动要求少盐，优选原味蒸煮等低盐菜品。

糖比脂肪更不健康

如果评选过去十年营养科学的最大进展，那一定是发现糖比脂肪更危
险，或者说，糖摄入过多比脂肪摄入过多对健康的危害更大。

2012年著名的《自然》杂志用“毒性”一词发表评论文章，呼吁重视
糖的健康危害。2014年世界卫生组织（WHO）在指南中建议，每天游离
糖的摄入最多不能超过50克，最好不要超过25克。

2016年《美国医学会期刊·内科学》发文指出，美国糖业协会（Sugar
Association）及其前身糖业研究基金会（Sugar Research Foundation）从20
世纪60～70年代开始，通过商业手段让科学家宣称脂肪是导致心脏病的元
凶，掩盖了糖这个真正的罪魁祸首。

2016年美国心脏协会（AHA）指出，2岁以下幼儿的饮食中不应该有添加糖；2～18岁的儿童和青少年每天添加糖应该限制在25克以下；成年人每天添加糖最多不要超过50克，不超过25克最好。同年，中国营养学会发布的《中国居民膳食指南》也首次提出要控糖，每天摄入糖不超过50克，最好控制在25克以下。一瓶饮料（500毫升）大约有60克糖。

监测数据表明，我国居民添加糖摄入量为每天30克。这个平均数值看似并不多，但因为个体消费量差异很大，所以添加糖摄入量超标的人还是很多的。

（1）添加糖有什么害处

"添加糖"或"游离糖"是指人为添加到面包、饼干、饮料、糕点、小零食等各种加工食品以及菜肴中的蔗糖（白砂糖）、葡萄糖、糖浆等，但不包括水果中天然含有的糖。水果虽然含有糖，但因为有其他有益成分，所以是有益健康的食物，而果汁就比水果差很多。

研究发现，摄入过多添加糖会增加患肥胖、2型糖尿病、血脂异常、高血压、脑卒中和冠心病等的风险，还会导致龋齿、维生素缺乏和视力下降等。

（2）白糖、红糖、砂糖、冰糖，全是蔗糖

蔗糖分子在小肠内被消化为1分子葡萄糖和1分子果糖后被吸收进入血液。蔗糖是光合作用的主要产物，广泛分布于植物体内，特别是在甜菜、甘蔗和水果中含量很高。生活中大部分糖，如白砂糖、绵白糖、方糖、冰糖、红糖、黄糖等都是蔗糖，经消化吸收后的产物基本相同，营养价值相同。

白砂糖是食用糖中最主要的品种，为粒状晶体，蔗糖比例超过99%，水分仅占0.1%，甜味最为纯正。生产白砂糖的原料以甘蔗、甜菜为主，有时也使用"原糖"（甘蔗或甜菜的粗提品）作为原料。

绵白糖是以白砂糖、原糖为原料，经过溶解后重新结晶制成的。绵白糖的成分与白砂糖基本相同，但更易溶解于水，厨师们更喜欢使用它。

方糖亦称半方糖，是用细晶粒精制白砂糖为原料压制成的半方块状的糖产品。

红糖是没有精炼的粗蔗糖，包括红砂糖（做红糖水用）、黄砂糖和"日本黑糖"等多个品种。因为没有彻底精炼洗蜜，晶粒表面保留了糖蜜、色素、胶体等，所以呈赤红色，且有独特风味。红糖中含有矿物质，包括铁、锌等，营养价值比白糖高一点，但为了补充营养或补铁而喝红糖水也是得不偿失的。

冰糖是蔗糖的结晶再制品。自然生成的冰糖有白色、微黄、淡灰等多种颜色和形状。传统冰糖是将白砂糖放入适量水中加热溶解，进行煮糖，达到一定浓度后导入结晶盆，在结晶室内养晶一周后，取出将母液控尽，去掉砂底敲碎干燥后，混档包装出厂。

（3）蜂蜜也是糖

植物利用光合作用合成了蔗糖，其中一部分储存在花蜜中。蜜蜂采集花蜜，加入转化酶反复充分酿造，浓缩成蜂蜜后，几乎所有蔗糖都分解成了果糖和葡萄糖。所以，天然蜂蜜的主要成分是果糖和葡萄糖，两者合计超过60%，其余为水分和少量矿物质及维生素等。

蜂蜜中果糖含量最高，为40%左右。果糖比蔗糖更甜，对血糖影响较小，一度被推荐给糖尿病患者。但果糖的缺点是更容易导致血脂升高和内脏脂肪堆积，果糖还对痛风患者（或高尿酸血症患者）有害。因此果糖并不值得推荐。

按照世界卫生组织（WHO）的建议，蜂蜜也应计入每天添加糖的限量之中。那些每天早上喝一杯蜂蜜水的人要减少饮料、甜食和其他糖的摄入才行。

蜂蜜含有大量果糖，而有一些人肠道吸收果糖的能力很差，无法吸收的果糖进入大肠后则起到通便作用；另外一些人肠道吸收果糖的能力很强，服用蜂蜜后也不会有通便效果。

（4）无糖食品

根据国家标准（《预包装食品营养标签通则》GB 28050—2011）的要求，无糖食品是指碳水化合物（包括淀粉、糊精和蔗糖、糖浆、麦芽糖、果糖、葡萄糖等）含量≤0.5%的食品，最常见的是无糖饮料。现在，市面上很多所谓的"无糖食品"只是未添加蔗糖（白砂糖）、糖浆、果糖等，却含有淀粉、糊精等。淀粉或糊精升高血糖的作用并不比蔗糖和果糖弱，这种"无糖食品"未必更健康。

无糖饮料与含糖饮料相比，对餐后血糖的影响更小，通常含有较少的能量。这些饮料都是用人工甜味剂（如甜菊糖、安赛蜜、阿斯巴甜、三氯蔗糖等）代替白砂糖的。某个食品是不是添加了糖或甜味剂，可以从该食品标签中的"配料"一项中看到。那么人工甜味剂会不会影响健康呢？

甜味剂基本是安全的，已有一百多年的历史，在很多国家使用。人们曾一度认为甜味剂既可以满足人们对甜味的渴望，又不会影响血糖和体重，还可以预防龋齿，所以有益无害。但是近年来对甜味剂的争议多了起来，研究发现，甜味剂对体重、血糖和心血管疾病等并无好处，经常摄入人工甜味剂的人群，同样会增加2型糖尿病的发生风险，添加了人工甜味剂的饮品并不优于含糖饮料。甚至动物实验发现甜味剂会增加肥胖风险。

因此，用甜味剂代替白砂糖的无糖饮料可能并不比含糖饮料更健康，同样不值得推荐。最健康的做法是不喝任何甜饮料（包括含糖的和含甜味剂的），直接喝白水。如果一定要喝带甜味的饮料，无糖饮料比含糖饮料对血糖更友好一点。

食用油要限量

食用油是指在烹调时使用的油（烹调油）和加工食品中添加的油脂，包括植物油和动物油两大类。植物油常见的有豆油、花生油、玉米油、菜籽油、橄榄油等，动物油主要是猪油、黄油等。它们的主要成分都是脂肪（甘油三酯），但植物油一般以不饱和脂肪为主，动物油以饱和脂肪为主。两者都可以为人体提供能量，还含有少量维生素E，并促进肠道吸收脂溶性维生素，但不饱和脂肪有益于心血管健康，其中的亚油酸和亚麻酸是人体不能合成的必需脂肪酸。总体来说，植物油的营养价值要高于动物油。

（1）高油有害健康

在食物或菜肴中，食用油的主要作用是改善口感，增加香味，促进食欲。但过多摄入食用油有害健康。一方面，过多摄入食用油会造成能量过剩，导致肥胖，并进而与血脂异常、高血压、冠心病、动脉粥样硬化、脑卒中、糖尿病、脂肪肝、胆囊炎等常见慢性病的高风险有关；另一方面，食用油中的反式脂肪、饱和脂肪以及在高温加热过程中产生的有害物质直接危及心血管健康。

因此，中国膳食指南建议，每人每天食用油的摄入量不要超过25克或者30克，且应以植物油为主，少吃动物油。但调查数据表明，中国居民人均食用油摄入量为每天42.1克，远远超过推荐限量。同时，饮食脂肪摄入量的一半来自食用油，食用油提供的能量超过了鱼肉蛋奶等动物性食物的总和。由此可见，食用油对国人健康的影响很大。

（2）控制食用油的方法

中式烹调普遍用油较多，煎、炸、炒、熘、烩、烧、炖、焖等各种烹调方法都离不开油，饭店、餐馆、酒楼等餐饮机构的菜肴往往比较油腻，烹调用油过多，所以要多回家吃饭，减少在外就餐。在外就餐时，尽量不要食用油炸、过油、油多、油腻的菜肴和面点。

家庭烹调时，也要严格控制用油量。首先，不要制作油炸食品，油炸食品含有大量的脂肪。比如100克面粉制成馒头提供360千卡能量，炸成油条则提供626千卡能量；100克土豆煮食提供70千卡能量，炸成薯条则提供150千卡能量。这些增加的能量全部来自食用油。

其次，不要烹制油腻菜肴，多采用蒸、炖、炒、微波炉等用油少的烹调方法，不要在炒菜过程中二次放油（淋明油）。每餐至少有一个无需用油的菜（如凉拌菜）。在制作水饺、馄饨、馅饼、包子等馅食时要少放油，改变"一咬一包油"的偏好。不要吃起酥面包、油条、油饼、葱油饼、方便面、饼干等高油主食。

最后，家庭烹调时使用带刻度的小油壶，定量加油。很多超市出售这种带刻度的小油壶。像定量盐勺一样，小油壶刚开始使用时也会让人略觉麻烦，但习惯一段时间后，其实并不麻烦。

另外，用花生、芝麻（芝麻酱）、腰果、核桃、榛子、松子、南瓜子等坚果增加菜肴香味，是一种古老而健康的方法。把这些坚果打碎或研末，然后酌情混入菜肴或面点中，不必再放油，利用坚果中固有的脂肪增加菜肴香气。注意，油炸花生米、油炸腰果等菜肴虽然很香，但不在此推荐之列。

多用好油，少吃坏油

（1）烹调油要多样化

食物多样化是健康饮食的首要原则，食用油也不例外，应经常更换烹调油的种类，食用多种植物油，不要总吃一种烹调油。因为不同的植物油，其脂肪酸组成不同，各具营养特点。比如大豆油含亚油酸比例高，但油酸比例低；花生油油酸比例稍高一些，但亚麻酸比例极低；菜籽油油酸和亚麻酸比例都要高一些，但亚油酸比例低，且含有无用的芥酸；橄榄油和油茶籽油油酸比例很高，但亚麻酸和亚油酸比例很低。总之，没有哪一种食用油是完美的，食用油多样化才是最佳选择。

交替食用是实现烹调油多样化的简单方法，即用完一瓶植物油A后，换用B，之后再换为C。混合食用是实现烹调油多样化的更好方法，即A、B、C三种植物油各取少量混合在一个小油壶中，摇匀后烹调使用，相当于自制的"调和油"。目前市场上有一些食用调和油，是由多种植物油组合配制的，也可以选用。

（2）推荐食用的"好油"

市面上有各种植物油，大致可以分为三大类。第一类是最常见的大豆油、花生油、玉米油、菜籽油、葵花籽油等，亚油酸含量很高；第二类是橄榄油、油茶籽油（茶油）、高油酸菜籽油、芥花油等，以油酸为主要成分；第三类是亚麻籽油（亚麻油）和紫苏油等，亚麻酸含量很高。

在食用油多样化的前提下，相比第一类食用油，第二类和第三类食用油更值得推荐。第二类食用油含有较多油酸，油酸能降低人体总胆固醇、低密度脂蛋白胆固醇（LDL）和甘油三酯，提升高密度脂蛋白胆固醇（HDL），防治血脂异常和动脉粥样硬化。油酸对血糖亦有益处。第三类食用油含有较多亚麻酸，亚麻酸及其代谢产生的EPA、DHA等对血脂和大脑功能很有益处。因此，富含油酸的橄榄油、油茶籽油、高油酸菜籽油等，以及富含亚麻酸的亚麻籽油、紫苏油等就是值得提倡的好油。除此之外，芝麻油（香油）、核桃油、红花籽油、南瓜子油、葡萄籽油等所谓的"小品种油"也是好油。

家庭烹调时，可根据不同的烹调方法来选用不同的植物油。比如，凉拌菜肴选用亚麻籽油、特级初榨橄榄油、核桃油、芝麻油、紫苏油等"娇嫩"的植物油；煲汤、蒸煮、做馅等（烹调温度在100℃左右）选用初榨橄榄油、亚麻籽油、核桃油、葡萄籽油等怕高温加热的植物油；炒菜则选用精炼橄榄油、油茶籽油、高油酸菜籽油、花生油、大豆油、玉米油、葵花籽油等不怕高温加热的植物油；高温爆炒或油炸则选用一级油茶籽油、一级花生油、一级大豆油、一级菜籽油等不易发烟的植物油；制作红油（辣椒油）和麻油（花椒油）时也要选择这些耐高温且不易发烟的植物油。如此一来，既做到了食用油多样化，又丰富了菜肴的味道和营养，一举两得。

（3）反式脂肪是最坏的

很多人并不知道，最坏的脂肪既不是胆固醇，也不是饱和脂肪，而是反式脂肪。反式脂肪在天然食物中并不多见，但存在于很多加工食品中，比如油炸食品、饼干、起酥面包、酥饼、蛋黄派、蛋糕、烘焙食品、冰淇淋、人造黄油、植脂末等。这些加工食品添加的油脂通常是一种经过特殊处理（氢化）的植物油。此类氢化植物油口感好、保质期长、耐高温油炸、能起酥、成本较低，深受餐饮业和食品加工业的欢迎，但是在氢化处理过程中，产生了含量不等的反式脂肪。

反式脂肪不但毫无营养价值，过多摄入还会增加血液胆固醇含量，特别是低密度脂蛋白胆固醇（即"坏"胆固醇）的含量。有充分的证据表明，反式脂肪会增加高血压、高血脂、冠心病、脑卒中、糖尿病等慢性病的发生风险。早在2003年,世界卫生组织(WHO)就建议,饮食中反式脂肪的供能比应低于1%(大约每天2克)。因为反式脂肪并非人体所需营养物质,对健康有害无益,所以摄入量越少越好。2018年6月,世界卫生组织(WHO)又推出了一个"REPLACE"(取代)计划,建议在全球食品供应中停用工业生产的反式脂肪。WHO强调,停用反式脂肪对维护健康和挽救生命极为重要,每年可以挽救50多万人,他们因摄入反式脂肪而死于心血管疾病。一些国家和地区已经开始限制、禁止使用工业生产的反式脂肪。

在超市选购加工食品时,要注意食品标签配料表中有没有"氢化油""起酥油""精炼植物油"等字样,也可以看营养成分表中的反式脂肪含量,很多食品都会标注反式脂肪含量为"0",这并不代表没有反式脂肪,而是反式脂肪含量<0.3%。根据相关国家标准,食品中反式脂肪含量<0.3%就可以标注为"0"。

值得注意的是,精炼植物油也含有反式脂肪,植物油在烹调时经过高温加热,比如油炸、油煎等,会使少量正常脂肪变成反式脂肪。调查表明,中国居民摄入的反式脂肪大约有一半是来自精炼植物油(烹调油),所以减少烹调油的摄入量,避免油炸、煎烤等高温烹调方式,也有助于控制反式脂肪的摄入。

此外,牛、绵羊、山羊等反刍动物的肉类和乳制品天然地含有反式脂肪,不应过多食用。

(4)饱和脂肪也对健康不利

饱和脂肪的营养价值较低,过量摄入对血脂、血压、心脏均有害处。世界卫生组织(WHO)建议,要将饱和脂肪减至总能量摄入的10%以下。猪油、黄油、奶油等动物油,以及棕榈油、椰子油和上述氢化油、起酥油等都含有较多饱和脂肪。棕榈油、椰子油与氢化油一样,很少用于家庭烹调，但广泛用于餐饮业和食品加工业，消费者要当心。

近年来，饱和脂肪摄入过多有害健康的说法受到很大挑战。不少研究结果令学界对饱和脂肪的态度变得"暧昧"起来，甚至出现了"饱和脂肪有益健康"这种反转的说法。一些商业机构迫不及待地推广高饱和脂肪饮食，极力宣传动物油、棕榈油和椰子油的健康益处。但实际上，包括世界卫生组织（WHO）、美国心脏协会（AHA）在内的权威机构到目前为止仍建议限制饱和脂肪的摄入。

当然，健康人偶尔吃一些动物油、肥肉，或添加了棕榈油、椰子油的加工食品也不会出现实质的损害，是完全可以的，但这并不意味着要主动多吃这些食用油。

8 重视搭配，安排好一日三餐

吃饱肚子是一种本能，没有人不会，但人类似乎并没有吃好、吃出健康的本能。科学饮食、吃出健康就是一门学问，不学习的人就难以掌握。科学饮食原则不是流传坊间的传言，也不同于某些养生专家的夸夸其谈，更不是耸人听闻的骇人之语，它们是建立在研究证据基础之上的专门学问。

大部分人根据自己的偏好、地域习惯和经济条件选择食物，获取营养，维系生存和健康，但也有相当一部分人病从口入，吃出了各种健康问题。"爱吃啥吃啥""想吃就吃""别人吃什么我就吃什么"固然痛快，却暗藏健康隐患。

随着经济发展，包括食品加工业、餐饮业、种植养殖业等在内的食品商业倾向于提供越来越多的高油、高糖、高添加、高产量、低营养的食物，与健康饮食原则背道而驰。它们动用广告等一系列促销手段，努力让人们产生食欲，从而不自觉地吃下他们可能并不需要的食物。因此，人们要有意识地根据健康饮食原则来控制自己的饮食，有所吃，有所不吃，否则损害的是自己的健康。

控制自己的饮食并不是禁欲，也不是设定各种无谓的忌口，更不是以身体健康的名义放弃饮食偏好和一切美味。恰好相反，控制饮食要尊重食欲，接受美味但不贪食美味，享受食物天然的味道，拒绝人工美味和过度美味（各种调味品、食品添加剂和过度烹调）。

营养餐通式

从营养师的角度来说，一顿正餐只要符合以下四个基本原则，就是营养餐了。

（1）餐餐有主食，粗细搭配，比例相当

餐餐有主食不难做到，完全符合中国人居家的饮食习惯。粗细搭配的理念也深入人心，但大多数人的食谱中粗粮比例太低。中国膳食指南建议粗粮比例要达到1/3以上。美国膳食指南建议的比例是1/2。白米饭、白馒头、白面条、白粥、白面包这"五白"食物是精制谷物，营养价值较低，还不利于防治慢性疾病和癌症。加了糖或食用油的精制谷物更不健康，应尽量少吃或不吃。

（2）餐餐都有新鲜蔬菜

餐餐吃蔬菜并不难，尤其是午餐和晚餐，但要使蔬菜的种类丰富多彩却需要精心选择。首先要保证新鲜，腌制蔬菜、咸菜、长期存放的蔬菜都不在推荐之列。其次，要多选深色蔬菜，包括深绿色的、红黄色的和紫色的。最后是菌类和藻类，如香菇、木耳、海带、裙带菜等都十分推荐。另外，蔬菜适度烹调，减少营养流失也很重要。

（3）餐餐有蛋白质食物

鱼虾、肉类、蛋类、奶类和大豆制品是蛋白质食物，营养价值较高，不但提供优质蛋白质，还提供维生素和矿物质，如钙、铁、锌、维生素A、B族维生素等，因而是人体营养的重要保障。配餐时必须紧紧抓住蛋白质食物这个核心，争取每一餐都要有一些，三餐均匀摄入蛋白质最佳。

一般来说，早餐可以用奶类、蛋类、大豆制品等提供优质蛋白质；午餐和晚餐可以用畜禽肉类（但不包括加工肉类）、鱼虾类、蛋类、大豆制品等提供蛋白质。加餐则可选用奶类、坚果种子类等提供蛋白质。

（4）少盐少糖，控制烹调油

食盐每天不要超过5克，添加糖每天不要超过25克，烹调油每天不要超过30克。不要吃腌制食品、油炸食品、油腻菜肴、甜点、饮料以及高油高糖的加工食品。

营养早餐要"挑三减四"

早餐可以说是一天中最重要的一餐。因为经过了漫长的夜晚没有进食，血糖消耗殆尽，进食早餐之前，是真正的空腹状态，血糖水平很低，这是早餐与午餐或晚餐的主要区别。正常情况下，血糖（葡萄糖）几乎是大脑工作唯一的能量来源。如果不及时吃早餐或搭配不好，血糖水平不升或波动不稳，上午大脑将得不到稳定的葡萄糖供应，从而会降低工作效率，影响思考、记忆和语言表达，严重时会出现头晕、乏力、意识模糊、晕倒等低血糖反应。总之，不吃早餐或者早餐吃得很差会使学习成绩下降，工作效率降低，出现低血糖反应，增加患胆结石的风险，不利于营养均衡。因此，合理安排早餐应该围绕提升血糖、稳定血糖供应展开，并兼顾营养均衡。

首先，早餐要有谷薯类，其所含碳水化合物被消化吸收后提供血糖和能量，是早餐的基础。如果没有此类食物，早餐就变成了空中楼阁，不但其他食物中的蛋白质等营养素难以很好地利用，而且不利于提升血糖水平，影响身体的工作效率。在此类食物中，要"挑"粗粮，如杂粮粥、杂豆粥、小米粥、黑米粥、燕麦片、豆包、全麦馒头、全麦面包、红薯、鲜玉米等；要"减"少油条、油饼、蛋黄派、饼干、方便面、起酥面包、点心等添加很多糖或油的精制谷物。

其次，早餐要吃蛋白质食物，它们能使血糖水平维持更长时间，更"扛饿"，并且营养价值很高。如果早餐没有此类食物，早餐整体营养价值则大打折扣，而且餐后血糖快速升高后又会快速下降，难以持久供应大脑所需的葡萄糖。在此类食物中，要"挑"高蛋白低脂肪的，如水煮蛋、茶叶蛋、低脂牛奶、脱脂牛奶、酸奶、豆浆、豆腐、酱牛肉等；要"减"少煎鸡蛋、培根、火腿、煎牛排、炸鸡腿（汉堡）等高脂肪的蛋白质食物。值得说明的是，核桃、花生、巴旦木、开心果、榛子等坚果种子类食物富含蛋白质、脂肪、维生素、微量元素等，营养价值很高且"扛饿"，特别适合早餐食用。

最后，早餐要有新鲜蔬菜。如果没有蔬菜水果，那么早餐只能算合格。加上蔬菜水果，锦上添花，早餐的营养品质就优异多了。要"挑"深色的蔬菜水果，炒、生拌或蒸均可；要"减"少腌制蔬菜、咸菜、榨菜、酱菜等高盐食物；还要"减"少果汁、果蔬汁和其他各种饮料，它们的营养价值很低，无益于营养平衡。

有人的早餐喜欢以粥、馒头和咸菜为主，它们主要提供碳水化合物，营养不够全面，缺少蛋白质食物和新鲜果蔬。还有人的早餐以油饼、油条、桃酥、饼干、点心等为主，不论是否再搭配豆浆或牛奶等，这些油炸或高油食物都不推荐。另外，街头食品往往存在卫生隐患，有可能病从口入。如果有条件应尽量在家吃早餐，避免在路边买早餐，边走边吃，不利于消化和吸收。

品种单一、单调重复是很多人早餐的真实写照。人们对此的解释或许是"没时间""吃习惯了""经济方便""喜欢吃"等，但这些只是借口，真实原因是不愿意改变，而且对健康饮食不够重视。重视早餐搭配和营养的人无需花费很多时间和金钱，也不会耽误上班和睡眠时间。最令人费解的是，有些老年人利用外出晨练的机会，在街边摊点吃面条、豆浆、油饼、油条、点心、包子、米粥之类的早餐，有的还买回家吃，不但营养不全面，而且卫生无保障。

为了节省制作早餐的时间，料理机（搅拌机）、豆浆机、面包机、煮蛋器、电饼铛、酸奶机、微波炉等各种用途的小型家电是很好的帮手。

工作日午餐别吃太差

午餐是一日之正餐，这段时间人们的工作、学习等各种活动很多，且从午餐到晚餐要相隔5~6小时甚至更长的时间，所以午餐要供给充足的能量和营养素，谷类、肉类、蔬菜要搭配好。一个人工作日午餐吃得如何，很能反映其生活质量。午餐随便对付一口、"吃"无定所或仅以一两样食物充饥等是很常见的情况。导致人们午餐质量低下的主要原因不是经济条件，而是生活或工作的态度。很多人非常重视自己的工作，但很不重视自己的午餐，认识不到良好午餐对品质生活和身体健康的重要性，

仅填饱肚子而已。当然，也有很多单位非常重视员工的午餐，宣传员工
善待自己，要像对待工作一样认真对待午餐，提高营养品质，注意食品
安全。

工作日人们进食午餐的方式各不相同，有的自带饭盒，有的在单位食
堂吃，有的吃外卖或外出就餐。这几种方式并没有必然的优劣之分，其
质量高低取决于各自的具体做法。如何评价自己午餐的质量呢？可以用
表2-14来评价一下自己午餐的质量。满分为5分，5分为"很好"；4分为
"较好"；3分为"及格"；2分为"较差"；1分或0分为"很差"。

表2-14　午餐质量评价

	评价项目	评分	得分
1	有粗粮（杂粮、杂豆、全麦制品等）	1	
2	有深色蔬菜（绿色、红黄色或紫色蔬菜）	1	
3	蔬菜种类≥2	1	
4	有蛋白质食物（鱼肉蛋奶及大豆制品等任何一种）	1	
5	少油少盐（没有油炸、过油、油腻、浓油赤酱、过咸等情况）	1	

（1）自带饭盒的安全指南

自带饭盒本来是一种值得推荐的午餐方式。但网上有一些带隔夜饭会
致癌的说法，甚至有新闻称中午带饭成为了年轻女性患胃癌的诱因。这些
说法的理由是，做熟的菜在储存过程中，其中的硝酸盐会被还原成亚硝酸
盐，而亚硝酸盐有致癌作用。但检测表明，即使是隔夜菜，在冷藏条件下
亚硝酸盐的含量也是较低的，在常温条件下亚硝酸盐的含量较高，但一般
仍在安全范围内，至少比火腿肠之类的肉制品要少。

自带午餐最好有粗杂粮、蛋白质食物和新鲜蔬菜。从减少细菌滋生，降低食品安全风险的角度来看，午餐自带饭盒最好同时满足三个条件，即当天早晨烹制、上午冷藏、中午食用前再次热透。不过，小青菜、卷心菜、菠菜、大白菜等叶菜类要另当别论，这些叶菜炒熟后在室温条件下放置的时间越长，则亚硝酸盐含量越高，放置12小时后，亚硝酸盐就有可能超过国家对食品中亚硝酸盐含量的限量。这是因为叶菜含硝酸盐较多，炒熟后硝酸盐逐渐被还原成亚硝酸盐。因此，自带饭盒最好不要用叶菜类，尤其不能在前一晚就烹制好。建议蔬菜选番茄、茄子、芸豆、萝卜、南瓜、胡萝卜、蘑菇、海带、木耳、藕、洋葱、青椒、菜花等。烹调用白灼、清炒、水焯等方式，有助于维持良好的外观和口感，也可以蘸着麻酱、醋、酱油等调味料食用，但不宜带凉拌菜。

自带盒饭注意以下一些细节问题，可以进一步降低食品安全风险：①肉类菜肴必须熟透，宜采用蒸、红烧、炖等烹调方法，更适合午餐前用微波炉加热；②购买新鲜卫生的原材料，蔬菜用沸水焯一遍再烹制可以有效减少亚硝酸盐生成；③不宜将水果事先切割好或者榨成果汁携带，水果要尽量保持完整；④烹调上宜做一些酸味的菜，酸会抑制细菌繁殖；⑤餐盒要选择密闭性好、带隔断、可以用微波加热、品牌可靠的玻璃或者塑料制品；⑥保鲜盒使用前最好用沸水泡十几秒，并在第一时间冷藏；⑦生熟分开，生的食物另外存放。

（2）食堂午餐的常见问题

很多单位的食堂普遍存在三个问题。一是饭菜营养质量较差。鱼类、肉类、蛋类和大豆制品等蛋白质食物偏少，或多是五花肉、火腿肠、炸鱼等营养价值较低的品种。蔬菜大多以土豆、茄子、萝卜、白菜等廉价品种为主，深色蔬菜、食用菌类明显不足。主食以白米饭、白馒头、白粥为主，粗粮很少或没有。二是油盐太多。不论是肉类菜品，还是炒蔬菜，都加入了太多的烹调油，口味偏咸。主食也经常提供油条、油饼、葱油饼、点心等高脂肪、高能量、低营养的品类。三是采取自助餐的形式，又没有相应的营养指导或宣教，员工们倾向于选择较多荤食和油多美味的菜肴，导致能量过剩。现在很多食堂已经认识到这些问题，并作出了改变。

还有一些单位是送餐公司配送午餐上门。这些大型、正规的配餐公司卫生状况较好，大多能提供讲究搭配和少油少盐的套餐。一些较好的配餐公司可以根据顾客的要求配送午餐。

（3）外卖要注意营养搭配

外卖网络平台的食品安全问题一直备受诟病，虽经过国家整顿和规范，安全问题得到了改善，但另一个问题也很重要，营养健康不容忽视。外卖的营养问题是显而易见的，如新鲜蔬菜比例较低，品种少；主食或淀粉类食物偏多，且只有精制谷物，没有全谷杂粮；油盐偏多，重口味，以掩盖食材的不新鲜；存放时间太久，营养流失；经常搭配甜饮料；调味品质量低下……概括地说，能量过多（肥胖），营养素过少（营养不良）；调味水平高，食材质量低。但外卖越来越成为了一种主流的就餐方式，不但上班工作时订外卖，很多居家时间也订外卖，这就给人们的体重、血压、血脂、血糖和心血管等带来了很大的负面影响。

经常吃外卖的人一定要注意营养搭配。首选食材品种较多的、包括较多蔬菜和蛋白质食物的品种（如水饺、轻食、锅仔、日式定食、冒菜等），避免那种几乎没有蔬菜或没有蛋白质食物的外卖（如炒饭、盖浇饭、炒面、炒粉、炒饼、汉堡、比萨、酸辣粉、凉皮、凉面等）。

外卖每天不超过一次，如果午餐吃外卖，那么早餐或晚餐可以有针对性补充蔬菜、粗粮或蛋白质食物，使全天营养搭配大致合理。

尽量不要吃浓油赤酱、口感偏咸的外卖，酱汁（如沙拉酱、麻酱、甜辣酱、番茄酱等）宜少不宜多，多时宁愿丢弃一部分，否则得不偿失。点餐时避免额外点饮料，如奶茶、可乐、果汁、奶昔等，可以自备绿茶、苏打水、柠檬水等。

自备一些方便携带的蔬菜（如黄瓜、番茄、生菜等）、蛋类、奶类等，补充外卖食物品种之不足。

最好经常调换，不要长期吃某一两个外卖品种。

晚餐一定要少吃吗

俗话说"早餐要吃好，午餐要吃饱，晚餐要吃少"。这只是一般的说法，实际生活中晚餐要不要少吃，还要考虑午餐情况和个人体重。很显然，如果午餐吃得很马虎，质量较差，或者体重并不超标，那么晚餐就要吃好一些，吃多一些，不能少吃。

大部分上班族午餐质量不高，早餐也很简单，那么晚餐就是补充营养或实现平衡饮食的最好时机。当然，这并不是说晚餐要大吃一顿，而是说晚餐食物种类要多一些，粗粮、绿叶蔬菜、蛋白质食物要更齐全。特别重要的是，晚餐食物种类要与午餐和早餐呼应、搭配，比如，早餐和午餐都没有吃绿叶蔬菜或粗粮，那么晚餐就要以绿叶蔬菜或粗粮为主；早餐和午餐已经吃了鸡蛋和肉类，那么晚餐就不要再吃它们，吃大豆制品或鱼虾更好。

体重超标要减肥的人晚餐必须少吃，午餐也不要多吃，餐餐都不能吃到饱。而且，晚餐之后不要再吃任何食物，尤其不能吃夜宵，水果也要尽量少吃。体重偏瘦营养状况较差的人刚好相反，不但晚餐要吃饱，还要在睡前1小时左右再加一餐，吃牛奶、酸奶、坚果、水饺、面条等，以补充能量和营养。

晚餐所谓"吃少"是指吃较少的能量（主要来自碳水化合物和脂肪），而不是吃较少的营养素（如蛋白质、维生素和矿物质等）。碳水化合物主要来自主食和水果；脂肪主要来自烹调油、较肥的肉类和添加了油的主食；重要营养素则主要来自奶类、蛋类、瘦肉类、鱼虾、大豆制品、粗粮、新鲜蔬菜和水果等。

在家吃晚餐容易做到"吃少"。晚餐前吃水果，而不是晚餐后再吃，在菜肴上桌的同时提供切块水果亦可。主食以粗杂粮或全麦为主，要简单，不要很丰盛，尤其不要添加了很多油脂的主食，如油饼、面包等。以粥代饭（即不吃米饭，改吃杂粮米粥）也是减少能量摄入的有效措施。多吃蔬菜，要吃少油少盐的蔬菜。蛋白质食物选瘦肉、鱼虾、禽类和大豆制品等低脂肪品类，蒸煮焖炖，少油少盐，不要油炸或过油。

晚餐若在餐馆吃，要做到"吃少"比较难。首先要避免长时间边聊边吃，甚至一直吃喝到深夜。主食选普通米饭、馒头、花卷、豆沙包、水饺、面条等，不要吃蛋炒饭、葱油饼、韭菜盒、锅贴、海鲜饼、小点心之类含大量脂肪的主食。蛋白质食物以鱼虾和大豆制品为主，不吃任何油炸或油腻的菜肴。少喝酒，如果非喝不可，就要减少其他食物，特别是主食和肉类。

为了控制体重，有些人晚餐不吃任何主食，菜肴也不多，更有甚者仅以水果或酸奶充饥。这种做法短期或可减肥，但长期不容易坚持，而且长时间挨饿对体质和免疫力有害。

此外，吃晚餐的时间不要太晚。晚餐结束的时间最好在20点以前，与上床睡觉间隔2小时以上。进食时间与睡眠时间相隔太短，不利于食物消化吸收，也不利于能量代谢，容易导致肥胖或胃肠道疾病。

合理选择零食

不论是孩子还是成人，适时、适量和适当地进行加餐（零食）都是有益健康的好习惯。尤其是老年人，消化吸收能力下降，为保证营养摄入，一般建议应在一日三餐的基础上，加餐1~2次，即"3+1"或"3+2"模式。不过，加餐食物的种类选择非常重要，好零食可以补充营养，坏零食只会让人发胖或损害健康。

加餐本来可以是健康的生活方式。但遗憾的是，受口味驱使，人们往往倾向于选择"四高一低"（高油、高糖、高盐、高添加、低营养价值）的坏零食，如薯片、薯条、榴莲酥、蛋黄酥、烤肠、火腿肠、雪糕、冰激凌、甜饮料、奶茶、奶油饼干、夹心饼干、曲奇饼干、糖果、果冻、蛋糕点心、膨化食品等。这些零食非但不能补充营养，还额外增加了负担。随着食品工业的发展和现代生活的变化，坏零食越来越多，以至于逐渐形成了"吃零食不健康"的偏见。

一般来说，零食要尽量选择水果、坚果、奶类等天然来源的食物，而不是饼干、点心之类的超加工食品；要尽量在两餐之间和饭前吃零食，而不是饱餐之后或者晚上睡前吃；吃零食之后要减少正餐的进食量，以使总量适宜；要建立自己的"垃圾食品"标准，有所吃有所不吃。

（1）水果是每天必吃的零食

新鲜水果可以在正餐时吃，但当零食吃更为常见。新鲜水果是维生素C、β-胡萝卜素、B族维生素、钾、钙、镁、膳食纤维、类黄酮、花青素等营养物质的重要来源，是平衡膳食重要的组成部分，每天都应该吃一些。

葡萄干、桂圆干、柿饼、干枣、杏干、无花果干、苹果干等各种水果干也是传统的零食，但在晒干过程中破坏了大部分维生素（矿物质和膳食纤维得以保留），却使糖的含量大增，如葡萄干含糖量高达80%，其他果干含糖量也大多超过60%，不宜多吃，仅在新鲜水果摄入不足时食用。

近年来还出现了一些果干新产品，即真空油炸的香蕉干、苹果干、果蔬脆片等，其脂肪含量超过15%，还添加了糖、盐等，营养价值大打折扣，不是健康零食。

最差劲的是果脯、蜜饯、话梅等传统水果制品，加工过程中营养素损失严重，还添加了大量的糖、甜味剂、防腐剂、色素等，其营养价值与新鲜水果不可同日而语。

果汁（包括果汁饮料和鲜榨果汁）和水果罐头也不是推荐的零食。

（2）坚果种子是优选零食

坚果种子集中了植物营养的精华。核桃、花生、瓜子、开心果、巴旦木、杏仁、松仁、榛子等大多数坚果种子都是高蛋白、高脂肪、低糖，富含膳食纤维、维生素E、B族维生素、钾、钙、镁、铁、锌等营养素，以及甾醇、叶黄素等植物化学物质的优质食物。更重要的是，有不少研究发现，经常吃少量坚果种子可能有助于心脏健康和预防糖尿病，还有助于改善糖尿病患者的血脂，这主要是因为坚果种子富含不饱和脂肪酸及丰富的营养。

不过，绝大多数坚果种子都是高脂肪、高能量的，一把坚果半把油，所以只宜少量食用，中国膳食指南建议，每天不超过一小把，每周约为50克（带壳称量约为100克）。相当于花生仁66粒，或大杏仁37粒，或开心果76粒，或葵花籽5把（成年女性手掌），或西瓜子5把（成年女性手掌）。但欧美国家的膳食指南建议吃坚果的量要多一些，每天吃30克左右（每周200克或更多）。要考虑饮食中食用油的摄入量，还有个人胖瘦，才能决定多吃或少吃。肥胖的人无疑不能吃坚果零食。

坚果种子保存时间太长或方法不当容易导致氧化变质或发霉。氧化变质的坚果种子味道不新鲜，甚至有哈喇味，不但营养价值降低，还会生成有害的脂肪氧化产物，加速人体衰老。发霉的坚果种子更危险，有可能带有剧毒的黄曲霉毒素。因此，购买坚果种子一定要注意是否新鲜，并正确存放，干燥密封防潮，时间别太长。

不建议选择加味的坚果种子，这样的品类不但增加了多余的盐、糖和添加剂，还有可能掩盖了不新鲜的味道。另外，有的人对花生、核桃、开心果等有过敏反应，会出现皮肤瘙痒、咽喉水肿等症状。凡对某种坚果种子过敏者应严禁食用该品种。

（3）蛋白质类零食要选对

酸奶、牛奶、豆浆、茶蛋等蛋白质类零食值得推荐。

调味豆腐干、牛肉干、烤鱼片、鱿鱼丝、海苔片等蛋白质类零食含较多盐，不宜多吃。

炸鸡翅、炸鸡腿、炸肉丸、炸肉串、炸臭豆腐、烤肠、怪味豆等也是高蛋白零食，但油炸使脂肪含量大增，营养价值降低，安全隐患增加，尽量不吃。

（4）巧克力经常名不副实

国外有研究报告称，巧克力含有多酚类化合物，有助于预防心血管疾病和糖尿病，但市面上的大部分巧克力产品的可可原浆含量较低（很少超过60%），糖分很高，味道浓甜，只能归入糖果或饼干一类。优质黑巧克力含可可原浆可达70%，至少是50%以上，口感发苦，略发涩，根本不甜，只有这样的巧克力才含有多酚类物质，才具有健康益处。此类巧克力产品一般都会在标签醒目处注明巧克力成分比例。白巧克力、巧克力热饮、巧克力华夫饼、巧克力派等更不在推荐之列，它们不含或极少含有益的多酚成分。

（5）其他常见零食要注意

煮毛豆、茴香豆、煮鲜玉米、烤红薯、红薯干、煮芋头、煮菱角、煮荸荠、煮藕片等传统零食营养价值都比较高，可惜的是它们已经逐渐淡出人们的视线。冰糖葫芦、芝麻糊、芝麻糖、绿豆糕、藕粉等传统零食等虽然添加了一些糖，但仍不失为较好的零食。

椰子粉、芝麻糊、豆浆粉、藕粉、五谷粉、营养麦片、蔬菜粉、大枣粉、果珍粉、杏仁露粉等也是常见的零食，用水一冲即可，十分方便。选这些产品时不能只看名字，要看产品配料表和营养成分表，同样名字的产品成分相差巨大。

例如，生产企业和品牌完全相同的两款椰子粉，营养价值却相差甚远。一款产品的配料表是"白砂糖、椰浆粉、植脂末、葡萄糖粉"；另一款产品的配料表只有"椰子浆"。前一款产品分明是"椰子味白糖粉"，而后一款才是货真价实的椰子粉。再仔细看标签上的营养成分表，前者含大量脂肪（添加植脂末），是后者的12倍！

芝麻糊、豆浆粉、藕粉、大枣粉、营养麦片、五谷粉、蔬菜粉等产品也有类似问题，购买时要仔细看标签配料表和营养成分表，很多产品名不副实，添加了很多糖和香精。果珍粉、杏仁露粉大多是固体饮料，基本不含水果成分，或只含极少杏仁成分，其味道和口感主要来自糖、香精等食品添加剂，营养价值极低。

合理处理剩菜

因经济条件和传统饮食习惯使然，绝大多数中国成年人都吃过剩菜。

（1）隔夜菜致癌吗

剩菜营养流失，细菌滋生，肯定不如现做现吃的菜肴，但吃剩菜又经常难以避免，于是有人担心剩菜，尤其是烹饪后放置时间超过8~10小时的"隔夜菜"会致癌。

这种担心并不是毫无道理的。蔬菜中含有较多硝酸盐，做熟后长时间放置的过程中，一部分硝酸盐逐渐转化为亚硝酸盐，时间越长，细菌滋生得越多，则亚硝酸盐含量越高。亚硝酸盐是剧毒物质，成人摄入0.2~0.5克即可引起中毒，3克即可致死。亚硝酸盐在胃酸的作用下，还可以转化为具有致癌作用的亚硝胺。世界卫生组织（WHO）规定，亚硝酸盐每日允许摄入量为0~0.2毫克/千克（体重）。

一般剩菜中的亚硝酸盐很难达到中毒剂量，那么致癌作用呢？已知亚硝胺的致癌作用较强，即使含量很少，也能致癌，含量增加，致癌机会变大。所以饮食中应尽量减少亚硝酸盐的摄入，不要吃含大量亚硝酸盐的食物。检测数据表明，虽然剩菜中亚硝酸盐明显增加（与现做现吃的菜肴相比），但含量并不是很高（与腌制蔬菜、火腿肠之类相比），一般也都在允许的范围内。不过，叶菜类（如菠菜、油菜、白菜、甘蓝、菜心、油麦菜等）剩菜亚硝酸盐含量增加得特别显著，营养破坏得也特别严重。因此，膳食指南建议叶菜类菜肴不要剩下，尽量吃掉（叶菜类能量很少，不怎么增加能量摄入），实在吃不掉时，只好扔掉。

不止蔬菜，鱼类和肉类菜肴存放时间长了也会使亚硝酸盐含量增加，因为它们也含有硝酸盐，也有细菌滋生。所有这些剩菜中的亚硝酸盐含量多少与存放时间、温度、卫生条件等都有很大关系。在存放时间太长、温度较高、环境不卫生等情况下，剩菜中的亚硝酸盐含量足以达到令人担忧的程度，慢性致癌和急性食物中毒都是有可能发生的。

总之，"隔夜菜致癌，坚决不能吃"是错误的说法；"隔夜菜没问题，放心吃吧"也是错误的说法。正确的说法是"吃隔夜菜不是好习惯，宜少不宜多"。在实际生活中要尽量少吃剩菜，无法避免吃剩菜时（家庭用餐后剩余饭菜终究难以避免），要采取措施把剩菜中亚硝酸盐导致的健康隐患降至最低。

（2）剩菜要冷藏，不要室温存放

剩菜一定要放入冰箱冷藏，这一点至关重要。检测数据表明，与常温存放相比，冰箱冷藏能抑制亚硝酸盐合成，明显降低其风险。严格地说，剩饭剩菜在室温存放不要超过4小时，气温高的时候不能超过2小时。室温过夜的剩菜剩饭最好别吃。

菜肴暴露在空气中越久，受细菌感染越多，所以剩菜要尽快放入冰箱冷藏，不用等放凉了再放。有余热的剩菜不会损害冰箱，也费不了多少电。温度为20～30℃时细菌繁殖得最快，要尽快降温。

剩菜放入冰箱时，要用保鲜袋、保鲜盒或干净的加盖器皿分装、密封，尽量减少细菌滋生。不要直接把剩菜盘子或碗塞进冰箱。菜底、汤水有利于细菌繁殖生长，应倒掉菜底或汤水再装盒。冰箱里的生食和剩菜要严格区分，防止交叉污染。

（3）宁剩荤菜，不剩素菜

综合考虑亚硝酸盐含量、营养流失和生活实际情况，蔬菜最好不要剩，尤其是叶菜类和菌菇类菜肴，否则健康隐患较大。凉拌菜品不能剩，细菌繁殖很厉害。相对而言，鱼类、肉类和蛋类荤菜剩菜，只要恰当存放，健康隐患较小。一些荤素搭配的菜肴，可以把素的蔬菜拣出来吃掉，肉、鱼等荤的部分剩下，可以保存1～2天。

注意，剩米饭、剩馒头等主食一般不要紧，没有亚硝酸盐隐患，可以剩下一点，但不宜存放时间太久，发霉变质的一定不要再吃。

（4）不要一剩再剩

不论是冷藏还是室温，剩菜存放时间越长，则亚硝酸盐含量增加越明显。这顿剩的菜，下一顿要吃完，不要再次成为剩菜。冷藏剩菜最差也应在18小时内食用完毕（今日晚餐的剩菜在明日午餐食用），超过24小时的剩菜应该丢弃（冷冻的或纯肉类菜肴除外）。如果一定要放好几天，最好冰箱冷冻储存。

（5）不要主动剩菜

很多人觉得顿顿烹饪菜肴太麻烦，索性一次烹制很多菜肴，这顿吃不完，刚好留待下顿吃，下一顿就不用再做菜了。这种主动剩菜的习惯很不健康，任何菜肴都是现做现吃营养更好，隐患更小。

剩菜更常见的情况是不得已，中餐不是分餐制，大家一起吃，准备餐食时只能就高不就低，多备一些。这时最好提前把多准备的菜肴留出来一些，避免筷子和口水污染（相当于接种细菌，造成污染）。等餐桌上的菜肴吃完了，再添上去。

（6）剩菜热透才能吃

不论是哪种剩饭剩菜，都要再次热透之后才能食用。最好再加入新鲜蔬菜混合烹饪翻新一下，改善口感和滋味。如果能加一些大蒜、醋、柠檬汁和富含维生素的蔬果等，还能抑制致癌物亚硝胺的合成。

萝卜、土豆、蒜薹、莴笋、番茄、茄子、豆角、荷兰豆等蔬菜类剩菜，可加入肉类做成新菜。肉类剩菜则可以把大块切成小块，加入新鲜蔬菜再次烹制成新菜，或与米饭一起做成炒饭。

注意，翻新加工之后的剩菜一定不要再次成为剩菜。

⑨ 科学补水

对于人的生命和健康而言，如果说空气是第一重要的元素，那么水就是第二重要的。成人身体60%的重量是水，儿童体内水的比例更大。如果一个人不吃饭，仅依靠消耗自己体内储存的营养物质或自体组织维持生命，可以活上一个月。但是如果不喝水，连一周时间也很难度过。体内失水10%就会威胁健康，如失水20%，就会有生命危险。

每天要喝多少水

口渴是很多人喝水的原动力，但口渴不是判断是否缺水的敏感指标，因为身体缺水到一定程度时，口渴的感觉才会出现，轻度的缺水并不会让人觉得口渴，而此时已经需要补充水分了。何况有很多因素会影响口渴感，年龄大的人、体力活动少的人对口渴不敏感。因此，不要等口渴了再喝水，要主动、定时喝水。

老年人要注意多喝水。一方面，老年人身体保水能力不足，水分含量下降；另一方面，老年人对口渴了不敏感，如果等口渴了再喝水，往往不能及时补充水分。缺水会降低体力、精力和免疫力，影响消化，还会使血液黏稠，红细胞聚集，促进血栓形成。

（1）每天7～8杯

中国膳食指南建议，成年人每天要饮水1500～1700毫升（7～8杯）。这只是一个大致的最低推荐值，酌情多喝一些也是可以的，尤其是在天气比较热、出汗、户外工作、户外活动时间长、运动量大等情况下，更应该加大饮水量，喝更多。在个别情况下，如感冒发烧、大量出汗、长时间运动或日晒、患有高尿酸血症或痛风等时，每天可以喝到2500～3000毫升。

（2）喝到尿液澄清

很多人可能不会每天记录自己喝了多少毫升水，有一个简单的办法可以评估饮水量是否充足，那就是观察尿液的颜色。晨起后第一次排尿常为黄色，之后喝水使尿液颜色变淡，直至排出澄清透明基本无色的尿液，则表明饮水量合适。这个方法在高温作业、大量出汗、高强度训练或比赛、喝酒宿醉等特殊情况下尤为实用。一般认为，成年人每天保持1500毫升左右的尿量较好，相当于5～6次排尿。

（3）大量饮水能治哪些病

大量饮水是指每天喝3000毫升或更多的水，对感冒发烧、便秘、高尿酸血症或痛风、高血黏度、食物过敏、药物中毒、肾结石、低血压等疾病有一定帮助。

感冒发烧时应大量饮水。体内水分充足能提高免疫力，而且发烧会加剧身体水分散发。为了补充液体，有时甚至可以选用饮料、果汁、粥汤等多种液体补充水分。

便秘时要大量饮水，促进肠蠕动，软化粪便，促进粪便排出。

痛风或高尿酸血症患者要大量饮水，增加排尿，促进尿酸排出，有助于缓解病情，还能加速药物排泄。

肾结石患者要养成大量饮水的习惯，有助于预防肾结石复发。

低血压要大量饮水，增加血容量，改善低血压。有人建议大量饮水治疗高血压，这在理论上是不可能的。众所周知，治疗高血压的基础措施包括服用利尿药，把水排掉，减少血容量，才能降低血压。

大运动量之后要大量饮水，加快体能恢复；饮酒后多喝水能促进酒精排泄；吃药后多喝水可以减轻不良反应。

注意，一旦出现水肿，不论什么病因，都要限制液体的摄入，少喝水，少吃液体食物。为减轻水肿，在限制饮水的同时，还要限制食盐的摄入。

（4）喝水太多会中毒吗

正常人的肾脏有强大的调节能力，多喝水就会多排尿，即使喝水量大一些，也不会发生所谓的水中毒。有观察表明，成年人一天喝6000毫升纯水，也安然无恙。但水中毒是存在的，它实际上是"低钠血症"，即血液中钠浓度太低，出现头晕脑胀、头痛、呕吐、乏力、视力模糊、嗜睡、呼吸减慢、心率下降等症状，严重时则会昏迷、抽搐，甚至危及生命。但这种急性疾病只在个别特殊情况下才会发生，比如马拉松运动员补水不当，或只补充了水分没补充钠。

网上有水中毒的案例，还有专家说每天饮用超过4000毫升水可能会中毒，导致大脑功能受损甚至死亡。这完全是不可信的。健康肾脏每小时最多可排出800～1000毫升水，只要不是猛灌，4000毫升水对肾脏没有压力。何况，液体的来源不止饮水，还包括饮食，如奶、粥、汤、果汁、茶、咖啡、饮料、啤酒等。一天之内喝4000毫升水的确少见，但一天之内摄入4000毫升液体的情况很常见，不会水中毒的。

水要怎么喝

（1）少量多次是最佳喝水方式

饮水时间应分配在一天中的任何时刻，喝水应该少量多次，每次200毫升左右（1杯）。空腹饮下的水在胃内只停留2～3分钟，一小部分被吸收，其余很快进入小肠，继续被吸收进入血液，1小时左右就可以补充给全身血液。

少量多次的饮水方式稀释血液（降低血黏度）、冲洗泌尿道（预防肾结石）、促进尿酸排泄的作用更好。一次性大量饮水，尤其是在餐前或餐后一次性大量饮水，会加重胃肠负担，使胃液稀释，既降低了胃酸的杀菌作用，又妨碍了对食物的消化。

少量多次喝水的具体做法是，早晨起床1大杯（200~400毫升），晚上睡前1~2小时1杯水（200毫升），其余5~6杯水在一天内尽可能均匀地或适时地饮用。凡事都不是一成不变的。如果不用考虑对食物消化的影响，空腹时一次大量喝水，并没有其他危害，即便有一点儿腹胀的感觉，那也只是胃充盈所致，并无实际害处。便秘时一次集中大量饮水的效果反而更好。本来可以随意的事情，就不要做成教条了。只要坚持主动饮水、饮足水量、尽可能均匀地饮水就可以了。

（2）早餐起床，一杯温水

晨起之后立即喝水有很多好处。首先是唤醒胃肠道，刺激消化液分泌，为吃早餐做准备。其次是稀释血液，为夜晚失水后变黏稠的血液补充水分，长期坚持有助于预防血栓。因此推荐晨起后即刻饮用一大杯（200~400毫升）白开水，但要和早餐间隔半小时左右。如果在吃早餐的同时大量喝水，会冲淡胃液，并影响食物的消化吸收。

白开水是最佳选择，不仅便宜、安全，而且稀释血液的作用较强。温度以室温为佳，也可因人而异，以自己胃肠舒适为准。不过，烫开水很不可取，会损伤食道和胃黏膜，有致癌作用。

有不少人晨起后喝淡盐水，不但毫无必要，而且增加了食盐的摄入。夜间人体丢失的主要是水分，而不是盐分，所以清晨没有必要补盐。目前国人饮食摄入的食盐普遍超标严重，饮水再加食盐无异于雪上加霜。

蜂蜜水也不如白开水。蜂蜜中含有大量蔗糖、果糖和葡萄糖，经常喝会使糖的摄入量超标。蜂蜜水的通便作用只对一少部分人有效。

喝什么水最好

喝什么水好绝对是一个众说纷纭的话题，仁者见仁，智者见智，各种利益掺杂其中。

（1）白开水是最好的水

简单的，就是最好的。白开水是最好的水，经济实用，安全卫生，补水效果好。当然，不同地区白开水的质量取决于当地自来水的质量，自来水的水质又取决于水源的水质。国家对生活饮用水水质有详细、明确的要求，至少在理论上，合格自来水是值得信赖的。值得注意的是，烧水时看到水垢，并不代表水质差，只能说明水的硬度较大，即钙、镁元素含量较高，钙和镁均对人体有益。

纯净水、矿泉水和矿物质水与白开水差不多，只要是卫生合格的产品均可选用，含不含矿物质对健康的实际影响极小，酸碱度、pH值也并不是关键。说到底，饮水就是为了安全、方便地补充水分，至于"纯净""矿泉""矿物质"等说辞只是营销卖点或口感差别，无关健康大局。家用或办公室用饮水机上的大桶水要尽快喝完更新，放置时间太长恐有细菌滋生。

市面上有很多"碱性水""富氧水""冰川水""磁化水""还原水""小分子团水""活性水""电解水"之类的水产品，每一种水产品都宣传可以带来莫大的健康益处，有的甚至公然宣称可以治疗高血压、糖尿病等各种疾病。但它们的健康益处从未被严肃的学术研究证实，大多只是一些概念或臆测。从市场的角度来看，它们或许应算作饮水的"奢侈品"，供愿意花钱的人消费。

家用净水设备有可取之处，但是否必须安装，值不值得安装，性价比如何，这些价值判断需要消费者考虑自身及所处环境情况，并无统一答案。

（2）柠檬水传言多于实效

柠檬水日益流行，传言纷起。淡而不甜的柠檬水虽然是健康饮品，但说它能够预防多种癌症就毫无根据了，堪比谣言。类似的谣言还有很多，如胃病不能喝柠檬水；柠檬水会促进肾结石的形成，或带来酸性体质；高血压、高血脂、高血糖患者不能喝柠檬水；白天不能喝柠檬水等。这些说法完全经不起推敲，也毫无证据。

柠檬泡水一定要淡，有一点点酸味和苦味，不加糖或蜂蜜即可饮用。柠檬要带皮，切薄片，让柠檬酸、黄酮类物质、精油等有益成分充分溶出。水不宜太凉，温水最好，促进有益物质溶出。热水泡也行，会更酸，宜放凉后饮用。不能水煮，否则维生素C会被破坏，味道变差。柠檬泡水每次用1片即可，剩下的用保鲜膜包好放入冰箱冷藏，几天内不会有问题。

（3）饮料是最差的补水方法

甜饮料普遍含有较多糖、色素、防腐剂、盐分等，不但补水效果差，喝很多也未必解渴，而且经常饮用不利于健康。膳食指南建议不要用饮料代替水。

除糖之外，饮料中还普遍含有较多钠（相当于盐）。在饮料中加盐能突出甜味，改善风味，增强口感，防腐等。这也是喝饮料解渴效果较差的原因。

世界卫生组织（WHO）建议，每天摄入糖最好不要超过25克。几乎任何一瓶或一罐含糖饮料都不止含25克糖。如果一定要喝饮料，建议选择无糖饮料。

（4）真茶假茶，均可补水

在不渴的时候，喝纯粹的白水让很多人觉得索然无味。此时喝带有茶香和不同味道的淡茶水，无疑是最值得推荐的补水方式。绿茶、红茶、白茶、花茶、乌龙茶、普洱茶等都是无糖、无脂肪、无盐、无添加的纯天然健康饮品，解渴和补水的效果都非常好。

更重要的是，茶水含有茶多酚，又名茶单宁或茶鞣酸，具有很强的抗氧化作用，对血脂、血压和心血管健康有益。不过，茶多酚会刺激胃酸分泌，故不建议消化性溃疡或慢性胃炎患者多喝茶（萎缩性胃炎例外），浓茶尤其不好。

玫瑰花、茉莉花、菊花、桂花、雪菊等多种花朵都适合用来泡水冲"茶"，它们并不是真的茶，不含茶多酚和咖啡因。有时稍微加一点点蔗糖、冰糖或蜂蜜，也不影响它们作为健康饮品。

大麦茶、荞麦茶、糙米茶也不是真的茶，而是用炒过的种子泡水，有香味，能提供一些营养物质，不含茶多酚和咖啡因，适合饭前饮用，晚上喝也不影响睡眠。

但冰红茶饮料、茶多酚饮料、柚子茶饮料、花茶饮料、奶茶等甜味饮品徒有茶之名，无茶之实，不是推荐的健康饮品。

（5）食物也能补水

液体食物是水分的重要来源之一，汤、粥、奶、豆浆等液体食物都可以补水。水果也含有大量水分。

以蔬菜为主煮成的清汤，如黄瓜汤、丝瓜汤、菠菜汤、冬瓜汤、萝卜汤、香菇汤、杂菌汤等可以用来补充水分。枸杞泡水、绿豆汤、木瓜雪梨羹、莲子银耳羹、红枣饮等，也可以补水，但通常要加糖，只能少饮。

米粥米汤，如小米粥、玉米粥、大米粥、杂粮粥、绿豆粥、黑米粥、麦片粥等也能补水，但加糖的或过于黏稠的除外。

液态奶含水量接近90%，酸奶含水量在85%左右，所以喝奶也是补水的有效方式。豆浆中水分的比例比牛奶更高，也适合顺便用于补水，兼具解渴和解饿作用。

西瓜、柑橘、苹果、梨等水果补水效果极佳，因为它们的水分含量接近90%，而且在果糖、葡萄糖、有机酸的配合下，口感清爽，特别解渴。

（10 少喝酒，多喝茶和咖啡

饮酒对健康有哪些危害

2019年5月，著名的《柳叶刀》（*The Lancet*）杂志发表了一项对189个国家和地区近三十年人们酒精摄入量的研究，结果显示全球范围内人们的酒精摄入量一直在增加，尤其是中国、印度等中等收入国家的酒精消费量大幅增加，饮酒仍将是造成疾病负担的主要危险因素之一。根据中国疾控中心（CDC）的调查，2015年，中国18岁及以上人口中饮酒者的比例为41.3%。

（1）酒精为何伤身

酒类的主要成分是酒精（乙醇），酒精可以为人体提供比较多的热量，每克酒精可以产生29千焦（7千卡）热量，与脂肪比较接近。但和脂肪不同，酒精只有热能，没有任何营养作用，所以在营养学上称之为"空热"。

白酒、啤酒和葡萄酒等都含有数量不等的酒精，其中很多人都喜欢的白酒基本不提供营养素，几乎没有任何营养价值。啤酒则含有较多糖类和少量B族维生素、矿物质等，有一定的营养价值，但是因为含有更多的热量，所以更容易让人发胖。葡萄酒，尤其是红葡萄酒的成分比较复杂，不但含有氨基酸、糖类、B族维生素和矿物质，还含有白藜芦醇、原花青素等植物化学成分，有一定的营养保健价值。

酒精大部分（90%以上）在肝脏代谢，代谢过程是：乙醇（酒精）→乙醛→乙酸→二氧化碳和水。在这些反应过程中，毒性最强的是乙醛，而乙酸几乎无毒，所以能把乙醛转化为乙酸的催化酶"乙醛脱氢酶"起到了关键作用，它决定了酒精解毒代谢的速度，并最终决定了酒量的大小。乙醛脱氢酶活性越强的人，酒量越大；乙醛脱氢酶活性越弱的人，酒量越小。在酒精摄入量相同的情况下，乙醛脱氢酶活性较强（酒量较大）的人受到的健康伤害较小。乙醇和乙醛都能让饮酒者脸红，尤其是乙醛的作用更强。所以喝酒脸红的人受伤更大，一般酒量更小。

乙醛脱氢酶活性的强弱主要由遗传决定，但也受年龄、性别、身体状态和饮酒量的影响。经常少量喝酒可以提高乙醛脱氢酶的活性，从而使酒精代谢速度加快，酒量增加。通俗地说，酒量基本由遗传决定，但也能被练出来一些。不过，乙醛脱氢酶的活性不会因喝饮料、喝茶或吃保健品而增强，所以这些做法不能解酒。

酒精在肝脏中代谢速度的快慢，个体差异很大，有的人每小时能代谢4克酒精，有的人能代谢10克。如果以每小时代谢6克酒精计算，喝完一瓶啤酒（500毫升，酒精3.4%容积比，含13.6克酒精）2小时之后，血液中还剩1.6克酒精，浓度大致相当于35毫克/100毫升，仍然达到酒驾标准（酒精含量≥20毫克/100毫升），低于醉驾标准（酒精含量≥80毫克/100毫升）。

整体而言，人体肝脏代谢酒精的能力与酒精摄入量成正比，也就是说，喝的酒精越多，消耗的就越多，不会出现剩余，也几乎不会转化成其他物质（如脂肪或糖之类）存留于体内，几小时或最多一天就能全部代谢掉。这听起来似乎不错，毫无负担的样子，但事实并非如此。

（2）过量饮酒危害肝脏

因为大部分酒精集中在肝脏代谢，所以过量饮酒直接损害肝细胞，导致肝功异常（转氨酶升高）、脂肪肝、肝纤维化和肝硬化，并增加患肝癌的风险。

不过，毕竟肝脏细胞具有代谢酒精的正常能力，故少量饮酒不会导致肝损伤。根据中国膳食指南的建议，成年男性每天摄入不要超过25克酒精，女性不要超过15克酒精，孕产妇、儿童及青少年不要饮酒。25克酒精大致相当于啤酒750毫升，或葡萄酒250毫升，或高度白酒50克，或低度白酒75克。15克酒精相当于啤酒450毫升，或葡萄酒150毫升，或低度白酒50克。

（3）饮酒增加肥胖风险

饮酒不但摄入酒精，还伴随较多菜肴的摄入，容易因能量过剩导致肥胖，尤其是腹型肥胖，即脂肪堆积在腰腹部，俗称"啤酒肚"。但并非只有喝啤酒才有这种结果，针对25万中国成年人的调查表明，白酒、葡萄酒等比啤酒有过之而无不及。不论喝哪种酒，经常饮酒的男性和女性肥胖（腹型肥胖）的发生风险分别增加了23%和13%。

值得注意的是，饮酒导致肥胖很大程度上是因为饮酒时吃了很多"下酒"食物，这些食物通常不是清淡的菜肴，会提供很多能量。有的人只喝酒不吃菜，不胖反瘦，他们的问题常是营养不良。

（4）饮酒致癌

世界卫生组织（WHO）下属的癌症研究机构（IARC）早就把酒精列为Ⅰ类致癌物，酒精对人类的致癌作用是明确的，这个定性适用于白酒、啤酒、葡萄酒、果酒、自酿酒等所有含酒精的饮品。

饮酒与肝癌之间存在明确联系。2018年5月，美国癌症研究所（AICR）和世界癌症研究基金会（WCRF）发布的《饮食、营养、身体活动与癌症预防全球报告2018》指出，除了肝癌，饮酒还会增加食管癌、胃癌、乳腺癌、大肠癌、口腔癌、咽癌和喉癌的发生风险，每天饮酒二三杯或更多时，致癌风险更大。不过，研究也表明，少量饮酒（以酒精计，每天男性不超过25克，女性不超过15克）使上述癌症的发生风险增加不明显或仅小幅增加。

（5）饮酒能保护心血管吗

一直以来都有一些研究报告支持"适量饮酒降低冠心病的发生风险"的说法，并逐渐形成了饮酒与心血管健康的关系呈"J"形曲线的观点。所谓"J"形曲线是指以饮酒量作为横坐标，冠心病发病率作为纵坐标，会发现一个现象，与饮酒量为0（不饮酒）相比，饮酒量逐渐增加至"少量饮酒"（每天20克或30克酒精）的过程中，冠心病发病率逐渐下降至最低点（但幅度较小，好比字母"J"的左边）；然后随着饮酒量增加，冠心病发病率逐渐上升，上升速度很快，幅度很大（好比字母"J"的右边）。不止冠心病，如果把纵坐标换成高血压发病率或全因死亡率，也会形成类似的"J"形曲线。这说明，少量饮酒对心血管有一定益处，但益处有限；过量饮酒对心血管有害，且害处很大。

不过，并非所有研究都支持少量喝酒有益的观点，甚至，有不少研究报告反对"适量饮酒降低冠心病风险"的说法，争议还是很大的。而且，到目前为止（相信以后也一样），没有任何一个权威机构或者负责任的专家推荐主动喝酒来预防心血管疾病，因为这肯定是得不偿失的做法。毕竟，饮酒会带来很多其他健康问题。

2018年9月著名的医学杂志《柳叶刀》发布了对全球195个国家和地

区酒精摄入的研究报告，指出饮酒没有安全限量，最安全的做法就是完全不喝酒。

避免有害饮酒

（1）计算酒精摄入量

不饮酒最好，如果饮酒，就一定要限量。限量的前提是知道酒类产品中的酒精含量。一瓶或一杯酒含有多少酒精呢？酒精含量的计算公式是，酒精含量（克）=饮酒量（毫升）×酒的度数（%）×0.8。例如，一瓶500毫升的啤酒（酒精度3.4%），其酒精含量=500×3.4%×0.8=13.6（克）。如果按照膳食指南的建议，只喝这一瓶啤酒，不论男女，其酒精摄入并未超量。啤酒一般会标注两个度数，一个是麦芽汁糖度，如8°、11°，另一个才是酒精度（容积比），如2.5%、3.4%、5.0%等。葡萄酒含酒精12%～16%（容积比），52°白酒含酒精52%（容积比）。

（2）危险性饮酒的定义

危险性饮酒是指饮酒量超过一定范围，即使没有达到酗酒的程度，也会对健康有害，并引起社会适应方面的问题。根据美国膳食指南，危险性饮酒是指男性饮酒（以酒精计）≥210克/周，或≥70克/次；女性或者老年人≥112克/周，或≥56克/次。根据世界卫生组织（WHO）的报告，2016年有害使用酒精导致近300万人死亡，其中75%为男性。饮酒过量或饮酒过频会增加身体损伤、道路交通事故和暴力的直接发生风险，并导致肝脏损害、癌症和心脏病等长期影响。有害使用酒精也会影响到精神健康，并对家人和周围其他人带来不利影响。

（3）哪些人坚决不能饮酒

饮酒对健康的损害还要看个体情况，高甘油三酯、胰腺炎、脂肪肝、肝炎、肝硬化、高尿酸血症等慢性病患者不应饮酒。不要空腹饮酒。不要喝廉价劣质酒。经常饮酒的要监测肝功能，一旦发现转氨酶升高（肝细胞受损）就要停止饮酒。不要劝任何人饮酒。

正在服药的人要注意，很多药物会和酒精互相作用，引起严重后果。头孢类抗生素最典型，吃头孢类再喝酒，会引起"双硫仑样反应"，轻则头痛胸闷，重则致命。除了头孢类抗生素，甲硝唑、替硝唑、奥硝唑、氯霉素、酮康唑、华法林、胰岛素、格列本脲、氯磺丙脲、苯乙双胍、磺胺类药物等的服药期间都禁忌喝酒，否则容易出现视物模糊、脸红、胸闷、头痛、心悸、恶心、呕吐等。

（4）解酒的有效方法

大量喝水频繁排尿，可以让更多酒精溶解在尿液里被排泄出去。以白水、淡茶水、柠檬水等最佳，饮料、果汁等液体也可以（但要注意糖的问题），关键是饮水量要多，短时间内大量排尿，让肾脏来减轻肝脏的代谢负担。

出汗可以带走酒精，饮酒后受热出汗、洗热水澡（注意安全，防止意外）或运动出汗（要看个人情况）等都能使酒精随汗液从皮肤排出，减轻肝脏的代谢负担。

呼吸也可以排泄酒精，"满嘴酒气"是也。大声说话、唱歌、运动（要看个人情况）等加快呼吸的活动，均有助于让酒精从肺部排出，减轻肝脏的代谢负担。

当然，归根结底还是要少喝酒，浅尝辄止，不要喝到难受的程度，更不要醉酒。

（5）家人痴迷饮酒怎么办

首先，要评估其酒瘾严重程度，特别要注意是否伴随行为问题，比如酒后吵架、打人等反常行为。如果有这些行为，务必先从制止这些酒后"失控"行为入手，这也是酒瘾中最令人成瘾的部分，要先戒，坚决制止。

其次，要根据饮酒者的实际情况确定一个戒酒目标，很多时候不一定要完全戒断，而是允许少量饮酒（每天<30克酒精）。要发挥他自己的主观能动性，把第二步目标定为"可以喝酒，但不可以喝多"。甚至退而求其次，只比之前少喝一些，比如之前一周喝5次，现在改成一周喝2次。做到这一点儿进步有助于树立信心，战胜酒瘾。

再次，进行各种替换，破坏他对某种饮酒行为的专注度。比如，他一直爱喝白酒，那就极力促成他改喝啤酒；如果他一直爱喝啤酒，那就极力促成他改喝葡萄酒……目的是让他放弃原本最喜欢的酒类。又比如，他一直喜欢在外面跟朋友喝酒，那就极力促使他回家里喝，如果他一直喜欢在家里喝酒，那就极力促使他出去跟朋友喝……目的是让他离开熟悉的、依赖的特定饮酒情境。再比如，如果他是无聊才喝酒，那就极力促成他找其他事情做（比如喝茶、喝咖啡）；如果他总是跟固定的一伙人喝酒，那就极力促成他换人喝酒……目的是分散他的注意力，做到第三步"喝酒，但不是专一挚爱喝酒"。

最后，严重的酒瘾（酒精依赖），家人是无能为力的，必须寻求专业人员的帮助，包括心理医生或精神科医生，有时需要使用一些有助于戒酒的药物（如双硫仑等），等等。

喝咖啡有益无害

近年，咖啡有益健康的研究证据越来越多。2015年美国膳食指南强调，每天3～5杯咖啡（每杯约240毫升，以咖啡因计不超过400毫克/天）是健康饮食的一部分。

（1）咖啡中的有益成分

大多数人喝咖啡首先是为了获取可以提神的咖啡因。不同的咖啡产品咖啡因含量不同。一般每杯咖啡含咖啡因80～100毫克。咖啡因是一种"兴奋剂"，作用于神经系统，使人保持头脑清醒，驱除睡意，恢复精神，提高灵敏度，同时改善体能，提高运动表现。咖啡因易被人体吸收，饮用后30分钟血液中浓度达到峰值，之后便会很快代谢出人体。不过，不同的人对咖啡因的敏感性有很大差异，有的人喝一点点咖啡就感觉很明显，有时会影响睡眠，也有的人喝很多咖啡都没什么感觉。而且，随着喝咖啡时间的延长，摄入量增多，对咖啡因的敏感性会下降。

千万不要以为咖啡只是咖啡因的载体。实际上，咖啡是一种成分复杂的饮料，除咖啡因外，还含有脂肪、蛋白质、碳水化合物、矿物质（钾、镁）、膳食纤维、绿原酸、单宁、生物碱和维生素等数十种成分。这些成分构成了咖啡有益健康的基础，其具体含量与产地气候和烘焙方法等因素有关。

市面上消费的咖啡一般分为两大类，一类是纯咖啡，如现磨咖啡豆、速溶粉、咖啡胶囊等；另一类是混合咖啡，加奶、糖或植脂末等，如拿铁、摩卡、卡布奇诺、速溶咖啡饮料等。超市售卖的咖啡饮料是典型的高能量饮品，糖和脂肪（植脂末）都很多，有益成分较少。

（2）喝咖啡有哪些健康益处

中国营养学会编著的《食物与健康——科学证据共识》（人民卫生出版社，2016年4月出版）一书，收集了大量咖啡有益健康的证据，包括降低总死亡率及心血管疾病、糖尿病、肿瘤等的患病风险。

①咖啡降低总死亡率。有20项研究（其中日本3项、欧洲8项、美国9项）调查了97万余人，发现喝咖啡能降低总死亡率。其中一项最重要的研究2012年发表在了国际顶级医学期刊《新英格兰医学杂志》（NEJM）上，

对40余万名咖啡饮用者长达13年的随访表明，饮用咖啡可降低10%左右的
总死亡率。

②咖啡降低心血管疾病风险。有36项研究调查了约128万人（覆盖美
洲、欧洲和亚洲），发现饮用咖啡可以降低冠心病和脑卒中等心血管疾病
的发生风险，其作用似乎在每天喝3～5杯时最为明显。咖啡因可以使血
压短暂性升高（持续2～3小时），但长期摄入咖啡并不会增加患高血压的
风险，反倒对血压、血管有益。推测是咖啡含有的多酚类抗氧化物质起
到了关键作用。喝咖啡可以降低未来10年内冠心病的发生风险，甚至还
能预防心衰。而且，喝咖啡与心律失常没有关系，心律失常者也可以喝
咖啡。

③咖啡预防糖尿病。有48项研究调查了148万多人（包括美洲、欧
洲和亚洲等），发现喝咖啡可降低糖尿病的发生风险，且作用显著。与
不喝咖啡者相比，每天饮用咖啡可以降低糖尿病风险25%～31%，而且
这种作用与地区、性别和种族无关。这些研究发现，经常饮用咖啡具
有改善糖代谢，调节胰岛素分泌的作用，并能显著降低糖尿病的发生
风险。

④咖啡降低肿瘤风险。有10项研究（涉及约20万参与者，包括9000
例前列腺癌）表明，规律饮用咖啡能降低患前列腺癌的风险。有37项研
究（涉及约97万参与者，包括约6万例乳腺癌）表明，整体而言喝咖啡与
患乳腺癌无关，但可以降低绝经后女性患乳腺癌的风险。有10项研究（涉
及约51万参与者，包括4484例子宫内膜癌）表明，喝咖啡能降低子宫内膜
癌的发生风险。有41项研究（涉及97万人）表明，与不喝或极少喝咖啡者
相比，喝咖啡较多者患结肠癌的风险降低，对直肠癌影响不大。有研究发
现，每天喝2杯或更多咖啡者可以降低吸烟中老年人患结肠癌的风险，且
无性别差异。此外，还有14项研究发现喝咖啡能降低食管癌的发生风险；

有2项研究发现喝咖啡能降低肝癌的发生风险；有21项研究显示喝咖啡与膀胱癌无关。

⑤咖啡有利于改善认知功能。2012年的研究报告指出，对有轻度认知功能障碍的人，喝咖啡有助于避免在接下来的2～4年内发展为老年痴呆症。2015年的一项研究报告说，咖啡因的摄入有助于增强记忆力。另外，咖啡对帕金森患者的神经保护作用是公认的。

⑥喝咖啡也可能有利于心理健康。研究表明，每天喝2～3杯咖啡的妇女患抑郁症的风险可降低15%，每天喝4杯以上的，抑郁症发病率可降低20%（与每周喝不到1杯咖啡的妇女相比）。

⑦喝咖啡可以保护肝脏。研究显示，咖啡摄入量与降低非酒精性脂肪肝病的发生风险有关。

（3）喝咖啡的弊端

有15项研究（涉及25万多人）发现，每天饮用咖啡超过3～5杯会增加女性发生骨折的风险，且喝咖啡越多则骨折风险越大。不过，男性似乎相反，骨折风险反而降低。这说明，钙的营养状况或骨骼健康程度是影响咖啡益处的重要因素。换言之，喝咖啡要首先保证钙营养充足。喝咖啡会导致血压短暂性升高，还会引起或加重焦虑、失眠。咖啡会促进胃液分泌，患有胃溃疡的人要少喝咖啡。

2018年3月，网络爆出"某品牌咖啡致癌"，并迅速成为人们关注的热点。该事件的起因是美国洛杉矶高等法院裁定，咖啡零售商要在其产品包装上贴上致癌警告标签，因为咖啡含有丙烯酰胺，该物质被世界卫生组织（WHO）下属的国际癌症研究机构（IARC）列为ⅡA类致癌物（对人类致癌证据不足）。丙烯酰胺广泛存在于高温加工的食品中，如烘焙食品、油炸食品、炒菜等。咖啡中丙烯酰胺的含量非常低，约为每千克5～10微克，甚至比大部分炒菜还少。美国癌症协会（ACS）和IARC也表态说，咖啡不具有致癌作用。

喝茶有益健康

茶是世界三大饮料之一，我国的饮茶历史至少可以追溯到3000多年前，而前人早就有饮茶可以健身的记载。有多项研究显示，与不饮茶者相比，每天喝茶的人发生心肌梗死和脑卒中的风险较低。喝茶还有助于降低冠心病、糖尿病、老年痴呆症的发生风险，改善血脂和尿酸水平。建议一般成年人适量饮茶，每月茶叶消耗量为50～250克，以绿茶为佳（中华预防医学会《中国健康生活方式预防心血管代谢疾病指南2020》）。

茶叶中的营养素包括蛋白质、脂肪、糖类、多种维生素和矿物质。不过能溶于茶水中的营养素并不多。茶的真正价值不在于这些营养素，而在于其所含的大量植物化学物质，如茶多酚、茶色素、茶氨酸、咖啡因、芳香物质、皂苷等。其中，茶多酚是茶叶中主要的生理活性成分，占茶叶干重的18%～36%，茶多酚具有很好的水溶性，而且还耐热，很容易溶解在热水中。茶多酚具有优异的抗氧化性和显著的清除自由基的能力，是喝茶有益健康的基础。

（1）绿茶更胜一筹

2020年1月，中国医学科学院阜外医院顾东风院士带领的研究团队在《欧洲预防心脏病学》上发表了一项历时7年多、跟踪了10万人的重要研究成果，结果显示，每周至少喝三次茶可以延年益寿，降低动脉粥样硬化性心血管疾病（包括急性心肌梗死、冠心病、缺血性脑卒中和动脉粥样硬化）和全因死亡风险，喝茶时间越久，健康效益越大。茶多酚有很强的水溶性，而且在体内代谢很快，不能储存，需要经常喝才能发挥作用，长时间频繁饮茶非常重要。

该研究发现，与不怎么喝茶的人相比，习惯性喝茶者动脉粥样硬化性心血管疾病发病率降低了20%；动脉粥样硬化性心血管疾病死亡率降低了22%；全因死亡的风险降低了15%。在50岁时，习惯性喝茶者要比从不或很少喝茶者晚1.41年患动脉粥样硬化性心血管疾病；预期寿命增加了1.26年。

这个研究还发现，喝绿茶与心脏病和脑卒中的发生率、死亡率以及全因死亡的风险降低有关。而在有关喝红茶的调查中未观察到这种显著联系。这一点与之前的研究发现是一致的。据研究人员分析，可能有两个因素导致了这种情况。一是绿茶没有经过发酵，含有丰富的多酚，可减轻氧化应激，缓解炎症，增强内皮细胞和心肌细胞功能，预防心血管疾病及其危险因素，包括高血压和血脂异常。而红茶经过充分发酵，在此过程中，多酚被氧化成色素，可能失去了其抗氧化作用。这一点很容易观察到，冲好一杯绿茶，放在那里慢慢地颜色会越来越深，显然是茶多酚被氧化的结果。二是红茶通常与牛奶（可能还有糖）一起饮用，以前的研究表明，这可能抵消了红茶对血管功能的有益健康作用。

（2）喝茶能减肥吗

喝茶者很容易感受到茶对胃肠的作用，即饿得更快。因为茶叶含有咖啡因、茶碱和可可碱等复杂成分，能显著刺激胃酸分泌，促进胃动力。胃酸分泌增加（和蠕动加快）有助于食物消化，使人产生消脂解腻或饿得更快的感觉。

但千万不要以为"消脂解腻"或"饿"是在减肥，因为喝茶改变的只是消化的过程和感受，而不是消化的结果。饮食摄入的能量，不论是糖类、蛋白质还是脂肪，都不会因为喝茶而跑掉。喝茶没有改变食物成分的摄入，也没有改变消化结果，它改变的只是从食物到粪便的消化过程，这怎么可能减肥呢？

有人模棱两可地说"喝茶有助于分解脂肪"，似乎喝茶可以使体内脂肪被分解掉，这简直是痴人说梦。实际上，不论是身体中的脂肪，还是饮食中的脂肪，都不会因为喝茶而减少。还有人试图用咖啡因的兴奋作用来推理茶的减肥作用。咖啡因使人兴奋，基础代谢能量消耗增加，从而具有减肥作用。但咖啡因对基础代谢的影响很小，聊胜于无罢了。

总之，喝茶有一些健康益处，但不包括减肥。不论是绿茶、红茶还是普洱茶，说减肥都是出于错觉，除非在喝茶的同时少吃多动。

（3）茶饮料不能代替茶

茶饮料是指以茶叶的水提取液或者浓缩液、茶粉为原料，经过加工制成的饮料，有些还调入了果汁或者制成了碳酸型，添加了糖。按照国家标准的要求，茶饮料应该含有一定量的茶多酚。如果茶多酚含量较低，或者不含茶多酚，则只能被归为"茶味饮料"。市场抽样检测结果表明，一些打着茶饮料名号的饮品其实是"茶味饮料"，根本不含茶叶的健康成分——茶多酚，而只是添加了茶味香料。不少茶饮料只是含糊地标注了含有"绿茶"或者"红茶"，没有明确标注具体成分，在茶饮料的配料表上根本找不到"茶多酚"字样。

(11) 读懂食品标签

随着经济的发展，人们越来越多地购买各种带包装的加工食品。与生鲜食品不同，这些加工食品一般难以通过颜色、外形、气味、质地等感官

指标来判断其品质高低。不过，根据国家有关规定，加工食品的标签一定
要包含该食品基本的营养信息，如配料表、营养成分表等。利用这些基本
的营养信息，消费者可以了解某种加工食品的营养价值和品质。因此，选
购食品时仅仅关心保质期、生产日期、品牌等是不够的，还要会看配料
表、营养成分表等。

配料表如何解读

配料表有时也称为原料表或原料与辅料表等，列出的是在加工食品
时使用的并存在于产品中的任何物质，包括食品添加剂。配料表被标注
于食品标签的主要版面，在食品标签上虽然不是很醒目，但一般很容易
看到。

根据我国相关标准的要求，各种配料要以加入量的比例由多到少（递
减顺序）排列。也就是说，排在第一位的加入量最多，排在第二位的加入
量次之，以此类推。但加入量小于2%的原料（多数是指食品添加剂）可
以例外，不必再遵循递减顺序，一一列出即可。以下是某品牌饼干的配
料表：

小麦粉、巧克力颗粒（白砂糖、氢化植物油、可可粉、葡萄糖、乳化
剂、香兰素）、植物起酥油、白砂糖、食用盐、乳清粉、膨松剂、食用香
精、柠檬酸、焦糖色。

因为食品中的各种配料是按照递减顺序排列的，而这款饼干的配料
在小麦粉之后，依次出现了白砂糖、氢化植物油、葡萄糖、植物起酥
油、食用盐以及其他多种食品添加剂。白砂糖和葡萄糖不利于血糖控
制；氢化植物油和植物起酥油都含有反式脂肪酸，因此该饼干的营养品质
不高。

在解读加工食品配料表时，应重点关注以下几种原料及其排位。

①各种油脂。如植物油、精炼植物油、氢化植物油、植物起酥油、植物黄油（奶油）、棕榈油、椰子油等。

添加油脂后，食品的脂肪和能量大增。而且，这些油脂要么含较多反式脂肪，要么含较多饱和脂肪，要么兼而有之，对控制血脂不利。

②钠。包括食盐（氯化钠）、苯甲酸钠、磷酸钠、碳酸氢钠、谷氨酸钠、D–异抗坏血酸钠等所有钠盐。

这些含钠化合物有的调味，有的防腐，有的提高稳定性，有的上色，但有一点是共同的，钠会影响血压，对防治高血压有害。

③各种糖类及精制碳水化合物。如白砂糖、葡萄糖、麦芽糖（饴糖）、果葡糖浆、麦芽糖浆、糊精、淀粉等。

这些添加糖或精制碳水化合物基本上没什么营养价值，也不利于管理血糖和体重。

④营养添加物。如蛋白质、卵磷脂、各种维生素和矿物质等。

有时候，加工食品中也会添加一些具有重要营养价值的原料，如鸡蛋、奶粉、乳清粉、维生素C、B族维生素、维生素E、胡萝卜素、钙盐、铁盐、锌盐等。这些添加物能提高该食品的营养品质。

⑤胶质添加物。如卡拉胶、黄原胶、瓜尔豆胶、刺槐豆胶、海藻胶（海藻酸钠）、琼脂、魔芋胶、食用明胶等。这些胶类物质营养价值较低。

现在添加各种胶的食品，如饮料、肉制品、奶制品、果冻、火腿肠、小零食等越来越流行。加胶的作用是使饮料或奶制品变得浓稠（增稠），果冻成型，火腿肠被赋予弹性和光滑度等。

⑥其他食品添加剂。如色素、香精、防腐剂、人工甜味剂、增稠剂、乳化剂、塑化剂等。虽然这些食品添加剂在合规应用的情况下，对健康是无害的，但是它们几乎没有任何营养意义，建议尽量少用。

营养成分表如何解读

营养成分表是食品标签上关于该食品主要营养成分的说明，因为必须以表格的形式出现，所以称为营养成分表。按照我国相关标准的要求，营养成分表中标注的营养成分至少应该包括能量、蛋白质、脂肪、碳水化合物（糖类）和钠共5项。其他营养素亦可标注在这5项之后。表2-15是某品牌饼干的营养成分表。

表2-15　某品牌饼干的营养成分表

项目	每100克含量	营养素参考值
能量	2031千焦	24%
蛋白质	8.0克	13%
脂肪	21.6克	36%
碳水化合物	62.9克	21%
钠	518毫克	26%

"每100克含量"一项标注的是100克该食品中能量和营养素的绝对含量。即每100克该种饼干提供能量2031千焦、蛋白质8.0克、脂肪21.6克、碳水化合物62.9克和钠518毫克。有些产品营养成分的绝对含量不是以100克计算的，而是以"每袋""每罐""每粒"或"每15克"计算的，要注意这一点。只有计量单位统一，才能比较不同产品的营养成分数值。

"营养素参考值（％）"也称为NRV（％），该项标注的是该食品中能量和营养素的相对含量，即它们达到"营养素参考值（NRV）"的百分比。营养素参考值（NRV）是专门用于食品营养标签的一套数据，大致可以理解为人每天能量和营养素的合理摄入量。根据相关标准的规定，能量的

NRV是8400千焦，蛋白质的NRV是60克，脂肪的NRV≤60克，碳水化合物的NRV是300克，钠的NRV是2000毫克。这些数值也是大致能满足成年人每天营养需要的推荐值。

该饼干每100克提供能量2031千焦，它达到了能量NRV（8400千焦）的24%（2031÷8400×100%=24%）；提供蛋白质8.0克，达到蛋白质NRV（60克）的13%（8.0÷60×100%=13%）；提供脂肪21.6，达到脂肪NRV（60克）的36%（21.6÷60×100%=36%）；提供碳水化合物62.9克，达到碳水化合物NRV（300克）的21%（62.9÷300×100%=21%）；提供钠518毫克，达到钠NRV（2000毫克）的26%（518÷2000×100%=26%）。其他营养素的相对含量［NRV（%）］也用同样的方法计算。

了解营养成分表的构成之后，以该款饼干为例，看看营养成分数值能传达哪些关键的营养信息。

第一，看能量。100克该饼干含有能量2031千焦，即484千卡，它达到了能量参考值的24%，大约是1/4。能量达到1/4是什么概念呢？一般来说，一顿饭的能量也不过占能量参考值的1/3而已。可见，该饼干是高能量食品，不可过多食用。

第二，看蛋白质。100克该饼干含有蛋白质8.0克，达到蛋白质参考值的13%，大约是1/8。吃100克该饼干获得的蛋白质仅相当于参考值的1/8。1/8是什么概念呢？它只相当于能量NRV（1/4）的一半。也就是说，吃100克该饼干，可以获得较多的能量和较少的蛋白质，两者相差甚多，所以该饼干蛋白质含量较少。

第三，看脂肪。100克该饼干含有脂肪21.6克，达到脂肪参考值的36%，即超过每日脂肪合理摄入量的1/3。可见该饼干的脂肪含量是相当高的。与蛋白质不同，脂肪含量高是坏事，不是好事。

更为重要的是，这些脂肪基本上都是人为添加进来的。因为小麦粉中天然的脂肪含量是非常低的，每100克小麦粉中的天然脂肪仅为1克左右。而该饼干中的脂肪含量高达21.6克。该饼干添加的脂肪为氢化植物油，含有饱和脂肪和反式脂肪。有些产品标注了反式脂肪的含量，当其含量低于0.3%时，可以标注为"0"。

第四，看碳水化合物。100克该饼干含有碳水化合物62.9克，达到了碳水化合物参考值的21%。从该饼干的配料表可以发现，除小麦粉之外，还添加了白砂糖、麦芽糖浆等糖类，可能会影响餐后血糖。现在，有些产品还标注了添加糖的含量，更加一目了然。

第五，看钠。100克该饼干含有钠518毫克，相当于1.3克食盐（100毫克钠=0.25克食盐）。100克饼干钠含量达到钠参考值的26%，超过每日钠合理摄入量的1/4，也超过该饼干能量的NRV（24%），属于高钠食品。

根据食品标签选择食物

（1）识别超加工食品或垃圾食品

近年来，吃超加工食品或垃圾食品有害健康的研究证据越来越多。那么哪些食物是超加工食品或垃圾食品呢？从加工食品配料表和营养成分表就可以看出来。

某品牌蛋黄派的配料表：小麦粉、白砂糖、鸡蛋、精炼植物油、奶粉、代可可脂、可可粉、乳清粉、低聚糖、葡萄糖浆、山梨糖醇、食用盐、食用碳酸钙、大豆磷脂（由转基因大豆加工制成）、膨松剂、乳化剂、增稠剂、脱氢醋酸钠、山梨酸钾、朗姆酒、食用香精、核黄素、焦亚硫酸钠、胭脂红、紫草红、β-胡萝卜素、丙酸钙、抗氧化剂。

一块小小的蛋黄派，居然是由28种原料"合成"的。其中除三四种基本成分外，其余二十四五种原料均为添加成分。有糖类（如白砂糖、葡萄糖浆），有油脂（如精炼植物油、代可可脂），有钠（如食用盐、脱氢醋酸钠、焦亚硫酸钠等），当然也有营养物质（如乳清粉、低聚糖、碳酸钙、大豆磷脂、核黄素、β-胡萝卜素等），还有其他一些食品添加剂，如防腐剂、香精、增稠剂、膨松剂、乳化剂、色素、抗氧化剂、防霉抗结剂等。整体而言，该食品营养品质很低，少吃为佳。

该款蛋黄派的营养成分表见表2-16。如果以100克计算，该蛋黄派的能量是1887千焦（434÷23×100=1887），属于高能量食物。高能量食物是指能量大于1600千焦/100克。蛋白质含量为6%（1.4÷23=0.06），营养素参考值为2%，远低于能量（5%）；脂肪含量为25.2%（5.8÷23=0.252），碳水化合物含量为50%（11.5÷23=0.5），这是一款高能量、高脂肪、低蛋白食品。其钠含量（营养素参考值）与能量持平（都是2%），不高也不低。

综合以上，该蛋黄派是不折不扣的超加工食品或垃圾食品。

表2-16　某款蛋黄派的营养成分表

项目	每份（1个）	营养素参考值
能量	434千焦	5%
蛋白质	1.4克	2%
脂肪 反式脂肪	5.8克 0克	10%
碳水化合物	11.5克	4%
钠	45毫克	2%

（2）对比选择相对较好的食品

食品配料表和营养成分表可以用来比较同类产品的营养价值，哪种食品营养品质相对较好，哪种相对较差，把两种食品的配料表和营养成分表一对比就知道了。

比如有两款果汁产品。第一种的配料表是橙汁及柑橙肉、净化水、一级白砂糖、柠檬酸、稳定剂、β-胡萝卜素、维生素C、食用香料等。第二种的配料表是净化水、一级白砂糖、苹果汁、果糖、柠檬酸、维生素C、稳定剂、葡萄糖酸钙、食用香料等。第一种明显优于第二种，因为第一种配料最多的是"橙汁及柑橙肉"，糖排在第三位；而第二种配料最多的是"净化水"，糖排在第二位，果汁成分更少。

再来比较两款面包的营养成分表，见表2-17。很明显，同等重量的A面包的能量几乎比B面包多一倍，蛋白质含量低很多，脂肪含量高11倍！两者相比，A面包能量更多，脂肪更多，蛋白质更少，营养价值更低。但A面包的钠含量低于B面包，高血压患者要注意。

表2-17 A、B两种面包营养成分表对比

项目	面包 A		面包 B	
	每100克	营养素参考值	每100克	营养素参考值
能量	1734千焦	21%	954千焦	11%
蛋白质	6.8克	11%	9.1克	15%
脂肪 反式脂肪	20.4克 0	34%	1.7克	3%
碳水化合物	49.6克	17%	43.3克	14%
钠	168毫克	8%	356毫克	18%

一般来说，比较两种同类产品时，优先选配料表相对较短的、能量相对较少的、蛋白质相对较多的、钠相对较少的产品。

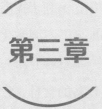

第三章 优质的营养食材

所有的营养价值和健康原则必须靠食材来实现，并最终由食材来决定。很多人习惯成自然，只吃自己习惯或长期食用的食材，不愿意尝试不熟悉、未吃过的食材。这显然不利于食物多样化，不利于提高生活质量。现如今，经济发展已经让我们有机会品尝不同地域、不同文化人群、不同特色的食材或菜肴，何必拘泥于固有的习惯呢？本章将介绍一些具有代表性的食材或食物，还会重点推荐一些营养价值较高的食材，尝试一下，丰富食谱。

1 主食类

（1）白面粉和白大米

白面粉和白大米是中国人餐桌上最常见的主食，用来制作馒头、米饭、面条、面包、米粉、饼干、点心等。它们都属于精制谷物，在碾磨过程中，谷粒粗硬的外层部分（约占30%）被去掉了，只剩下细软的中心部分（约占70%），口感更好，颜色更白，但营养价值却损失惨重。因为谷粒的外层部分（谷皮、糊粉层、胚芽）含有丰富的营养，如B族维生素、钾、蛋白质、膳食纤维、植物化学物质等，而谷粒的中心部分营养价值较低，以淀粉为主，仅含有少量蛋白质和极少的B族维生素。

除营养价值较低外，白面粉、白大米及它们的加工产品的升糖指数（GI）较高，易引起餐后血糖快速升高，不利于预防肥胖、胰岛素抵抗、2型糖尿病、心脑血管疾病和脂肪肝等常见慢性病。因此，健康饮食的基本要求之一是减少食谱中精制谷物的比例，增加粗粮的比例。当然，也没有证据说适量（占主食的1/2）的精制谷物不利于健康，或者像添加糖一样越少越好。

大米好还是面粉好？就营养而论，答案是各有千秋，势均力敌。面粉蛋白质的含量比大米多，但质量比大米差；面粉维生素的含量比大米多，但微量元素的含量不及大米。而且，面粉和大米的营养价值与它们的品种、产地、碾磨精度和烹调方法还有很大关系，不能一概而论。比如，发酵能使面食的营养价值明显升高，酵母菌的作用不但使面粉更容易被消化吸收，还合成了少量的B族维生素。如此说来，发酵面食的营养价值普遍高于未发酵面食。

（2）全麦面粉

全麦面粉（全麦粉）是指用没有去掉麸皮和胚芽的小麦粒碾磨成的面粉，其颜色比精白面粉黑，口感也较粗糙，但营养价值较高，因为保留了麦粒外层所含的维生素、矿物质、膳食纤维、蛋白质等。另外，全麦面粉的消化速度较慢，升糖指数（GI）较低，引起的餐后血糖反应比较平稳，有助于预防肥胖、2型糖尿病、心脑血管疾病和脂肪肝等常见慢性病和肿瘤。因此，全麦面粉是极其值得推荐的粗粮之一，（根据情况搭配或不搭配较小比例的精白面粉）可以用来做馒头、花卷、豆包、饺子、包子、面条、疙瘩汤、烙饼、火烧等。在面食中引入全麦面粉是提高主食营养价值的重要方法。

除口感较粗糙、颜色不够白之外，纯正的全麦面粉还容易氧化变质，储藏期限较短，这些缺点降低了全麦面粉的商品价值，消费量普遍较低。同时，一些不那么正宗的"全麦粉"应运而生，即在精白小麦粉中回添一定比例的麸皮（其组分大致相当于前述麦粒皮层，有时也包括胚芽）。这种"复原"的全麦粉口感较好，且储藏期限较长，商品价值明显提高，其健康效益虽不及纯正的全麦粉，但要优于普通的精白面粉。

现在，超市里大多数"全麦粉"都不那么正宗，基本还是白色的，只是比普通面粉略粗、颜色更深一些而已，仅保留了一部分麸皮和胚芽，其健康效益虽不及纯正的全麦粉，但仍好于普通的精白面粉。实际上，因为目前全麦面粉的国家标准还没有正式出台，所以市面上以"全麦粉"名义售卖的面粉多种多样，有些未必是全麦面粉。但整体而言，不论是何种"全麦粉"，只要碾磨得比精白面粉粗一些，就有可取之处，毕竟精白面粉的营养是最少的。

（3）全麦面包及其他全麦制品

虽然市面上的全麦面包、全麦馒头、全麦面条、全麦饼干等是很常见的，但绝大部分此类产品的原料只含一部分全麦粉，其余部分是普通面粉。比如，市售绝大部分全麦面包其实仍以白面粉为主要原料，仅添加了少量的全麦粉，有的产品添加的全麦粉甚至比白砂糖还要少一些，还有的只是在白面粉的基础上点缀了一些麸皮而已。想买一款以全麦粉为主（在配料表中排第一）的全麦面包已属不易，更别说买纯粹用纯正全麦粉制作的面包了。

像全麦面包一样，其他全麦食品也没有相应的国家标准。按照膳食指南的建议，全麦食品（全谷食品）中全麦（全谷）的重量占比应不低于51%。市面上标注了全麦比例的全麦食品并不多，消费者购买全麦食品时，可以看标签上的配料表，"全麦粉"原料排序越靠前则含量越高（配料表上各种原料是按递减顺序排列的）。

（4）糙米

糙米是指稻谷谷粒脱去稻壳后的籽粒。糙米经过碾磨加工，去掉大部分皮层和一部分胚后，就变成了精白大米。糙米是极为常见的粗粮之一，很多超市有售，一般和大米搭配煮粥食用。由于糙米皮层的纤维素含量很高，不但颜色发褐，而且质地较硬，口感粗糙，煮起来不易烂熟。因此需要提前浸泡十余小时（或过夜），比较费时费事。

与精白大米（主要是种子的胚乳部分）不同，糙米由皮层、胚乳和胚芽三部分组成。与全麦面粉相似，糙米含有更多的维生素、矿物质、膳食纤维和植物化学成分，营养价值更高，有助于预防肥胖、心脑血管疾病、2型糖尿病和脂肪肝等慢性疾病。

水稻有两个亚种，即粳稻和籼稻，分别对应粳米和籼米，两者营养价值非常接近。前者多种植于北方（生长较慢，不能轮作），米粒较粗短，煮饭口感较绵软，如东北大米、珍珠米、日本米等；后者多种植于南方（生长较快，轮作，甚至一年几熟），米粒较修长，煮饭口感较松爽，如丝苗米、泰国香米等。

（5）糯米

糯米在北方也称为江米，是指支链淀粉含量更高（>95%）、口感发黏的大米，既可能是粳稻（米粒较圆），也可能是籼稻（米粒较长）。糯米呈不透明的纯白色（支链淀粉结晶更混乱所致），不像一般大米那样是半透明的，但糯米不是粗粮，不是全谷，而是精制谷物，营养价值与精白大米大致相同。糯米口感黏糯，不易回生变硬，更适合制作风味小吃，如粽子、汤圆、年糕之类。

（6）黑米

黑米是水稻的变种，米粒中含有大量的花青素，所以颜色发黑。黑米大多未经精制碾磨（不抛光以保留色彩），大致可算作粗粮或全谷，口感较粗，营养价值高于精白米或白糯米。

黑米可掺入白米中做成黑米粥或黑米饭。黑米用清水浸泡4~6小时，或者提前煮沸10分钟，然后与大米一起添加适量水放入电饭煲蒸熟即可。要做出黑中透红的米饭，黑米的比例不能太高，与白米按1∶5混合即可，否则米饭颜色特别黑。当然，如果你喜欢墨黑的米饭，那就无所谓了。

与黑米一样，紫米和红米也都是水稻的变种，含有多少不等的花青素，呈现不同的颜色。有人担心这些彩米是染色染出来的，其实很容易鉴别。花青素易溶于水，放在水里不掉色的，一定是染色的；放在水里掉色的是正常的彩色米，但如果颜色完全掉光，能洗成全白的，那也是染色的。

（7）米粉

米粉是指以大米为原料，经浸泡、蒸煮、压条等工序制成的条状、丝状米制品，品种众多，有湿米粉也有干米粉，是南方地区常见的主食之一，可煮，可炒。

与之类似的还有河粉，也是以大米为原料，磨成粉，加水调制成糊状，上笼蒸制成片状，冷却后划成条状制成的。炒牛河是极具广东特色的一款小吃，是把牛肉和河粉一起下油锅炒制而成的。

米粉、河粉、肠粉、米线等都是常见的精白大米制品，常用来制作风味小吃或便餐。

（8）燕麦片和燕麦米

如果在粗杂粮中评选最佳的话，那么燕麦是最当之无愧的。燕麦分带稃型（皮燕麦，也叫莜麦）和裸燕麦两种，营养价值大同小异，或后者略强一点点。

燕麦的蛋白质含量高达16.9%，是谷类之最，明显高于其他谷类（蛋白质含量10%左右）；脂肪含量为6.9%，也领先于其他谷物；膳食纤维含量10.6%，也远超其他粗杂粮，其膳食纤维中含相当比例的可溶性膳食纤维——β-葡聚糖。燕麦还含有黄酮类、三萜类等植物化学成分。燕麦的升糖指数（GI）较低，饱腹感强，具有调节血脂、控制血糖、调节肠道菌群、提高免疫力的作用。

燕麦是第一种被证明具有降血脂作用的食物。有很多研究证据表明，多摄入燕麦可以减少人体内的"坏"胆固醇（LDL-C）。另外一些研究初步显示，增加燕麦的摄入可以改善肠道健康、防治高血压、抗癌等。2019年底，有报道说，韩国研究人员在燕麦中找到了能预防阿尔茨海默病的物质（生物碱AVN-C）并且已申请专利。

目前市场上的燕麦食品有燕麦片、燕麦米、燕麦粒、燕麦碎、燕麦粉、燕麦面包、燕麦饼干、燕麦饮品等。在燕麦主产地西北地区，莜麦卷、莜麦面、莜麦鱼鱼之类也都算燕麦食品。

完整的燕麦粒表层是很硬的皮，主要成分是纤维，透水性很差，要煮很长时间才能熟。如果想把完整的燕麦粒与大米一起做成燕麦米饭，那就必须把燕麦提前浸泡十余小时，或者提前煮20分钟，再与大米混合放入电饭煲（压力锅更快）煮饭。这种吃法听起来就挺费事的，于是出现了多种容易煮熟的燕麦制品。

把燕麦粒的硬皮磨掉，表面略发白，更容易煮熟，这就是"燕麦米"，无须浸泡可以直接与大米混合煮饭。虽然燕麦米已经不是完整的燕麦籽粒了，但仍具有较好的粗粮价值。

更常见的是燕麦片，不磨掉硬皮，直接把完整的燕麦粒碾压成片状即可。燕麦片就是压扁的燕麦粒，容易煮烂，可以煮粥等。燕麦脂肪含量（约7%）较其他谷物高，故香味较浓；燕麦含有可溶性膳食纤维β-葡聚糖，煮出来的粥很黏稠。另外，即食燕麦片就是提前熟化的燕麦片，只需煮几分钟或用热水热、牛奶泡几分钟就可以吃了。

如果既不磨掉硬皮，也不压扁，而是把完整的燕麦籽粒用刀一切两半，或者切成4块，就得到了燕麦碎，也比较容易煮熟，而且完整地保留了燕麦的营养价值和健康益处。

如果更进一步，把燕麦籽粒焙烤后打粉（燕麦粉），冲成糊食用，虽然营养价值还在，但因为粉碎很精细，糊化太彻底，消化速度很快，升糖指数（GI）就与大米饭相差无几了，对控制血糖就没什么帮助了。当然，

β-葡聚糖还在，对血脂和减肥的益处犹存。

上述燕麦片、燕麦米、燕麦粒、燕麦碎、燕麦粉等基本都保留了燕麦主要的营养成分，健康益处或强或弱地也都还在。但另外一些大行其道的"营养麦片""早餐麦片"就不一样了，它们大多并非纯燕麦，（看其包装上的配料表可知）只含有很少燕麦或不含燕麦，主要是用小麦、玉米、麦麸、大米、糯米等谷物制作的，其营养价值大大低于燕麦，也不具备燕麦的健康益处，不属于膳食指南推荐的粗粮（全谷），应该少吃。

（9）藜麦

藜麦原产于南美洲安第斯山区，有数千年的种植历史，是印加土著居民的主要食物，近些年国内大量引种。人们把藜麦当粗粮吃，但藜麦不是麦，也不是谷物（禾本科），更不是豆类，而属藜科（该科还包括菠菜和甜菜），大致相当于蔬菜种子。

藜麦富含淀粉、蛋白质和膳食纤维，营养价值高于一般全谷物。藜麦蛋白质含量为14%，且质量较优，其中赖氨酸的含量是小麦、玉米的两倍以上。藜麦膳食纤维含量为7%，高于一般谷物（糙米是3.2%）；钾含量为563毫克/100克（糙米是163毫克/100克）。藜麦还富含酚类、黄酮类、皂苷类、胆碱及植物甾醇等植物活性物质。长期食用藜麦有助于预防各种代谢性疾病，维持健康。

藜麦的颜色有白、黄、红、紫、黑等好几种，看起来很漂亮。直接吃藜麦口感会比较粗，可以与普通大米混合蒸饭或者煮粥，也可以泡好煮熟之后，和蔬菜拌在一起做成藜麦沙拉，既有颜值又有营养。

（10）小米

小米古称稷或粟，也称谷子，为黄色细小颗粒，是中国北方及西北居民传统的杂粮之一。它的营养价值比精白大米高，膳食纤维、脂肪、维生素E、胡萝卜素、维生素B_2、钾的含量都超过白大米。

不过，现在市面上的小米大多要磨两遍，去掉更多外皮，色泽更好，更容易煮烂，但也损失了营养和香味。这种精磨过的小米已经不是全谷物了，健康效益减少了。当然，即便如此，也比精白大米"粗"一些，好一些。

小米可以烹制米饭，特别是与大米混合制作"二米饭"（小米无需提前浸泡）。做成小米粥是更常见的吃法。有很多糖尿病患者不敢吃白米粥，转而吃小米粥。但是，普通小米粥的升糖指数（GI）是60，的确较低，但如果选用碾磨得较细又经过充分浸泡的小米煮粥，其升糖指数高达93.6，对血糖的影响不弱于白米粥。预先浸泡、长时间熬煮、加碱等烹饪方法都会让小米粥成为高GI食物。

过去，很多家长把小米的"米油"（煮粥时米汤上面漂着的那层浓稠的膜）当宝贝喂给孩子，说是食物精华，非常有营养，比鱼肉蛋奶蔬果这些食材还重要。这其实毫无道理。米油中或有一些营养素，如铁、烟酸、叶酸等，但含量很少，甚至还不如米粥。

（11）玉米

玉米又称苞谷、苞米、棒子、玉蜀黍、粟米等，是全世界总产量最高的粮食作物。玉米也是常见的杂粮之一，富含钾、镁和B族维生素，还有少量类胡萝卜素，如玉米黄素。其中，黄色玉米的营养价值更胜一等。

玉米常被加工成玉米面、玉米糁等，在加工过程中也会去掉一些表皮或胚芽，有些已不是100%的全谷，但相对而言，仍比精白大米或面粉要"粗"一些。玉米适合做粥、烙饼、蒸窝窝头（玉米面饼）和米饭等。鲜玉米可以直接煮熟食用，建议连玉米粒的胚芽（俗称胚尖，是玉米粒最下方的白色部分）全部吃掉，营养更佳。

黄玉米面中加入鸡蛋、面粉、葱花、香菜、花椒粉等以及适量的水，先和成稀糊，再用煎锅摊成薄饼，十分美味。

（12）青稞

青稞又称元麦、稞大麦、无稃（裸粒）大麦。青藏高原和周边的高海拔地区是青稞的主产区和主要消费区。在江苏中部的泰兴、靖江一带也有少量种植。

青稞是典型的粗粮之一，富含膳食纤维和B族维生素，营养价值较高。青藏产青稞的膳食纤维中，β–葡聚糖平均含量约为5.25%，可与燕麦比肩。以青稞作为主食的饮食，其丰富的营养素和有益于健康的活性成分，对维持肠道健康、调节血脂、预防心脑血管疾病有积极作用。

（13）薏米

薏米又称薏苡仁、苡仁、六谷子，为禾本科植物薏苡的种仁。北方常用薏米与大米熬粥，在南方常用薏米煲汤。

与大米比较，薏米含有更多的蛋白质、脂肪、膳食纤维、B族维生素、维生素E、钙、磷、钾、镁和铁等，营养价值更高，可以归为粗杂粮一类。

（14）荞麦

荞麦起源于中国，是种植历史极为悠久的杂粮谷物之一。与一般谷物不同，荞麦的蛋白质主要为清蛋白和球蛋白，其赖氨酸含量丰富，与米面等谷物同食可实现蛋白质互补。荞麦的膳食纤维含量远高于精白米面，还是维生素B_1、烟酸、维生素E、铁、锰、锌等微量营养素的良好来源。

荞麦含有芦丁，这是一种黄酮类物质，特别是苦荞含量丰富，对改善血脂和血管功能有一定益处。荞麦磨粉后，可以像普通面粉一样用于制作多种面食。荞麦粒还可以经充分浸泡后与大米混合煮粥、煮饭。

（15）高粱米

高粱米也称蜀黍、芦稷、茭子，是我国传统的五谷之一，属于全谷物。高粱米有黄色、红色、黑色、白色、淡褐色等不同颜色。

高粱米蛋白质含量为10.6%，脂肪3.2%，富含维生素B_1、烟酸、维生素B_6、铁等。高粱米含有少量的丹宁，略有涩味。高粱米可制作干饭、稀粥，还可磨粉用于制作糕团、饼等。高粱米煮粥做饭一定要煮烂，否则不易消化。

（16）绿豆

绿豆被中国人视为传统的夏季保健食品，清热解毒，防暑降温。其实，绿豆还是一种非常好的粗粮，好处就在它的皮里。绿豆皮不但含有较多膳食纤维、维生素和矿物质，还含有类黄酮、单宁、皂苷、豆固醇等。

绿豆蛋白质含量为21.6%，远远超过大米（8%左右），且营养价值评分较高。绿豆糖类含量为62%，直链淀粉含量较高，消化较慢，升血糖作用较弱，有助于防治高血糖。

绿豆最常见的吃法是取少量与大米混合煮成绿豆粥。绿豆要先单独加水煮开约10分钟，再加入大米同煮至大米烂熟。用类似的方法也可以做绿豆米饭。

（17）红小豆、红芸豆及其他杂豆

红小豆又名赤豆、赤小豆、红豆等，是极为常见的杂豆之一。因为富含淀粉，含量为60%左右，蒸熟后呈粉沙状，而且有独特的香气，所以特别适合制作豆沙馅。红小豆还含有较多蛋白质，含量为20.2%，钾、铁、硒和磷的含量也较多。红小豆还可以用于煮饭、煮粥，做红豆汤或红豆冰棍、红豆雪糕之类。

除红小豆外，红芸豆（红菜豆）也可用来做豆沙馅。红芸豆个头较大，扁长形。红芸豆淀粉、蛋白质的含量与红小豆十分接近，胡萝卜素、钾、铁等的含量亦不输于红小豆。吃杂豆最好不要去皮，豆皮既富含维生素，又富含膳食纤维和多酚类抗氧化物质。且豆皮颜色越深，抗氧化作用就越强。

为了使口感更细腻，市场上出售的豆沙包或豆沙一般都去除了豆皮——膳食纤维含量最为丰富的部位，这就降低了它们作为粗粮的价值。所以建议自行制作豆沙或豆馅。用高压锅把红小豆或红芸豆煮烂，然后加糖搅拌，冷却后制成豆馅。

除红小豆、红芸豆外，饭豆、扁豆、蚕豆、腰豆、鹰嘴豆等杂豆也都含有大量的淀粉，与谷类有相似之处，但营养价值却高于谷类，其蛋白质、B族维生素和膳食纤维的含量更胜一筹。尤其重要的是，这些杂豆的升糖指数（GI）都特别低，非常有助于血糖管理。这与它们直链淀粉含量较高有关。

像米饭中加入小米、黑米等杂粮一样，米饭中加入红小豆等杂豆也是提升米饭营养价值的有效手段。这些杂豆多带有完整的外壳，需要提前浸泡，或者直接买预熟产品，否则要煮很长时间才能熟。

（18）营养强化面粉

营养强化面粉是指在面粉中加入了铁、钙、锌、维生素B_1、维生素B_2、叶酸、烟酸以及维生素A等营养素，在大超市里可以买到，其包装上有特殊标志（见图3-1）。这种面粉可增加营养摄入，对预防缺铁性贫血等营养缺乏病十分有益。

为了确保营养强化食品中加入的营养素科学合理，有关部门对营养强化食品的管理比较严格，如对强化哪种食品、添加哪些营养素、添加的数量是多少、用什么生产工艺添加等都有明确的规定。吃营养强化面粉、强化大米等强化食品是安全的，不会有营养素过量、中毒的问题。

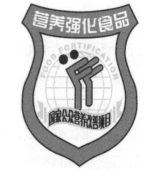

图3-1　营养强化食品标志

（19）挂面

挂面大多加了食盐和碱（碳酸钠），即使被称为鸡蛋面，也很可能只含有极少或不含有鸡蛋，而是依靠添加色素和香料而已。建议选用未加碱的挂面（产品标签配料表中没有"碳酸钠"或"食用碱"字样），特别是未加碱的全麦挂面。有些挂面一部分原料是粗粮，如荞麦挂面、全麦挂面、糙米挂面、小米挂面等。

在小市场买切面也有类似的问题，加盐加碱，且有可能所用面粉质量不高。自家手工擀制面条当然很好，但的确麻烦受累。建议选用家用面条机代替手工擀制，方便省事。

一碗面配以肉类、蛋、虾或大豆制品（如豆干、腐竹）等高蛋白食物，再加入一些绿叶蔬菜、番茄等，营养素基本齐备，简单方便，风味众多。调味更多地依靠各种酱料，比如辣椒酱、芝麻酱、蘑菇酱、蒜蓉辣酱等。

（20）面包

面包种类很多，五花八门，但基本原料均以精白面粉、油脂、糖为主，有的还加入了少量全麦粉、麸皮、鸡蛋、牛奶等。不同品类的面包营养价值差别较大，特别是脂肪含量相差很大，高的（如丹麦面包或起酥面包）可有18%，低的（如大列巴或全麦面包）可能只有1.8%。

一般建议选择脂肪较少（特别是反式脂肪较少）、钠含量较低、蛋白质较多的面包，这些信息可以在面包标签的营养成分表中看到。很多号称"全麦面包""粗粮面包""燕麦面包""玉米面包"的产品名不副实（即宣称的成分其实很少），这一点可以在标签的配料表中看到（宣称的成分在配料表中排序不靠前）。

（21）法棍

法棍是法式长棍面包的简称，长者可达1米，标准直径为5～6厘米。

法棍面包是一种由特殊工艺制成的面包，不加油脂（或几乎不加），故脂肪含量很低，不加乳粉，有的甚至也不加糖，只用面粉、水、盐和酵母四种基本原料。其特色是表皮松脆，内心柔软而稍具韧性，越嚼越香，充满浓郁的麦香味。

（22）饼干

饼干是以小麦粉（可添加糯米粉、淀粉等）为主要原料，加入（或不加入）糖、油脂及其他原料，经调粉（或调浆）、成型、烘烤等工艺制成的口感酥松或松脆的食品。制作饼干的面粉一般是精白粉，营养价值较低。即使配料中添加了少量牛奶、坚果、粗粮或豆类成分，其营养价值有所提高，但整体而言，大多数饼干类产品也依然属于"四高一低"（高能量、高脂肪、高糖、高添加、低营养）的超加工食品。饼干不宜经常食用，只可作为应急食品少量食用。

（23）粗粮饼干

粗粮饼干是指原料全部或部分选用粗粮（如全麦粉、玉米粉、燕麦粉等）的饼干，其膳食纤维和B族维生素的含量有所增加。

选购粗粮饼干的时候，一定要注意其配料表中粗粮的排位。因为各种配料均以加入量比例由多到少（递减顺序）排列，所以只有粗粮排在第一、第二位时才说明粗粮比例较大，否则就名不副实了。

粗粮饼干同样也要添加糖、油脂和各种食品添加剂，有的产品为了掩盖粗粮的粗糙口感，要加入更多的油脂（氢化油或起酥油），所以粗粮饼干常常也并非健康食品。

（24）苏打饼干

苏打饼干是一种发酵型饼干，可甜可咸。这种饼干质地特别酥松，断面有清晰的层次结构，常见的为正方形，亦有长方形和小圆形产品，有的还用细盐涂布于表面。一般无花纹，但有大小不均匀的气泡，亦带有若干穿透性的针孔。

苏打饼干的原料配方中加入了小苏打（碳酸氢钠），对胃酸过多的胃炎或胃溃疡患者比较有利，可中和其过多的胃酸，减轻症状。一般建议胃酸过多的胃炎或胃溃疡患者把苏打饼干作为正餐之间的加餐，每次少吃一些，可避免饥饿时的胃部不适。

不过，苏打饼干也同样要加入很多糖、油脂和多种食品添加剂，含钠非常多，也算不上健康食品。饼干标签上的营养成分表和配料表往往能告诉消费者这些重要信息。

（25）红薯

红薯，又称地瓜、山芋、白芋、甘薯、甘红薯、番薯、白薯、甜薯、红芋、红蓣、红苕等。各地习惯称呼不同，品种、大小、外形、颜色都有所不同，但基本成分非常接近，均含较多淀粉（20%左右）和较少蛋白质（1%~2%），富含维生素C、β-胡萝卜素和膳食纤维等营养素。其中β-胡萝卜素含量为750微克/100克（颜色越黄，则胡萝卜素越多），超过其他薯类，在蔬菜中也属于佼佼者。维生素C含量为26毫克/100克，与土豆接近。总之，红薯蒸煮后可作为主食，且超越了普通主食的营养价值。

一般红薯上屉蒸，蒸比煮口感更佳。烤红薯还是一种很好的零食。红薯切块或切丝后，与大米或其他杂粮共同煮粥，也是不错的吃法。不过，红薯是一种胀气食物，吃得过多会腹胀不适或"烧心"。

虽然"红薯是世界卫生组织（WHO）评选出来的十佳蔬菜之首""日本研究发现红薯抗癌作用位列第一"等说法并未得到考证，但是红薯的确是一种值得推荐的食物，既可以当主食，又可以当蔬菜。

（26）紫薯

紫薯又叫黑薯，薯肉不是寻常的白色或黄色，而是呈紫色至深紫色。

像普通红薯一样，紫薯的主要成分也是淀粉，以及少量蛋白质，这一点基本与谷类主食相同，但又富含谷类较少含有的维生素C、胡萝卜素、钾、硒、膳食纤维等重要营养素，兼具蔬菜的特点，所以紫薯的营养价值超越了普通主食。

说完紫薯的"薯"，再来说说"紫"。紫薯的紫色物质就是我们常说的花青素。花青素是一类广泛存在于蓝莓、红（紫）葡萄、紫甘蓝、紫茄子和紫薯等紫色蔬菜水果中的黄酮类物质，有很强的抗氧化作用，能清除体内自由基，因而具有一定的保健价值。除花青素外，紫薯的其他营养成分与普通红薯差别不大。

（27）土豆

土豆又称马铃薯或洋山芋，是我国居民经常食用的薯类。土豆富含淀粉、膳食纤维、钾和维生素C。其中维生素C的含量为27毫克/100克，一个中等大小的土豆（200克）能提供54毫克维生素C，相当于成年人一日推荐量的一半。在土豆中，维生素C处于淀粉的保护之下，故在加热烹调时破坏得较少。每100克土豆含有钾342毫克，该含量在蔬菜中也是数一数二的。每100克土豆还含有30微克β-胡萝卜素，该含量低于红薯。

土豆含有一种有毒成分——龙葵素，集中在皮和靠近皮的部位，但正常情况下含量极少，不会引起中毒或其他有害作用。然而，土豆发芽后，龙葵素含量大增，可能会导致食物中毒。除发芽土豆外，未成熟的土豆（皮色青紫）也含有大量龙葵素。因此，不要食用发芽的或未成熟的土豆。为防止土豆发芽，买来以后宜放在冰箱里，或者放在阳台阴凉处，千万不要放在温暖处，也不要让它见光。

（28）芋头

芋头也是一种薯类，含18.1%的淀粉和2.2%的蛋白质，与土豆非常接近，也可作为主食食用，有饱腹感。蒸煮是最简单的烹饪方法。

芋头富含淀粉、膳食纤维和钾。其中钾含量为378毫克/100克，超过其他薯类，在蔬菜中也名列前茅。但芋头维生素C和β-胡萝卜素含量较少，分别为6毫克/100克和27微克/100克，低于红薯或土豆。

芋头种类很多，大小不等。以体形匀称、较结实、没有斑点、肉质细白、切口汁液呈现粉质的为上品。由于生芋头的黏液中含有皂苷，能刺激皮肤发痒，因此生剥芋头皮时需小心。削了皮的芋头碰上水再接触皮肤会更痒，所以芋头应在清洗前去皮，并保持手部干燥。经过烹煮后芋头中的皂苷被破坏，不再具有刺激性。

（29）荸荠

荸荠俗称马蹄，又称地栗，因它形如马蹄，又像栗子而得名。荸荠皮色紫黑，肉质洁白，味甜多汁，清脆可口。其营养特点与莲藕相似，富含钾（306毫克/100克），但维生素C和胡萝卜素含量较低，分别为7毫克/100克和20微克/100克。荸荠可以归入水生蔬菜一类，也可代替主食食用。

② 蔬菜类

（1）油菜

作为绿叶蔬菜的代表，油菜营养价值之高超乎想象。不但维生素C含量超过普通水果，还能提供较多的β-胡萝卜素、维生素B$_2$、钾、钙、镁、膳食纤维等。油菜中钙含量高达108毫克/100克，大致与牛奶相当；叶酸含量为46.2微克/100克；β-胡萝卜素为620微克/100克。

油菜可以炒、煲汤，还可以蒸。水煮开，油菜清洗后上屉蒸3～4分钟，待油菜蒸软出锅，拌以各种酱汁和少量植物油即可食用。烹制绿叶菜的营养要点就是要缩短加热时间，减少营养素流失，清淡少油。

（2）上海青

上海青又叫上海油菜、青菜、小白菜、小油菜、小棠菜，因叶少茎多，菜茎白白的像葫芦瓢，因此也有叫瓢儿白或瓢菜、瓶菜的。上海青的幼苗叫鸡毛菜。上海青个头不大，烹调时都不用改刀，可完整烹调以减少营养素损失。

上海青是十字花科的一种绿叶菜，营养价值与普通油菜相仿，每100克含维生素C 10毫克，含钾245毫克。

绿叶菜的缺点是不耐储藏。保存时间过长或保存条件不当时，亚硝酸盐含量会明显增加。但只要恰当地储存和烹调，绿叶菜所含的亚硝酸盐就不足为虑了。即使是剩菜，或者提前做好带盒饭也是可以吃的，但要注意避免用筷子翻动（最好预留出来），用保鲜盒盛装之后再放入冰箱，尽量缩短存放时间。

（3）菠菜

菠菜是营养极为丰富的绿叶菜之一，其β-胡萝卜素含量高达2920微克/100克，维生素C 32毫克/100克，钾311毫克/100克。

不过，菠菜含有较多草酸，每100克菠菜含606毫克草酸。草酸不但会在肠道中抑制钙、铁等矿物质的吸收，进入血液后还会增加患肾结石的风险。所以菠菜烹调前应该先焯水，以去除大部分草酸。一直有传言说菠菜不能跟豆腐、豆腐干等大豆制品一起食用，因为草酸会抑制钙吸收。其实只要焯水，菠菜中的草酸就不会产生有害作用。不过，肾结石（草酸钙结石）患者应限制菠菜食用量。

吃菠菜可以补铁补血的说法也是错误的，因为菠菜中的铁很难被吸收，吸收率只有1.3%。菠菜中的草酸不但会干扰菠菜中铁的吸收，甚至还会干扰其他食物中非血红素铁的吸收。

（4）菜心

菜心又称菜薹，是一种十字花科的绿叶蔬菜。其口感脆嫩，风味独特，营养丰富，每100克含维生素C 79毫克、β-胡萝卜素960微克、钾236毫克、钙96毫克，在蔬菜中名列前茅。菜心可炒、水煮、煲汤、做粥等，超市或菜市场都可以买到。

菜心最简单的吃法是水煮后淋上蚝油，做成蚝油菜心。不止蚝油，用生抽、芝麻酱、豆瓣酱等亦可，味道多变，且不失食材本身的自然味道。简单省事，没有烹炒油烟，营养流失少，清淡可口。不单菜心，其他很多绿叶菜亦可采用同样的方法食用。

（5）秋葵

秋葵与其他蔬菜最大的不同是含有一种黏糊糊的成分，这是一种多糖类物质，或者说是可溶性膳食纤维。该成分在小肠内无法被消化吸收，吸附能力较强，可以干扰葡萄糖和胆固醇的吸收，有益于降低餐后血糖和血脂，还刺激排便。

实际上，秋葵还含有不可溶膳食纤维，其膳食纤维总量高达3.9%（黄秋葵为4.2%），几乎是所有常见蔬菜中最高的。也正是因为其膳食纤维含量高，秋葵要趁小而嫩时食用，长大后就老硬难吃了。

秋葵也是维生素C（4毫克/100克）、钾（95毫克/100克）、胡萝卜素（310微克/100克）的良好来源。秋葵中富含草酸，无论是凉拌还是素炒都要用沸水氽烫一下。

除可生食外，秋葵还可以炒食、煮汤、做沙拉、油炸、凉拌、酱渍、醋渍、制泡菜等，有多种烹调方法。秋葵容易老化，建议在两天内吃完。秋葵极易受到擦伤，擦伤后很快就会变黑，所以不论是在挑选还是在储存时，都要单个取放，不要挤压。

（6）芹菜

芹菜很普通，但营养很丰富，富含膳食纤维、维生素C、胡萝卜素、钾和黄酮类物质等。芹菜茎天生就有淡淡的咸味，因为它们含钠比较多。每100克芹菜茎含钠159毫克，大约相当于0.4克食盐。所以烹调芹菜时要少放盐，甚至不放盐（加了生抽或酱油之后），以避免摄入太多的钠。除芹菜外，茼蒿、甜菜叶、根达菜、茴香菜等也含有较多钠。

炒芹菜之前，先把芹菜焯水（焯完水再切段，而不能先切段再焯水，否则会加剧营养流失）去除腥味，然后再炒，很快调味出锅，可以保持爽脆，避免太老。除炒制外，榨芹菜汁直接喝或和面做面食，用芹菜做馅包饺子或做馅饼都是很好的吃法。

芹菜能降低血压吗？芹菜中的黄酮类物质称为"芹菜素"，在动物试验中表现出了降血压和舒张血管的作用。但动物实验不能直接推论到人，还需要找到人体或人群方面的研究证据，可惜目前还看不到这样的证据。但无论如何，芹菜都是一种很值得推荐的嫩茎蔬菜。

有检测表明，芹菜叶中所含的芹菜素（336.2毫克/100克）比芹菜茎所含的芹菜素（162.7毫克/100克）更多，所以吃芹菜不要丢弃芹菜叶。

（7）韭菜

韭菜是极为常见的绿叶蔬菜之一，具有很好的营养价值。每100克韭菜中β–胡萝卜素的含量为1410微克、维生素C 24毫克、钾247毫克、膳食纤维1.4克。韭菜含有挥发性的硫化丙烯，具有辛辣味，有一定药用价值。

不过，韭菜也是非常容易发生农药残留超标的蔬菜。韭菜的虫害是韭蛆，生活在地下，专门咬食韭菜的根。一般喷洒农药对韭蛆无效，只能采用农药浇灌根部的方式。不少菜农杀灭韭蛆的农药是甲拌磷，毒性较强，价格便宜，还能促进根系发育，有肥料的效果，让韭菜长得粗、颜色绿、叶子肥厚，外观很"健康"。因此，买韭菜时，不要选叶子油绿且粗壮厚实的。叶子蔫一些、略发黄、个头小的韭菜反倒比较正常。

（8）韭菜薹

韭菜薹是韭菜生长到一定阶段时在中央部分长出的细长的茎，顶上开花结实，嫩的可以当菜吃。韭菜薹含大量胡萝卜素，含量为480微克/100克，但维生素C含量较少，仅为1毫克/100克。

韭菜薹主要用于炒制，利用韭菜薹固有的芳香味道，无需更多调味料。翠绿的韭菜薹再配以红色的胡萝卜丝、黄色的韭黄、白色的金针菇等一起炒，色香味俱佳。这种炒杂菜是非常值得推荐的菜式，特别有助于食物多样化。

（9）生菜

生菜是叶用莴苣的俗称，市面上有多个品种，有叶子散开的，也有叶子卷曲的，叶子颜色有绿色、青色、紫色、红色和白色等。生菜质地鲜嫩，营养价值高，堪称绿叶蔬菜的代表。β-胡萝卜素含量高达1790微克/100克，维生素C 13毫克/100克。

做成蚝油生菜是最简单的吃法，白水烧开，滴入数滴植物油，加入择洗干净的生菜（西洋生菜最佳），30秒即可捞出，沥干水分，依据个人口味放入蚝油即可。生菜煮熟，佐以蚝油、生抽或其他酱汁食用，简单到不能再简单。口味清淡，易于消化。

（10）芥菜

芥菜是十字花科的绿叶蔬菜，具有较高的营养价值，维生素C含量为51毫克/100克，胡萝卜素含量为1450微克/100克。芥菜茎叶脆嫩，口味清香，除清炒外，还可以煮汤、凉拌、涮火锅等。

（11）红菜薹

红菜薹又名紫菜薹，原是武汉地区的特产，尤其是洪山菜薹，在唐代已是著名的蔬菜，与武昌鱼齐名。红菜薹的维生素C含量为57毫克/100克，是蔬菜中的佼佼者。

红菜薹可清炒、醋炒，亦可麻辣炒。红菜薹的红紫色来自花青素，在烹调过程中，其颜色会因酸碱条件不同而发生变化。在酸性条件下，呈现出红紫色，所以加醋有助于保护其原有色泽，以免越炒越绿。另外，烹调时盖上锅盖，减少接触氧气，也可减轻变色。

与前述清淡的菜心不同，红菜薹需要浓重调味，十三香、酱油、糖、陈醋等齐上阵，才能获得较好的口感。蔬菜既可以烹调得非常清淡，又可以烹调得味道浓重，这取决于蔬菜本身的味道以及人们的习惯。

（12）木耳菜

木耳菜的叶子有大有小，大叶木耳菜又名潺菜，形状有点像芥蓝，碧绿青翠。木耳菜的嫩叶及嫩梢柔软而滑润，适于做汤，它富含维生素C、钙和β-胡萝卜素。这种菜不招虫子，无需农药，格外安全。

（13）莴笋

莴笋肉质细嫩，生吃热炒均相宜。莴笋富含钾，含量为212毫克/100克，但维生素C含量不高，为4毫克/100克。

莴笋叶的营养价值也不错，其β-胡萝卜素含量是莴笋茎的5.9倍，维生素C含量为13毫克/100克。因此，莴笋叶丢弃不吃实在是太可惜了。

（14）芦笋

芦笋因其供食用的嫩茎形似芦苇的嫩芽或竹笋而得名，质地鲜嫩，风味鲜美，柔嫩可口。除白灼外，切片后炒、煮、炖、凉拌均可。芦笋营养价值较高，维生素C含量为17毫克/100克，β-胡萝卜素为45微克/100克，钾为213毫克/100克。

做成白灼芦笋是最简单的吃法。芦笋去硬根，放入开水锅中焯熟，捞出，滴入豉汁酱油和亚麻油（或其他植物油）即成。白灼是烹制蔬菜的常用方法，特别适合烹制那些味道较淡的蔬菜，如生菜、芥蓝、芦笋、菜心等。豉汁酱油是白灼菜肴调味的首选。

（15）卷心菜

卷心菜，也叫圆白菜、结球甘蓝，个头有大有小，各地品种不尽相同。卷心菜营养价值较高，每100克卷心菜含维生素C 40毫克、β-胡萝卜素70微克、钙49毫克、钾124毫克、膳食纤维1.0克。

卷心菜适合切丝后与瘦肉丝、青椒丝一起清炒。热锅下油，油热后放入葱花爆香，放入肉丝略炒。待肉变色后放入卷心菜丝和彩椒丝，并立刻沿着锅边（很重要）倒入一品鲜酱油，大火翻炒，至卷心菜变软即可。寡淡无味的卷心菜，经过简单的烹调就可以变得口感清脆鲜香。

（16）紫甘蓝

紫甘蓝又称红甘蓝、赤甘蓝，俗称紫包菜，属于十字花科结球甘蓝的一个变种。紫甘蓝营养价值较高，不但富含维生素C（39毫克/100克）、β-胡萝卜素（110微克/100克）、钙（100毫克/100克）等，还含有大量花青素，具有抗氧化作用。

实际上，花青素也正是紫甘蓝紫色的来源。花青素是一类多酚类物质，在不同酸碱条件下呈现不同颜色。在中性条件下是正常的蓝紫色，而偏碱性时会变成蓝色。北方大部分地区水质偏碱性，所以炒紫甘蓝时易变成蓝紫色。在酸性条件下，花青素较为稳定，因此，炒紫甘蓝时加醋有助于防止变色。

紫甘蓝经炒、炖等加热处理后，往往口感变差，颜色难看。凉拌是吃紫甘蓝的较好方式。把紫甘蓝叶子掰下来，用清水泡十几分钟后切丝，与黄瓜丝或青椒丝混合，用沙拉汁或蒜蓉辣酱拌制，并加少许亚麻籽油（或其他植物油）即可食用。

（17）西蓝花

西蓝花又名绿菜花，是营养价值极高的绿叶蔬菜（其花是变态的叶子）之一，富含β-胡萝卜素、维生素C、钙、钾和膳食纤维等。

西蓝花还富含大量植物化学物质，如胡萝卜素、叶黄素、玉米黄素、类黄酮、硫氰酸酯类等。这些成分具有消灭自由基、抗氧化、抗衰老、降低血脂、抗癌、保护眼睛等多种作用。

西蓝花口味清淡、爽脆，适合清炒、蒜蓉炒、肉片炒、白灼、煲汤等多种吃法。西蓝花、虾仁和木耳，绿、红、黑三种颜色搭配，提前焯水或煮熟，回锅简单地一炒，清淡又富于营养。口味偏重者还可以加入豆豉、辣酱等。此外，原料也还可增加胡萝卜、洋葱、青椒、辣椒等，变成一盘炒杂菜。

（18）菜花

一般认为蔬菜水果颜色越深，则营养价值越高。但菜花例外，虽然是白色的，颜色很浅，但营养价值却很高，不次于西蓝花，是维生素C、叶酸、维生素K、胆碱、钾和膳食纤维的良好来源。每100克菜花含有蛋白质2.1克、维生素C 61毫克、钾200毫克、膳食纤维1.2克。这些数值在蔬菜中都是名列前茅的。

菜花含有一种叫作芥子油苷的物质，具有特殊的芳香气味。当菜花被咀嚼或搅碎时，芥子油苷分解生成异硫氰酸盐，该物质可以去除体内的致癌物，发挥抗癌作用。有研究表明，该物质可以抑制乳腺癌和胰腺癌细胞的生成。当然，芥子油苷并不是菜花独有的，西蓝花、卷心菜、芥菜、萝卜等其他十字花科的蔬菜也含有这种物质。因此，整体而言，多吃十字花科蔬菜可以降低患癌症的风险。除芥子油苷之外，菜花含有的叶酸、维生素C以及其他抗氧化剂可能也参与了菜花的抗癌作用。

除抗癌外，芥子油苷还能降低血液胆固醇含量，从而预防动脉粥样硬化和冠心病、高血压等心血管疾病。据分析，这主要与芥子油苷具有抗炎作用有关。此外，菜花中的芥子油苷、维生素C、维生素K以及其他抗氧化剂可以对抗自由基主导的氧化反应，阻止氧化应激，从而有益于心脏健康。

菜花的花、叶、茎等都可食用，既可以烹饪，也可以生食。一般认为，生吃菜花更有利于芥子油苷发挥作用。但通常的吃法是炒菜花、蒸菜花、烤菜花、水煮后拌沙拉等。

另外，市面上有一种比较蓬松的菜花，叫有机菜花，其实与真正的有机食品或有机蔬菜毫不相干，两种菜花的营养成分难分高下。

（19）大白菜

大白菜是极为常见的十字花科蔬菜之一。虽然普通，但营养价值不低。维生素C含量为31毫克/100克，β-胡萝卜素含量为120微克/100克，钙的含量为50毫克/100克，膳食纤维含量为0.8克/100克，均不逊于其他叶菜。大白菜也是十字花科蔬菜，也含有少量芥子油苷。

烹调大白菜时要注意，长时间的炖煮会使维生素被大量破坏，从而流失，降低其营养价值。应尽量缩短加热时间，最好采用醋熘、爆炒等烹调方法。

此外，大白菜在冬季长时间储存也会使营养被破坏，流失，还会使亚硝酸盐含量增加。如果储存不当，比如温度偏高或湿度较大，大白菜变质腐烂后，其亚硝酸盐含量之高足以导致食物中毒，令人体严重缺氧甚至危及生命。

（20）番茄

番茄又称西红柿，是β-胡萝卜素、番茄红素、维生素C、钾、膳食纤维（果胶）等营养素的良好来源。其中番茄红素尤其引人瞩目。

番茄红素是一种类胡萝卜素，呈红色。番茄红素具有极强的抗氧化能力，可以清除体内的自由基。有研究称其消灭自由基的作用是β-胡萝卜素的2倍、维生素E的100倍。番茄红素在动物试验中表现出了一定的抗肿瘤作用。

一般建议每天摄入的番茄红素应为5~10毫克。而每100克番茄中的含量约为3~8毫克，所以每天食用1~2个番茄就可以满足需要。番茄制品，如番茄酱、番茄汁、番茄沙司、番茄粉也含有不少的番茄红素。

（21）青椒

青椒又名菜椒、甜椒、圆椒等，是维生素C含量较高的蔬菜之一，每100克青椒含72毫克维生素C。红色或黄色的彩椒，维生素C含量更高。青椒中β-胡萝卜素、钾和膳食纤维的含量也不低。

烹制青椒时，要注意掌握火候，缩短加热时间，减少维生素C的损失，生吃或凉拌是获得其维生素C的最佳吃法。

（22）胡萝卜

胡萝卜是营养价值较高的蔬菜之一，其β-胡萝卜素含量高达4000微克/100克，α-胡萝卜素含量为3480毫克/100克，都是蔬菜中的佼佼者。胡萝卜维生素C和钾的含量也不低，分别为16毫克/100克和193毫克/100克。胡萝卜钙的含量为32毫克/100克。

因为胡萝卜中各种类胡萝卜素含量都很高，它们都是黄色、橘黄色或橘红色化合物，具有脂溶性，可以储存在皮下脂肪中，所以进食量较大时可以使皮肤染黄。一般来说，这种皮肤黄染是无害的，停止进食后会自行消退。

"胡萝卜必须炒着吃，生吃等于白吃"是很教条的说法。胡萝卜用油炒着吃本来是有道理的，因为β-胡萝卜素是脂溶性的（可以溶解在脂肪里），有油存在时吸收得比较好。但即使不用油炒，只要同时进食其他含有脂肪的食物，如鸡蛋、肉或其他炒菜，那么胡萝卜中的胡萝卜素就能很好地被吸收。要促进β-胡萝卜素的吸收，只需要很少的油脂即可。

（23）洋葱

洋葱是一种备受推崇的蔬菜，虽然其维生素C（8毫克/100克）、胡萝卜素（20微克/100克）、钾（147毫克/100克）和膳食纤维（0.9克/100克）等营养素含量并不是很高，但其所含的硫化物具有很好的健康效益，如促进消化、杀菌、提高免疫力、降血脂等。

洋葱在西餐里应用广泛。中餐吃洋葱的主要方法是素炒、与肉或蛋同炒、做馅或做成盐渍小菜。

（24）大蒜

大蒜一直是人们看重的保健食品，一般认为，大蒜具有抗氧化、抗菌、抗病毒、抗癌及抗动脉粥样硬化等作用。这是因为大蒜含有多种药理成分，如二丙烯基二硫化物（DADS）、二丙烯基三硫化物（DATS）、二丙烯基四硫化物、大蒜素、蒜氨酸等。

新鲜大蒜中含有由大蒜素转化而来的蒜氨酸，含量为3.7毫克/克（湿重），该物质受热可分解成DADS、DATS和二丙烯基硫化物（DAS）。这些物质具有刺激性气味，也是大蒜保健作用的基础。所以大蒜生吃，健康效益最佳。一旦加热煮熟，大蒜的药理活性将大为降低。

（25）黑蒜

研究人员一直在努力寻找无特殊气味的大蒜制品，黑蒜就是其中之一。黑蒜并不是一个新的大蒜品种，而是用普通大蒜（生蒜）加工而成的熟蒜，通体为黑色。黑蒜的加工方法极为特殊，是将大蒜带皮放在高温高湿的发酵箱里发酵2~3个月制成的。

在高温发酵的过程中，大蒜内部发生了复杂的反应。大蒜特有的刺激性气味和辛辣味道不复存在。黑蒜口感平淡，略甜，仅有轻微气味。而蒜氨酸进一步转化为S-烯丙基半胱氨酸、S-烯丙基巯基半胱氨酸、S-甲基半胱氨酸、S-乙基半胱氨酸等，保留并提升了大蒜原有的保健作用。

（26）四季豆

四季豆又称菜豆、豆角、芸豆、梅豆角等，是极常见的鲜豆类蔬菜，营养价值较高，尤其是蛋白质含量普遍高于其他蔬菜，β-胡萝卜素和膳食纤维含量也较高，维生素B_2含量与绿色叶菜相似。

未煮熟的四季豆有一定毒性，可引起食物中毒，所以四季豆必须彻底煮熟（翠绿色变成暗绿色）才能食用。生四季豆中的有毒物质皂苷和红细胞凝集素等在充分加热后可被完全破坏，因此煮熟的四季豆是安全的。

（27）荷兰豆

荷兰豆是较常见的鲜豆类蔬菜，多与肉类、火腿、腊肠等搭配炒制。荷兰豆的营养价值较高，维生素C含量为16毫克/100克，胡萝卜素含量为480微克/100克。有意思的是，在荷兰它被称为"中国豆"。

（28）豇豆

豇豆是鲜豆类蔬菜的典型代表，营养价值较高。豇豆维生素C含量为19毫克/100克，钾含量为112毫克/100克，胡萝卜素含量为250微克/100克。

与四季豆等豆科植物一样，生的豇豆含有溶血素和毒蛋白。食用生豇豆或未炒熟的豇豆容易引起食物中毒。因此，一定要充分加热煮熟或炒熟，破坏有毒物质，确保食用安全。

除食用新鲜的豆荚外，豇豆到秋季成熟后，其种子即干豇豆也可以食用，又称饭豆、腰豆、长豆等（各地异名甚多），是常见的杂豆之一。

（29）新鲜蚕豆

蚕豆，又称胡豆、佛豆、川豆、倭豆、罗汉豆等。蚕豆鲜品既可以炒菜、凉拌，又可以制成各种小食品，营养丰富。蚕豆的水分含量为70.2%，蛋白质含量为8.8%，胡萝卜素含量为310微克/100克，维生素C含量为16毫克/100克，钾含量为391毫克/100克。

新鲜蚕豆可以用清水加五香粉和盐煮熟，作为开胃小菜，也可以炒制或煲汤。

（30）毛豆

毛豆是黄豆未成熟时的鲜品，用清水加各种调味料煮熟常作为开胃小食，营养价值比蚕豆有过之而无不及。毛豆的水分含量为69.6%，蛋白质含量为13.1%，胡萝卜素含量为130微克/100克，维生素C含量为27毫克/100克，钾含量为478毫克/100克。

（31）鲜扁豆

扁豆也是常见的鲜豆类蔬菜，营养价值较高，维生素C含量为13毫克/100克，β-胡萝卜素含量为150微克/100克，钾含量为178毫克/100克。

像其他豆科植物一样，生扁豆含有红细胞凝集素等有毒物质，吃生扁豆可引起食物中毒。所以扁豆必须彻底煮熟方可食用。

（32）豆芽

绿豆芽的营养价值较高，尤其是维生素C的含量丰富，为6毫克/100克。黄豆芽的营养价值与绿豆芽相仿。

不过，去市场上买豆芽时要注意，那种卖相极好、个头均匀（每一根都有20多厘米长）、没有根须、颜色鲜嫩、干净漂亮的豆芽往往并不安全。2011年4月，沈阳市警方曾破获"毒豆芽"大案。沈阳市场1/3的豆芽都含有亚硝酸钠、尿素、恩诺沙星、6-苄基腺嘌呤激素等多种有害物质。为了卖相好，不法商贩先用无根剂和亮白速长防腐剂泡，再用84消毒液冲洗，最后再漂白⋯⋯

自家发制豆芽既安心，又简单。每次将100克绿豆或黄豆用温水浸泡12小时，在平底广口容器（小盆、塑料饭盒等）底部铺上6层干净毛巾，用凉水湿润。将泡好的绿豆或黄豆均匀地铺在毛巾上，再盖上2层毛巾，洒上凉水，避光、室温放置。每天早晚用清水冲洗一次，去除脱落的豆皮，重新放回容器，并保持容器内微湿、温暖。水不要太多，否则易生根。一般需要一周左右即可食用。

（33）豌豆尖

豌豆是既可采摘豆尖也可收获豆荚的植物，在我国四川、云南、湖北、广东、上海等地栽培较多。播种30天后可采摘豆尖，豌豆枝蔓的尖端即豌豆尖。豌豆尖茎叶柔嫩，味美可口，是一种质优、营养丰富、食用安全、速生无污染的高档绿色蔬菜，深受消费者的青睐。

豌豆尖既可与肉类炒食、蒸食，又可涮锅、凉拌，更可用于调味、配色。但最好还是用大火快炒，并放点醋，以保持脆嫩，同时还可以减少维生素C的损失。

（34）苦瓜

苦瓜的苦味来自一类被称为苦瓜苷的复杂化合物。这些化合物在动物试验中表现出了一定的药理作用，如降低血糖、刺激免疫细胞等，但在人体中未证实有同样作用。苦瓜含有丰富的维生素和矿物质，维生素C含量高达56毫克/100克，钾256毫克/100克。一般认为苦瓜的苦味具有解暑作用。

苦瓜煎蛋是最常见的吃法，通过加糖、焯水、冷水浸泡、先炒苦瓜后炒鸡蛋等措施可去除部分苦味。但烹调用油一定要少，在很多餐饮店，苦瓜煎蛋都放了大量的烹调油。

苦瓜是一种营养价值较好的蔬菜，糖尿病患者可以食用，但说它能降糖，就偏离了事实。虽然有研究证实在苦瓜中发现了一种被称为苦瓜多肽的物质，并在动物试验中表现出了一定的降糖作用，从20世纪60年代就有人提出苦瓜好像能降血糖。但是到了80年代，国家有关部门曾组织广西医学院等很多单位进行了大规模的临床研究，结果发现吃苦瓜并不能降低血糖。

（35）冬瓜

冬瓜与冬季无关，取名为冬瓜是因为瓜熟之际，表面上有一层白粉状的东西，就好像是冬天所结的白霜。冬瓜产量大，耐储藏，是夏秋季节常见的蔬菜品种。

冬瓜维生素C和钾的含量在常见蔬菜中位居中游，分别为18毫克/100克和78毫克/100克。冬瓜特别适合煲汤。

（36）节瓜

节瓜又名毛瓜，是冬瓜的一个变种。节瓜富含维生素C，含量高达39毫克/100克（比冬瓜的2倍还多些）。

（37）茭瓜

茭瓜也叫西葫芦，有时也写成"角瓜"，是很常见的瓜类蔬菜，以小而嫩者口感最佳。其含水量很高，为95%，维生素和矿物质相对含量明显偏低，是营养价值较低的蔬菜。

一个流传很广的传言是"西葫芦致癌"，源自香港食物安全中心2013年发布的一份关于致癌物丙烯酰胺的报告，炒西葫芦中丙烯酰胺的含量高居榜首（360微克/千克），竟然与炸薯条相差无几。丙烯酰胺的确被世界卫生组织（WHO）列为ⅡA类致癌物（对人类致癌作用不明确），但它在日常炒菜、加工食品中无处不在，且整体含量不高，基本不用担心。

（38）黄瓜

黄瓜是极普通的蔬菜，口感清淡、爽脆，特别适合生吃，炒熟后味道也不错。黄瓜含水量很高，为97%，但营养素相对含量并不低，每100克黄瓜含维生素C 9毫克、β-胡萝卜素90微克、钾102毫克、钙24毫克，营养价值在蔬菜中是中等水平。

黄瓜浸泡充分吸水后很脆，特别适合凉拌。黄瓜去皮可以使口感更细嫩，但却会损失大量β-胡萝卜素和较多维生素C、钾等，因而得不偿失。

生拌是吃蔬菜的重要方法。黄瓜、萝卜、青椒、洋葱、胡萝卜、紫甘蓝、番茄、木耳、生菜、油麦菜等均可生拌食用。既可减少加热造成的营养流失，又可减少油脂摄入。若担心脂溶性维生素不易被吸收，生拌时可加入少量植物油。

（39）南瓜

南瓜富含β-胡萝卜素和钾，含量分别为890微克/100克和145毫克/100克。维生素C和钙含量不高，分别为8毫克/100克和16毫克/100克。营养价值在蔬菜中是中等水平。

糖尿病患者吃南瓜降糖是一个由来已久的谣言。南瓜碳水化合物含量不低（5.3%），升糖指数（GI）为75，超过大多数水果和蔬菜，因此并不适合糖尿病患者大量食用。

（40）香菇

香菇是极常见的食用菌之一，有鲜品和干品可供选择。干香菇蛋白质含量高达20%，脂肪却很少。而且蛋白质质量较好，含必需氨基酸较多。涨发后的鲜香菇蛋白质含量约为2%，仍是一款营养丰富的食材。不但富含B族维生素，还含有麦角甾醇（维生素D），有助于钙的吸收，香菇多糖则具有提高免疫力的作用。

香菇富含嘌呤、核苷酸等鲜味物质，特别适合煲汤、做馅等。炒制、红烧、炖煮、涮火锅、烧烤亦是美味。

（41）金针菇

金针菇是一种人工栽培的食用菌，蛋白质、膳食纤维、维生素含量与香菇相仿，但钾含量更高，为195毫克/100克（涨发香菇为20毫克/100克）。

金针菇菌盖滑嫩，柄脆，味美适口。焯水后凉拌、炒、炝、熘、烧、炖、煮、蒸、做汤均可。

（42）木耳

木耳是极常见的食用菌之一，口感清淡、爽脆。可以炒、煮、煲汤、涮火锅、凉拌等，也可以与其他菜肴搭配。

木耳含有丰富的B族维生素、铁和膳食纤维，营养价值很高。木耳还含有木耳多糖。研究表明，木耳多糖能降血脂、降低血液黏稠度和抗血小板凝集，对预防心脑血管疾病有益。木耳多糖还能提高人体免疫力。

（43）蘑菇

蘑菇的品种很多，如鲜蘑菇、草菇、牛肝菌、滑子菇、平菇、金针菇、松树蘑、红蘑等，分布于不同的地区。现在野生的很少，大部分是栽培养殖的，很多还经过了晒干、腌制或被做成罐头出售。蘑菇中B族维生素和钾的含量均比较丰富，膳食纤维的含量也很突出，具有较高的营养价值。

新鲜蘑菇适合各种烹调方法，干品经泡发后也一样，可炒，可炖，还可以凉拌或做馅。近年在北方各地非常流行的做法是肉片炒杂蘑（红烧也可），即把大小相似的各式各样的蘑菇（水发的或腌制的）混合后炒肉片食用。还有一个比较流行的菜品是菌汤，即把多种蘑菇（水发的或腌制的）放入鸡汤中长时间炖煮。

食用野生蘑菇要非常小心，毒蘑菇（毒蕈）可造成致命的食物中毒。

很多流传的鉴别是否有毒的方法其实都是不可靠的。唯一可靠的做法是不要吃野生蘑菇。

（44）紫菜

紫菜是一种生长在浅海岩石上的藻类植物，紫色，种类很多，统称为紫菜。平时食用的多为干品，营养价值十分丰富，钙含量为264毫克/100克，钾含量为1976毫克/100克，碘含量为4323微克/100克。

紫菜味道很鲜，适合做汤、做馅，既可以增加鲜味，又可以增加营养。紫菜包饭、寿司等则近年非常流行。

（45）裙带菜

裙带菜是海带的近亲，通常生长在潮线4~6米以下的水中礁盘上，随着海浪翻涌而起伏，像古代仕女的裙带，所以把它叫作裙带菜。在大连和山东沿海，也称之为海菜或海芥菜。在沿海地区能买到鲜品或盐渍产品，在内陆的很多超市也能买到干品，有的干裙带菜产品包装上叫海木耳。

裙带菜比海带小而薄，口感更软更细嫩，适合凉拌、做汤、炒菜或炖煮，比海带更好吃。裙带菜的营养价值则与海带类似，除富含维生素（如B族维生素）、胡萝卜素和矿物质（如铁、碘、硒）外，还含有较多褐藻多糖。褐藻多糖具有通便、降血脂、提高免疫力等保健价值。

不过，裙带菜、紫菜、海带、海苔等海藻类食物均含有大量的碘，为避免刺激甲状腺，甲亢、甲状腺结节、甲状腺炎、甲状腺瘤和甲状腺癌患者不宜食用。

（46）鱼腥草

鱼腥草是药食兼用的一种植物，因叶子带有腥气而得名，产于我国长江流域以南各省。鱼腥草俗称折耳根，有些人吃不惯它的味道，但四川、贵州、云南等地的人们都很爱吃，叶子和根都可以吃。

鱼腥草叶子富含胡萝卜素，含量高达3450微克/100克。维生素C含量也很高，为70毫克/100克。钾和铁的含量也堪称丰富，分别为718毫克/100克和9.8毫克/100克。

鱼腥草根可用于烹制各种菜肴。叶子连嫩根那种最好是凉拌，和莴笋丝一起，加糖、味精、酱油、醋、辣椒油，典型的川式口味。

不过，鱼腥草不宜大量食用，因为含有马兜铃内酰胺，虽然该物质与真正的致癌物马兜铃酸并不是一回事，但也有一定的肾脏毒性和致癌性。

（47）香椿

香椿是一种树木，其嫩叶春天时芳香可食，故我们吃的实际是香椿芽。香椿芽味道清香独特，更具"吃春""迎春"之意，所以很受欢迎，加之可吃的嫩芽并不多且时限短，因此稀少珍贵。

香椿水分含量低（85%），这使其营养素相对含量较高，维生素C（40毫克/100克）、β–胡萝卜素（700微克/100克）、钾（172毫克/100克）、钙（96毫克/100克）、铁（3.9毫克/100克）和锌（2.25毫克/100克）的含量均是蔬菜中的佼佼者。香椿还含有较多黄酮类物质，动物试验中表现出消炎、抗菌、抗氧化、抗病毒、调节血脂等作用。不过，香椿中亚硝酸盐含量也较多，为3.41毫克/100克。食用前最好用开水烫一下，去除部分亚硝酸盐，并保持鲜艳的颜色和脆嫩的口感。

香椿的吃法很多，可炒肉、炒蛋、清蒸、油炸，也可凉拌豆腐、米线、凉粉、凉面。腌香椿芽、香椿叶在一些地区也很普遍。还有将其加工成香椿泥、香椿酱、香椿腐乳的。

（48）魔芋制品

魔芋又称蒟蒻，中国早在两千多年前就开始栽培魔芋了，食用历史很悠久。魔芋地下块茎呈扁圆形，宛如大个儿荸荠，直径可达25厘米以上。魔芋食用前必须经磨粉、蒸煮、漂洗等加工脱毒。魔芋地下块茎可加工成魔芋粉供食用，并可制成魔芋豆腐、魔芋挂面、魔芋面包、魔芋肉片、果汁魔芋丝等多种食品。

从营养成分上看，魔芋是一种低热能、低蛋白、低脂肪、高膳食纤维的食物，每百克魔芋精粉中含蛋白质4.6毫克、脂肪0.1毫克，另外还含有钙、磷、铁、锌、锰、铜等矿物质。

有关研究表明，魔芋制品的主要成分葡甘露聚糖有助于降低餐后血糖。魔芋地下块茎的主要成分（44%～64%）是葡甘露聚糖，又称魔芋胶，这是因为其遇水后可呈凝胶状。葡甘露聚糖是一种可食用的可溶性膳食纤维，吸水性强，黏度大，膨胀率高。该物质进入胃中可膨胀20～100倍，产生饱腹感，有助于减少能量摄入并避免饥饿感。在小肠，它不能被消化吸收，又有很强的黏滞性，能吸附有机物，故而能延缓葡萄糖的吸收，抑制餐后血糖的异常升高。它还能阻滞胆固醇的吸收，增加其排泄，有助于防治血脂异常。魔芋基本不含淀粉或其他糖类，食用后不会引起血糖骤升。魔芋是加工糖尿病食品、减肥食品的热门原料。

目前市面上售卖的魔芋制品多种多样，有魔芋精粉，也有用魔芋精粉制作的（通常要加入食用石灰等凝固剂）魔芋丝、魔芋块、魔芋片、魔芋球、魔芋豆腐、魔芋零食等，还有一些被制成提取物、胶囊、片剂或粉剂等作为保健品出售。

魔芋制品适用于多种烹调方法，炒、炖、煮、煲汤、涮火锅以及凉拌等均可。最简单的做法是，将魔芋丝加上胡萝卜、姜丝、青红椒丝等勾芡即可做成羹汤，或将魔芋丝、黄瓜丝、肉丝加些盐、胡椒调味，即成一道爽口的凉拌菜，等等。

魔芋丝或魔芋结也是日本的传统食品，日本对魔芋健康作用的研究颇多。2019年底，日本北海道大学的研究人员通过小鼠试验发现，魔芋中的神经酰胺可预防阿尔茨海默病。

③ 水果

（1）柑橘

柑橘是一个笼统的称呼，包括好几种外表相似但分类不同的水果，如橘子、芦柑、甜橙、脐橙、蜜橘、金橘、广柑等。有时候，连柠檬、柚子等也可包括在内。柑橘是非常常见、非常受推崇的水果，营养价值很高。其中β-胡萝卜素平均含量高达890微克/100克，维生素C含量为28毫克/100克，其他主要营养素含量见表3-1。

柑橘含有较多有机酸，掩盖了甜味，致使柑橘吃起来并不是很甜，但其含糖量是比较高的，12%左右。柑橘含很多胡萝卜素，大量食用时会蓄积在体内，使皮肤泛黄，虽然一般并无害处，但还是应该避免。况且，从均衡膳食的角度来说，任何水果都不要大量食用。

（2）葡萄

甜葡萄含糖量远超过苹果、梨、桃等水果，主要是葡萄糖、蔗糖、果糖等，其中葡萄糖和果糖比例更高，这让葡萄吃起来有清凉感，不觉得甜腻。此外，葡萄富含钾和镁，在水果当中还有相对较多的铁，其主要营养素含量见表3-1。

表3-1 常见水果主要营养素含量（以100克可食部计）

食物	能量/千卡	蛋白质/克	脂肪/克	糖类/克	膳食纤维/克	维生素A/视黄醇当量	维生素C/毫克	钙/毫克	钾/毫克	铁/毫克	锌/毫克
香蕉	91	1.4	0.2	22.0	1.2	10	8	7	256	0.4	0.18
猕猴桃	56	0.8	0.6	14.5	2.6	22	62	27	144	1.2	0.57
葡萄	43	0.5	0.2	10.3	0.4	8	25	5	104	0.4	0.18
苹果	52	0.2	0.2	13.5	1.2	3	4	4	119	0.6	0.19
柑橘	51	0.7	0.2	11.9	0.4	148	28	35	154	0.2	0.08
西瓜	25	0.6	0.1	5.8	0.3	75	6	8	87	0.3	0.10
草莓	30	1.0	0.2	7.1	1.1	5	47	18	131	1.8	0.14
桃	48	0.9	0.1	12.2	1.3	3	7	6	166	0.8	0.34
芒果	32	0.6	0.2	8.3	1.3	150	23	Tr	138	0.2	0.09
木瓜	27	0.4	0.1	7.0	0.8	145	43	17	18	0.2	0.25
鲜枣（大）	122	1.1	0.3	30.5	1.9	40	243	22	375	1.2	1.52
干枣（大）	298	2.1	0.4	81.1	9.5	—	7	54	185	2.1	0.45
樱桃	46	1.1	0.2	10.2	0.3	35	10	11	232	0.4	0.23
柚子	41	0.8	0.2	9.5	0.4	2	23	4	119	0.3	0.40
梨	44	0.4	0.2	13.3	3.1	6	6	9	92	0.5	0.46
菠萝	41	0.5	0.1	10.8	1.3	3	18	12	113	0.6	0.14
哈密瓜	34	0.5	0.1	7.9	0.2	153	12	4	190	—	0.13
石榴	63	1.4	0.2	18.7	4.8	—	9	9	231	0.3	0.19
山竹	69	0.4	0.2	18.0	1.5	Tr	1.2	11	48	0.3	0.06
榴莲	147	2.6	3.3	28.3	1.7	3	2.8	4	261	0.3	0.16

注 摘自杨月欣主编的《中国食物成分表2002》和《中国食物成分表2004》，"Tr"表示未检出。

葡萄皮和籽中含有白藜芦醇、原花青素等，它们具有很好的保健作用、抗氧化、防癌、防心血管疾病等。所以有人提出，吃葡萄不能吐掉葡萄皮，最好连籽也一起吃下去。但其实这种吃法很难消化吸收上述有益物质，且口感酸涩，因而并不值得推荐。

（3）苹果

苹果不但含有普通的果糖、B族维生素、维生素C、维生素E、胡萝卜素及钾等营养素（主要营养素含量见表3-1），还含有果胶、有机酸、多酚类、黄酮类等有益成分。这些成分赋予苹果甜酸的味道。有机酸（苹果酸、枸橼酸）能刺激胃液分泌，促进消化。果胶是一种可溶性的膳食纤维，具有润燥通便的作用。多酚类、黄酮类等成分与维生素构成抗氧化体系，可及时清除体内代谢垃圾，对预防心脑血管疾病以及美容健身具有很好的作用。

苹果是最常见的水果，种类多样，红富士、国光、红玉、嘎拉、王林、乔纳金等比较多见，一年四季都可买到，食用方便，容易储存。

（4）西瓜

西瓜含糖量为7%左右，在水果中并不是最高的，但西瓜的特点是果糖比例很高，更甜，且甜而不腻，清凉爽口。这也使西瓜的食用量偏大，500克西瓜很容易吃下去，其糖类含量差不多相当于吃半小碗米饭了。西瓜主要营养素含量见表3-1。

西瓜的另一个特点是升血糖比较快。西瓜的升糖指数（GI）是72，几乎是常见水果中最高的，远超过苹果（36）、梨（36）、桃（28）、柑橘（43）等。所以高血糖者只宜少量食用（每天100克）。

（5）香瓜

香瓜因清香袭人而得名，又因味甜而被称为甜瓜或甘瓜。像西瓜一样，香瓜也是夏令消暑瓜果，其营养价值与西瓜相仿。香瓜主要营养素含量见表3-1。

（6）草莓

草莓鲜红艳丽，酸甜可口，色香味俱佳，一般局限在早春时节上市。草莓中维生素C的含量相当丰富，为47毫克/100克，是水果中的佼佼者。同时也含有其他多种维生素、微量元素、有机酸、果胶、花青素等。草莓主要营养素含量见表3-1。

草莓无法削皮食用，需要仔细清洗。先用清水简单浸泡，然后用流水冲洗。除直接食用外，草莓还可以拌入酸奶中或做成水果沙拉食用。

（7）猕猴桃

猕猴桃又称为奇异果，是营养极为丰富的水果之一，且酸甜可口，开胃助消化。猕猴桃维生素C含量为67毫克/100克，在水果中名列前茅，其主要营养素含量见表3-1。

猕猴桃一旦变软成熟，一两天内就会软烂，较难储存。购买猕猴桃时，一般要选择整体处于坚硬状态的果实，应特别注意有无机械损伤，如有小块碰伤、有软点、有破损，这样的猕猴桃最好不要购买，因为它们会迅速变软、变酸、腐烂。

不过，坚硬状态的猕猴桃并不好吃，糖分低，酸度大，酸涩刺口。猕猴桃一定要放熟变软才能食用。果实完整没有破损的猕猴桃需要几天才能成熟变软，要耐心等待。把猕猴桃和苹果放在一起，成熟的苹果散发出的"乙烯"可加快猕猴桃变软变甜。一旦用手指按压猕猴桃两端，感觉不再坚硬（无需很软）就可以吃了。再继续存放，就会过度变软，失去美好的口感。最糟糕的状况是，猕猴桃局部变软、变烂，而其他部分还坚硬难吃。这说明你购买的猕猴桃局部有外伤，是在运输或储存过程中受到粗暴对待所致。

（8）香蕉

香蕉是一种很特殊的水果，其糖类含量远高于其他水果，甚至不输于土豆。香蕉含糖量为22%，而土豆是17.2%。因此，香蕉非常适合用来作为加餐。香蕉主要营养素含量见表3-1。

香蕉含糖量高，且其升糖指数（GI）也高于其他大部分水果，不利于糖尿病患者控制血糖，宜少量（每天100克）食用。香蕉宜室温存放，不宜放入冰箱，否则易受冻变黑。

（9）芒果

芒果是较常见的热带水果之一。芒果因具有速生、早产、高产、果实风味独特、营养丰富、经济效益高等特点，使得芒果生产不断得到发展。目前已成为继葡萄、柑橙、香蕉、苹果之后的世界第五大水果。

芒果营养价值最突出的特点是含β-胡萝卜素非常多，为897微克/100克，远远超过其他常见水果（比如苹果的含量是20微克/100克）。其他主要营养素含量见表3-1。

部分人会对芒果过敏，尤其是对靠近果皮的果肉。症状大多是在吃芒果时唇周皮肤接触到芒果汁液，导致嘴唇红肿、疼痛、出现皮疹、起水泡，严重的会波及整个脸部和颈部。为避免或减轻过敏症状，可以将芒果切成小块，用牙签等放入口中，避免芒果汁液接触皮肤。皮肤敏感的人吃完芒果后，应漱口、洗脸，以避免果汁残留。

（10）桃

桃有多个品种，常见的有水蜜桃、久保桃、黄桃等。桃的果皮一般有毛，但油桃的果皮是光滑的。桃一般呈球形，但蟠桃的果实是扁盘状的。桃味道平淡，含有多种维生素、果酸以及钙、磷、铁等矿物质，主要营养素含量见表3-1。食用前，桃毛要清洗干净，有部分人对桃毛很敏感，会引起过敏。

桃原产于我国，已有四千多年的栽培历史。古代传说经常提到，桃是一种可以延年益寿的水果，好处众多。

（11）木瓜

木瓜的准确名称其实应该是番木瓜，一个"番"字说明它是外来的品种（原产于热带美洲），而不同于原产中国的"木瓜"。后者主要药用，也可以食用但并不普遍。经常看到对"木瓜"营养价值和功效的各种争议，都是因为没有搞清楚是何种木瓜。

木瓜营养价值较高，维生素C含量（43毫克/100克）和β-胡萝卜素含量（870微克/100克）都是水果中的佼佼者，这是非常难得的。木瓜主要营养素含量见表3-1。除作为水果食用外，木瓜也经常用于烹调菜肴。至于木瓜传言中的美容功效，则完全不用当真。

目前，大多数木瓜都是转基因的，转基因木瓜营养价值和安全性都不低于普通木瓜，完全可以正常食用。

（12）枣

枣的品种繁多，大小不一，口感以甜为主，有些兼具酸味。鲜枣经过晾晒成为干枣，营养成分变化很大。鲜大枣富含维生素C（243毫克/100克），而干大枣维生素C含量极少（7毫克/100克）。鲜枣的营养价值远远超过干枣，其主要营养素含量见表3-1。

大枣不好消化，吃多了会胀气，尤其是患有胃炎或胃溃疡的人更要注意，应注意控制食用量。此外，枣水分少，含糖量高（30%左右），且升血糖比较快，大枣的升糖指数（GI）高达103，几乎是常见食物中最高的。所以高血糖者不宜食用。

不论是鲜枣，还是干枣，都不是补铁补血的最好食物。虽然枣中铁的含量在水果当中算是比较多的，但像其他植物性食物一样，大枣中的铁吸收率极低，不能被人体很好地利用，干枣比鲜枣更差一些。

（13）樱桃

樱桃不但外观漂亮，惹人喜爱，而且营养价值也是水果中的佼佼者。

其优势主要体现在以下两个方面。

首先，樱桃的红色由复杂的成分形成，其中一些被称为花青素的植物化学物质具有很强的抗氧化作用，具有保健价值。樱桃的颜色越深，则花青素的含量越高。所以紫色樱桃抗氧化作用最强，深红色樱桃次之，浅红色樱桃再次，黄色樱桃最弱。

其次，樱桃中含有较多的铁，含量为5.9毫克/100克（品种不同，含量有差异），远高于其他大多数水果（鲜大枣中铁含量为1.2毫克/100克）。樱桃β-胡萝卜素含量也比较高，为210微克/100克。樱桃主要营养素含量见表3-1。

樱桃一次吃太多会使一部分人出现腹胀等消化道症状。当然这与个人体质有很大关系。有些人即使成盘吃樱桃也没什么不适。

（14）柚子

柚子又名文旦、香栾、臭橙、臭柚等，可以归入柑橘一类，其基本特征和营养价值与柑橘相仿。柚子有沙田柚、蜜柚、文旦柚等多个品种，大多口感清香、酸甜。主要营养素含量见表3-1。

（15）梨

梨的品种众多，外表和口味各异。秋白梨、鸭梨、雪花梨、香梨、南果梨、苹果梨、莱阳梨、巴梨等都是比较常见的品种，大多在秋季上市。除维生素C、钾等营养成分外，梨还含有较多膳食纤维，具有较好的通便作用，特别适用于被便秘困扰的人。梨主要营养素含量见表3-1。

梨既可生食，也可蒸煮后食用，可以润肺，祛痰止咳。冰糖蒸梨是最常见的食疗方剂。用梨、砂糖和枸橼酸制成的雪梨膏更是常用于止咳的OTC药物。

（16）菠萝

菠萝也叫凤梨，是较常见的热带水果之一。菠萝的外皮很奇特，处理起来需要一些技巧。菠萝糖分含量较高，而且升高血糖的作用较强，升糖指数（GI）为66，超过柑橘、苹果、梨、葡萄等常见水果。菠萝主要营养素含量见表3-1。

吃菠萝时要先在淡盐水中浸泡一会儿再吃，不仅口感更好（咸味强化了甜味），而且可防止对口腔黏膜的刺激和过敏。在广东潮汕沿海一带也有用酱油代替盐水蘸取食用的方法，风味不俗。菠萝含有少量的蛋白酶，具有一点点刺激性并会使少数人过敏。盐水浸泡之后可以消除蛋白酶的这些不良作用。

菠萝蛋白酶亦具有正面作用，可分解蛋白质，有助于消化，而且与肉一起烹煮时，可以使肉类变得软嫩。这也是嫩肉粉的基本原理。

（17）山竹

山竹也是一种典型的热带水果，又名莽吉柿、山竺、山竹子、凤果等，味道甜美。在东南亚的一些国家，榴莲和山竹被视为"夫妻果"，前者为"果王"，后者为"果后"。山竹主要营养素含量见表3-1。

山竹的外果皮最初为绿色，上有红色条纹，接着整体变为红色，最后变为暗紫色，此过程持续十多天，标志着果实完全成熟并可以食用。购买山竹时一定要选蒂绿、果软的新鲜果。手指轻压表壳，如果表皮很硬而且干，手指用力仍无法使表皮凹陷，蒂叶颜色暗沉，则表示此山竹已太老；表壳软则表示尚新鲜可食。

（18）哈密瓜

哈密瓜是优良的甜瓜品种，原产于新疆，味甜，果实大，以哈密所产最为著名，故称为哈密瓜。哈密瓜中β-胡萝卜素含量高达920微克/100克，堪称水果之最，其主要营养素含量见表3-1。

（19）石榴

石榴的营养成分与其他常见水果相仿，主要提供维生素C、B族维生素、有机酸、糖类、钾、膳食纤维等（主要营养素含量见表3-1）。

石榴色彩鲜艳、籽多饱满，在一些地区被用作喜庆水果，讨个彩头。不过，石榴吃起来比较麻烦，需要一点点技巧。薄薄削去上下两端，到刚露出籽的程度，然后顺着鼓起的棱用刀轻轻划开外皮，用手一掰，把石榴分成几块，然后就可以轻松吃掉其中的籽了。

（20）榴莲

榴莲是东南亚最著名的热带水果，其外形很奇特，椭圆形，足球大小，果皮外面是木质硬壳，布满密密麻麻的三角形刺。更奇特的是榴莲的味道，闻起来像臭鸡蛋，吃起来像臭豆腐。初尝有异味，有人因此退避三舍；再食则清凉甜美，回味甚佳，有人因此"上瘾"。榴莲特有的味道是如此浓烈，以至于不少公共场所都严禁带榴莲入内。

榴莲的成分也是水果中的另类。除含较多的糖类（约30%）外，还含有较多的脂肪（3%~4%），这在水果中几乎是绝无仅有的。再加上3%左右的蛋白质，使得榴莲能量十足，每100克榴莲提供能量约150千卡，大致相当于鸡蛋或瘦肉。因此，榴莲不宜多食。当然，像其他水果一样，榴莲也富含多种维生素和矿物质，榴莲主要营养素含量见表3-1。

（4）大豆制品

（1）豆浆

豆浆是极其值得推荐的大豆制品之一。它的优势是最大限度地保留了大豆中原有的各种营养物质。这是因为制作豆浆时，没有像豆腐、干豆腐或腐竹等大豆制品那样要经过"深度水洗"（磨浆过滤去汁）的工序。这就使得维生素、大豆异黄酮、低聚糖等水溶性营养成分得以保全。

自制豆浆过滤之后，所剩残渣（豆渣）营养丰富，因富含膳食纤维而对血糖控制格外有益。豆渣可以直接炒食，也可以和面蒸馒头、包包子、做鸡蛋饼等。不单是豆渣，打好的豆浆也可以用来蒸米饭、煮粥、蒸窝头、蒸蛋羹等。把豆渣或豆浆与其他富含碳水化合物（糖类）的食物，如馒头、面包等一起食用，有助于控制血糖。

使用家用豆浆机自制豆浆有很多优点。品质可靠，货真价实，经济实惠。营养卫生，不添加任何食品工业用添加剂，更接近大豆原味。自制豆浆时加入少量花生，可使豆浆增香并口感润滑。还可根据自己的口味偏好加入黑豆、青豆、玉米、芝麻等，营养更全面。

大豆中几乎不含蔗糖，所以豆浆没有甜味，除非额外加糖。外购豆浆或豆浆粉时，口感香甜，显然是加糖的结果。绝大多数豆浆粉中糖类含量≥60%，这些糖都是添加进去的，因为天然大豆含糖很少。

（2）豆腐

整粒煮熟的黄豆蛋白质消化率仅为65%，做成豆腐后消化率可达95%（豆浆是85%）。因为含有植酸和草酸等抑制钙吸收的物质，黄豆中的钙很难吸收，做成豆腐后，这些物质被去除，钙的吸收率明显提高。因此，豆腐提高了黄豆的营养价值。

豆腐大致有南（方）豆腐和北（方）豆腐两种，南豆腐色泽白，非常嫩；水分多，多成盒出售；适合做汤或凉拌，但不太适合炒菜。而北豆腐则相对发黄，比较老；多一块一块地出售，可以用来炒菜或炖菜。

豆腐与肉类一起烹调营养价值大增，因为两者所含蛋白质可以互补。豆腐所含的大豆蛋白虽然也是一种优质蛋白，但甲硫氨酸的含量偏低，肉类或者蛋类的蛋白质恰好含有较多的甲硫氨酸。两者混合食用后，氨基酸模式更符合人体需要，营养价值更高。

豆腐的营养成分与加工方法，特别是添加凝固剂有很大的关系。制作豆腐时，添加凝固剂是决定性的工艺。石膏（硫酸钙）和卤水（盐卤，含氯化钙）是常用的凝固剂，且都含有钙，所以豆腐的钙含量较高，且老豆腐钙含量高于嫩豆腐。半块豆腐（大约200克）所含钙大致与一大杯牛奶（300毫升）相当。

不过，如果用葡萄糖酸内酯作凝固剂，即成为了口感极嫩的内酯豆腐，那么钙含量就比较低了。一大盒内酯豆腐（350克）才含60毫克钙。同样地，凡是添加了含钙凝固剂的大豆制品，如普通豆腐、干豆腐、豆腐丝、素鸡等的钙含量都要超过未添加含钙凝固剂的大豆制品，如内酯豆腐、豆浆、腐竹等。

（3）豆腐干

豆腐干是豆腐的半干制品，富含蛋白质和钙，特别是钙。豆腐干被视为"高钙王"，每100克豆腐干含钙308毫克，超过其他大豆制品。

与豆腐不同，豆腐干常被赋予各种味道和颜色，其中比较有名的是人们常说的"香干"，可制作多种菜肴，可冷拌，可热炒，可油炸，可烤制，吃法甚多。有些豆腐干含油量较高，有些则盐分较多，不似豆腐那样清淡。

（4）干豆腐

干豆腐是一种被压成薄片状的豆腐制品，在东北很常见。在有些地区，也称为豆腐皮。京酱肉丝中用的正是干豆腐。它可以用作炒菜的原料，煎、炒、烹、炸、涮火锅几乎无所不能。

干豆腐的制作过程与豆腐基本一致，只是水分更少，这使其蛋白质、钙等营养素相对含量明显提高。

（5）腐竹

腐竹是大豆磨浆烧煮后，从锅中挑皮、捋直，经过烘干后凝结干制而成的豆制品，它通常作为配菜与其他食物混合烹调食用，可以油炸、蒸炖、红烧、炒肉等，当然还可以凉拌。

腐竹富含蛋白质，每100克腐竹含44.6克优质蛋白质。但钙含量较低，每100克腐竹含77毫克钙。

（6）腐乳

腐乳又叫豆腐乳，是我国颇具民族特色的发酵大豆制品，常用于佐餐，或用于烹调。腐乳通常分为红方、白方和青方三大类。青方就是著名的臭豆腐。白色腐乳在生产时不加红曲色素，使其保持本色。腐乳坯加红曲色素即为红色腐乳。

发酵提高了大豆制品的营养价值，除富含蛋白质和钙之外，B族维生素的含量也大幅增加，特别是含有维生素B_{12}（该种维生素一般在植物性食物中极少或不存在）。发酵可促进大豆异黄酮的吸收利用，增强其抗氧化作用。但缺点是大多数含盐量较高。比如每100克腐乳含有3091毫克钠，约相当于8克食盐，故不可多吃。

（7）豆豉

一般以黄豆或黑豆为主要原料，先蒸煮后发酵，达到一定程度时，还要加盐、加酒、干燥等，抑制酶的活性，延缓发酵过程而制成。多用于调味。

豆豉中含有多种营养成分，能助消化，还可以改善胃肠道菌群。缺点也是含较多的食盐，故总食用量宜少不宜多。

（8）纳豆

纳豆是以大豆为原料，用一种叫作"枯草芽孢杆菌"（纳豆菌）的细菌发酵，制成的一种大豆发酵食品，属于日本传统食物之一。其表面有一层薄薄的白膜，搅拌时会出现黏液状的拉丝。又黏又滑的、有发酵气味的拉丝就是纳豆的显著特点了，吃的时候要充分、反复搅拌，让拉丝更均匀、更黏滑，气味更浓烈，可以拌饭，也可以拌菜。

新鲜纳豆的细菌是活的，所以要冷藏或冷冻保存，否则很容易过度发酵变味。除了鲜纳豆外，市面上还有冷冻纳豆、纳豆胶囊等产品。

纳豆的营养成分一方面来自原料大豆，包括蛋白质、脂肪、膳食纤维、低聚糖、钙、钾、维生素E、大豆异黄酮等；另一方面来自细菌发酵，枯草芽孢杆菌会合成一种叫作"纳豆激酶"的特殊成分。纳豆激酶在动物试验中表现出抗血栓、抗动脉硬化、降血脂等作用，但对人体是否有同样的作用还缺少足够的证据。很多以纳豆激酶或纳豆干粉剂为主要成分的保健品，经常过分鼓吹自己的功效，夸大其词，消费者应理性对待。纳豆的另一个优势是几乎没咸味，含盐少。因此，推荐吃新鲜纳豆，而不是纳豆保健品。

在超市里购买纳豆，要关注产品标签上的保质期及保存方法等，不要购买过期的纳豆。冷藏鲜纳豆（0~4℃）保质期通常为7天；冷冻纳豆（-18℃）保质期可长达一年。新鲜纳豆保质期较短，且需冷藏保存，消费者应在保质期内尽快食用。

在自己家里也能制作纳豆，可参考相关教程。

（9）黑大豆

像黄豆一样，黑大豆也是高蛋白（36%）、高脂肪（15.9%）、淀粉极少的豆类，还富含大豆异黄酮、花青素、膳食纤维、低聚糖、B族维生素、钙和钾等，营养价值也很高。

很多超市可以买到黑豆，可以与黄豆混合做豆浆。黑豆使豆浆颜色发暗，但味道不受影响。黑豆发芽后可烹制菜肴。挑选黑豆时，应选择豆皮表面有光泽、豆皮黑亮饱满的豆子，天然黑豆的胚芽口应为白色，豆皮颜色不是全黑的，而是有的呈墨黑，有的却是黑中泛红，剥开豆皮，内壁也应该是白色的。

5 坚果和种子

（1）巴旦木

巴旦木是扁桃仁，很像杏仁，但并不是杏仁，在我国新疆也叫巴达木。

巴旦木营养很丰富，主要营养素含量见表3-2。大多数巴旦木只经过了轻微烤制，不含太多调味品，维生素破坏少、保留多。像其他坚果一样，巴旦木也含有较多的脂肪和能量，不可多吃，每日10克（不超过10粒）较为适宜。

坚果易吸潮，还容易氧化变味，尤其是天气炎热、潮湿时，更要注意保存，避免发霉。不要一次买太多。买来之后，要装在密闭的罐子里，每天拿出一把来食用。

（2）核桃

核桃健脑，是一个很古老的说法。虽然到目前为止还缺乏足够的证据来支持这个说法，但核桃总归是一种营养价值很高的坚果。核桃含丰富的蛋白质、多不饱和脂肪酸、磷脂、维生素E、钾、锌等营养素（主要营养素含量见表3-2），以及多酚、黄酮类保健成分。还有研究说，每天吃2～3个核桃，或食用5~10克核桃油，同时减少其他油脂的摄入，长期坚持可有效减少患心脏病的风险，也有滋润皮肤的作用。

不过，像其他坚果一样，核桃也含有较多的脂肪和能量，不可多吃，每日吃2～3个较为适宜。

表3-2 常见坚果和种子主要营养素含量（以100克可食部计）

食物	能量/千卡	蛋白质/克	脂肪/克	糖类/克	膳食纤维/克	维生素A/视黄醇当量	维生素C/毫克	钙/毫克	钾/毫克	铁/毫克	锌/毫克
大杏仁	503	19.9	42.9	27.8	18.5	—	26	49	169	1.2	4.06
核桃	627	14.9	58.8	19.1	9.5	5	1	56	385	2.7	2.17
开心果	567	20.95	44.82	—	9.9	—	—	107	—	4.03	2.34
西瓜子（炒）	573	32.7	44.8	14.2	4.5	—	—	28	612	8.2	6.76
葵花籽（炒）	616	22.6	52.8	17.3	4.8	5	—	72	491	6.1	5.91
花生（炒）	589	21.7	48.0	23.8	6.3	10	—	47	563	1.5	2.03
鲍鱼果	656	14.32	66.43	—	7.5	—	—	160	—	2.43	4.06
榛子（炒）	594	30.5	50.3	13.1	8.2	12	—	815	686	5.1	3.75
长寿果	710	9.50	74.27	—	9.4	—	—	72	—	2.80	5.07
夏威夷果	718	7.79	76.08	—	8.0	—	—	70	—	2.65	1.29
板栗	214	4.8	1.5	46.0	1.2	40	36	15	—	1.7	—

注 开心果、鲍鱼果、长寿果和夏威夷果的数据摘自美国食物成分数据库；其他数据摘自杨月欣主编的《中国食物成分表2002》和《中国食物成分表2004》。

（3）开心果

开心果堪称营养宝库。一粒小小的开心果，至少有以下8种有益物质蕴藏其中：油酸、维生素E、原花青素、叶黄素、白藜芦醇、槲皮素、植物甾醇和膳食纤维。主要营养素含量见表3-2。

油酸占开心果所含脂肪的一半以上，对心脑血管系统有益。植物甾醇具有降低血脂的作用。维生素E、原花青素、叶黄素、白藜芦醇、槲皮素等均具有抗氧化、清除自由基的作用。

购买开心果时一定要注意"黄壳、紫衣、绿仁"的产品特征。一些加工者会使用漂白剂给开心果"美容"，以获得更好的卖相或掩盖杂色霉斑。

（4）西瓜子

一般来说，西瓜子并不是我们日常吃的西瓜里的子（太小），而是来自特殊的西瓜品种，比如兰州的打瓜（籽瓜）。西瓜子含有丰富的蛋白质、脂肪、维生素和微量元素，多作日常食用，是人们普遍喜爱的休闲零食。西瓜子主要营养素含量见表3-2。

建议选用普通的西瓜子，而不选添加盐和其他调味料的，以减少钠的摄入。西瓜子壳较硬，嗑得太多对牙齿不利。

（5）葵花籽

葵花籽是向日葵的果实，俗称"瓜子"，是极为常见的休闲零食之一。它的主要营养特点是高能量、高脂肪、高蛋白，较少淀粉，膳食纤维、维生素（如维生素E和B族维生素）以及矿物质（如锌、钾、镁等）含量也较为丰富。

葵花籽营养丰富，但含大量脂肪，每100克炒熟的葵花籽仁含脂肪52.8克，是小麦的40倍。每100克炒熟的葵花籽仁含能量616千卡，相当于68.5克花生油。因此，过量食用葵花籽或其他坚果很容易导致肥胖，以每周吃50克（带壳100克）坚果为宜。

长期固定用门牙某处嗑瓜子，会造成牙齿局部过度磨损，形成"瓜子牙"，不但有碍美观，还损害牙齿健康。因此，食用坚果时最好使用相应的工具破碎外壳，以保护牙齿。

（6）榛子

榛子是榛树的果实，形似栗子，外壳坚硬，果仁肥白而圆，有香气，油脂含量很高，炒熟后脂肪含量约为50%，故吃起来特别香。榛子的蛋白质含量也很高，约为30%，还富含维生素和矿物质，营养价值很高。其主要营养素含量见表3-2。

市面上的榛子有小榛子（包括毛榛子和平榛子）和进口大榛子，小榛子的口感较好，香味纯正；大榛子多从土耳其或美国进口，色泽好、个头大，但味道比较淡。

（7）花生

花生平时最为常见，既用于榨油，也直接食用，其蛋白质含量在坚果种子中名列前茅，营养价值数一数二，堪称物美价廉。其主要营养素含量见表3-2。

（8）鲍鱼果

鲍鱼果因外形看起来像鲍鱼而得名，外皮坚硬，果仁特别香脆。鲍鱼果营养丰富，除含有脂肪（66.4%）、蛋白质（14.3%）外，还含胡萝卜素、维生素B_1、维生素B_2、维生素E、铁、锌、硒等营养素，主要营养素含量见表3-2。鲍鱼果果皮坚硬，自然开口的不多，吃的时候最好借助砸核桃用的小榔头或山核桃钳子来破壳。

（9）碧根果和夏威夷果

碧根果（美国山核桃）又称长寿果。碧根是原产于北美洲的一种山核桃属植物。剥开后长寿果的果肉与核桃有点像，核仁肥大，味甜而香。其脂肪含量比核桃更高，为74.3%；蛋白质含量略低，为9.5%，其他主要营养素含量见表3-2。

碧根果脂肪含量还不是坚果中最高的。含脂肪最多的坚果是夏威夷果（澳洲坚果），其脂肪含量高达76.1%，其他主要营养素含量见表3-2。夏威夷果香脆可口，有独特的奶油香味，但因为高脂肪高能量，像长寿果一样只宜少吃。

（10）板栗

栗子（板栗）虽然也属于坚果，但其营养成分却与上述坚果有很大差别，它的脂肪含量极低（1.5%），蛋白质也不多（4.8%），主要成分是糖类（46%），还富含维生素A和维生素C，主要营养素含量见表3-2。

板栗最家常的吃法就是水煮，最值得推荐；还有做成小吃的糖炒栗子、油炸栗子等；还可以用微波炉爆开；超市出售的袋装调味板栗，非常好吃。

6 鱼虾类

（1）三文鱼

三文鱼即鲑鱼。三文鱼是比较名贵的鱼，鳞小刺少，肉色橙红，肉质细嫩鲜美，入口爽滑鲜香。三文鱼是西餐较常用的鱼类原料之一，主要产于北美、北欧、日本等地周围的高纬度冷水海域。但现在，市面上的三文鱼其实包含了外观、质地和口感各不相同的鱼类。

最经典的三文鱼只有大西洋鲑，这是一种洄游鱼类，每年都会从北大西洋洄游到欧洲沿岸的河流里产卵，常用商品名是"挪威三文鱼"。后来在太平洋等其他海域也出产了几种类似的洄游鱼，就冠名以帝王三文鱼、红三文鱼、阿拉斯加三文鱼等。在我国黑龙江毗邻北太平洋的河流中，也会有这种洄游鱼类——大麻哈鱼（鲑鱼）。

近几年，国内也把淡水养殖、成本较低的虹鳟称为"三文鱼"或"淡水三文鱼"。虹鳟体侧有虹彩纹带，且尾部有斑点分布，大西洋鲑没有这两个特征。不过，一旦切成片，鱼肉就很难辨别了。幸亏，虹鳟也是一种营养价值较高的鱼类，口感和营养成分非常接近真正的三文鱼（大西洋鲑）。

三文鱼具有较高的营养价值，蛋白质含量约为18%，脂肪含量约为8%，其中含有较多的DHA等 ω –3多不饱和脂肪酸。三文鱼还富含维生素D。

三文鱼最知名的吃法是作为生鱼片和寿司生吃，但采用煎、炖、烤等方式烹制同样美味，且更为安全。煎好三文鱼的要点是小火、油不要太热，也就是一个"轻"字。轻煎时间稍长，使肉质缓慢成熟，脂肪散发香气，味道才能鲜美。

（2）鳕鱼

在市面上，有多种被称为"鳕鱼"的鱼，价格从几元钱500克到百多元钱500克不等。鳕鱼是一个非常笼统的称呼，包括多个品种。

名声最响、价高味美的是银鳕鱼，银鳕鱼其实不是传统的鳕鱼，甚至不属于鳕形目。银鳕鱼一般是指裸盖鱼（Anoplopoma fimbria）或小鳞犬牙南极鱼（Dissostichus eleginoides），前者商品名有银鳕、黑鳕、蓝鳕等，后者商品名有银鳕、南极鳕鱼、美露鳕、犬牙鱼、法国银鳕等。在日式料理中，银鳕鱼是常备品，用于制作寿司或煎烤等。

消费量最大的"鳕鱼"是黄线狭鳕（Theragra chalcogramma），又称阿拉斯加鳕鱼（Alaska Pollock）或明太鱼。多数快餐店的鳕鱼产品用的就是它。"明太鱼"则是韩餐中对它的称呼。有些品质好的"蟹足棒"也用它来制作，但很多廉价蟹足棒（蟹肉棒）是用淀粉加香精做的，与它毫无关系。

真正的鳕鱼主要有三种，即大西洋鳕鱼、格陵兰鳕鱼和太平洋鳕鱼，这三种真正的鳕鱼都是大头大嘴胖肚子，身体侧面长着明显的侧线，最显眼的是它们下巴上都长着一根胡须。然而，这些特征对消费者选购鳕鱼其实并无帮助，因为在超市里售卖的多是鳕鱼块，看不到头、嘴、肚子、侧线和胡须。

于是，冒充鳕鱼的油鱼登场了。油鱼的口感和营养也不错，甚至卖相也不次于鳕鱼。但这种鱼含有大量人体无法消化吸收的蜡酯，导致一部分消费者出现了不同程度的腹泻（儿童格外敏感），例如迅速排出少量黄色或橙色油分，或严重腹泻，并伴有恶心、呕吐和头痛。

（3）龙利鱼

龙利鱼是一种暖温性近海大型底层鱼类，终年生活在近海海区，肉质细嫩，味道鲜美，口感爽滑，是优质的海洋鱼类，含较多DHA等 ω-3多不饱和脂肪酸。

国内超市普遍销售的龙利鱼（鱼柳）大部分是用另外一种鱼——巴沙鱼冒充的。巴沙鱼和龙利鱼都是无刺无鳞，肉质口感软嫩，所以经常被混淆。但巴沙鱼是淡水鱼，属于鲶鱼类；龙利鱼是海水鱼，属于比目鱼类，俗称"舌头鱼"。

营养价值方面，巴沙鱼固然也不错，但DHA含量不如龙利鱼。购买的时候要注意，龙利鱼的价格是巴沙鱼的数倍；龙利鱼纹理浅，巴沙鱼纹理很明显；解冻后的龙利鱼肉质较为紧实，巴沙鱼因含水量高，解冻后肉质松散；龙利鱼是海鱼的味道，巴沙鱼有淡淡的泥腥味。

（4）鲈鱼

鲈鱼又称花鲈、鲈板、四肋鱼等，俗称鲈鲛。鲈鱼肉质白嫩、清香，没有腥味，肉为蒜瓣形，宜清蒸、红烧或炖汤。

新鲜鱼类最好的做法就是清蒸，既保留风味又健康合理。鲈鱼处理好后，上屉蒸熟后洒上蒸鱼豉油（一种专门用于烹调蒸鱼的酱油），再把油烧热，浇在鱼上面即可。

（5）草鱼

草鱼，也称鲩鱼，是极为常见的淡水鱼之一。草鱼口味淡而鲜，在广东等地，常用来做鱼肉粥。先将大米浸泡于水中，并加少量盐和油。锅内加水，水开后将大米放入水中熬煮，成粥后待用（用电饭煲煮粥亦可）。草鱼肉切成片，加生抽、料酒、姜丝、葱丝腌制10分钟。腌好后放入滚烫的米粥内煮熟鱼片即可。

草鱼也适合焖制。家常焖鱼也很简单，热锅下油，油热后放入鱼肉块。略煎片刻后放入调味汁（由酱油、白糖、醋、大蒜、葱花、姜粉、花椒粉等组成）爆香。加清水，使鱼肉几乎全部没入水中。大火烧开，小火慢炖，收汁后加适量味精出锅。如果咸味不足，还可以补放少许食盐。

（6）鲢鱼

鲢鱼又叫白鲢、水鲢、鲢子鱼、鲢子等，是我国主要的淡水养殖鱼类之一，各地均可买到。鲢鱼肉质鲜嫩，营养丰富，是典型的高蛋白（17.8%）、低脂肪（3.6%）鱼类，富含维生素A、钾、硒等。鱼头部分富含脂肪和胶原蛋白，口感嫩滑，而且肉比较分散，易于入味，所以鲢鱼头大受欢迎。

剁椒鱼头是典型的湘菜，咸、鲜、辣、香，风格迥异，主要用蒸制的方法。鱼头收拾干净，中间劈开一分为二，均匀抹上盐，淋料酒，放于盘子里腌10分钟左右。蒜、姜、豆豉、泡椒剁碎，下油锅爆香。用生抽、糖、鸡精调成调味汁，倒在鱼盘子里，再在鱼头上铺上爆香的蒜姜剁椒。锅中加水烧开之后，大火上锅蒸8分钟，出锅即可。泡椒是川菜中特有的调味料，色泽红亮、辣中带酸，一般在超市里就可以买到。

（7）鲤鱼

鲤鱼是极常见的淡水鱼之一，遍布大江南北。鲤鱼肉厚刺多，适合各种烹调方法。活鲤鱼肉质鲜嫩，特别适合煲汤或做鲤鱼火锅。鲤鱼火锅吃法如下。

活鲤鱼宰杀后去除腮、内脏和"泥线"（在鲤鱼的背部，据说"泥线"与鲤鱼的泥腥味有关），与豆腐、土豆、香菇、葱、姜等下入火锅中煮熟。趁热放入羊肉片、茼蒿、菠菜、金针菇等，涮熟后捞出蘸酱（芝麻酱、辣酱、海鲜汁均可）食用。

（8）鲳鱼

鲳鱼是一种常见的海鱼，市面上分为金鲳和白鲳。鲳鱼蛋白质含量高（18.5%），脂肪含量适中（7.3%），富含维生素A、钾、硒等。

鲳鱼骨刺较少，鱼腥味不重，适合不太爱吃鱼的人。蒸鱼的方法也很简单，做出美味的关键在调料，生抽、料酒、橄榄油、葱、姜、蒜，还可加入豆豉、橄榄或普宁豆酱等。鲳鱼置于盘中，放上各种调料，上屉加盖蒸熟即可。如果不是特别新鲜，则适合家常焖法。

（9）石斑鱼

石斑鱼是高蛋白、低脂肪水产品，肉质细嫩洁白，营养价值高，属于比较高档的鱼类。大的石斑鱼很贵，小的便宜些，适合清淡烹调。

个头小的石斑鱼可以用电饭煲蒸。鱼处理干净后放入盘中，放上姜丝、葱丝、生抽及橄榄油。连盘带鱼放到电饭煲的蒸屉中，与米饭一起蒸熟即可。用电饭煲在焖饭的同时焖鱼，利用余热，既节省能源，又无需另起炉灶。石斑鱼烹制简单，味道清淡，营养丰富。

（10）马鲛鱼

马鲛鱼又称鲅鱼（山东、辽宁）、马高鱼（江淮地区）、土魠鱼（闽南语）等，是很常见的海鱼。马鲛鱼浑身肥满，肉多刺少，既可鲜食

（焖、烧、炸、熏、做饺子馅），也可腌制晒成鱼干。新鲜鲅鱼高蛋白（21.2%）、低脂肪（3.1%），富含维生素A、钾、硒等营养素。

（11）梭子鱼

梭子鱼又称梭鱼、海狼、"肉棍子"等，生活在沿海、江河的入海口或者咸水中，也是一种常见的海鱼。梭子鱼肉水气大，腌制后食用，或者腌制晒成鱼干食用最佳。新鲜梭子鱼含18.9%的蛋白质和4.8%的脂肪，也是典型的高蛋白、低脂肪鱼类，营养价值不低。

（12）带鱼

带鱼又叫刀鱼，体形正如其名，侧扁如带，呈银灰色。带鱼产自沿海各地，现几乎都为养殖品。带鱼肉嫩体肥，味道鲜美，食用方便，营养丰富。它含17.7%的蛋白质和4.9%的脂肪，属于高蛋白低脂肪鱼类。

带鱼最宜煎。带鱼处理干净后切段，撒上食盐腌制十余分钟（注意食盐不宜放多，否则下锅前要用水洗一下，以免太咸）。平底煎锅烧热（不要太热），加少量油，放入带鱼段。小火慢煎，轻轻晃动以免粘锅（动作要轻，否则鱼易碎）。3分钟后，把鱼轻轻翻过来，继续煎3分钟左右至熟，出锅即可。

使用平底煎锅，尤其是那种不粘锅，无需太多油，即可把带鱼煎好。如果家有烤箱，改煎为烤亦可。但用微波炉则难以烹制出同样的美味。

（13）黄花鱼

黄花鱼又名黄鱼，分为大黄鱼和小黄鱼，都是海水鱼。大黄鱼肉肥厚但略嫌粗老，小黄鱼肉嫩味鲜但刺稍多。江浙一带有"六月黄花小人参"的谚语。北方沿海以及珠江三角洲一代也盛产小黄鱼，分别称为"大头宝"和"黄眉头"。

黄鱼的做法很多，糖醋鱼、干炸鱼、松子鱼、红烧鱼等，这些烹调方法都离不开油炸或过油。外焦里嫩，香气诱人，但不够健康。炸鱼油温很高，既破坏鱼中营养，又破坏油中营养，还增加脂肪摄入。家庭烹调建议用焖制的方法。

市场上出售的黄花鱼多为近海水产养殖，颜色比野生黄花鱼要浅得多。不良商贩为了将养殖的黄花鱼冒充野生黄花鱼，就将其颜色染黄，卖出高价。染鱼所用颜料有柠檬黄及一些未知染料等。

如何才能识别染色鱼呢？方法很简单，用干净的卫生纸擦拭鱼身，如果卫生纸被染上色，说明鱼被染了颜色。此外，还可以用手刮一下鱼鳞，如果手变黄了，也证明染色了。

（14）梭子蟹

梭子蟹因头胸甲呈梭子形而得名。有些地方又其称为"花蟹""花盖蟹"，估计是得名于蟹壳的斑点。梭子蟹生长迅速，脂膏肥满，味道个性鲜明，是我国沿海地区的重要养殖品种。它含蛋白质较多，为15.9%，而脂肪较少，仅为3.1%，是典型的高蛋白低脂肪食物。钙、钾、铁、锌、硒等矿物质含量十分丰富。

（15）海虾

就营养而言，海虾绝对是海鲜中的佼佼者。每100克海虾中含有16.8克蛋白质和0.6克脂肪，蛋白质和脂肪含量比例高达28：1，几乎是常见食物中最符合高蛋白低脂肪营养原则的（作为对比，大豆是2.2：1；瘦猪肉是3.3：1；带鱼是3.6：1；鸡脯肉是3.9：1；脱脂奶是6：1；瘦牛肉是10：1），非常符合脂肪肝患者低脂肪高蛋白的膳食原则。除高含量的优质蛋白质外，海虾还含有多种维生素、多种矿物质和微量元素，营养极为丰富。

海虾烹调方法比较简单，可水煮，可红烧，可做汤，也可炖白菜，还可以扒出虾仁做熘虾仁或做成馅料。实际上，在很多地方海虾最常用的做法是炸，因为海虾脂肪很少，故鲜味有余而香味不足，所以炸虾（或盐烤）或炸虾仁都比较受欢迎，但这种吃法并不健康。

（16）北极虾

北极虾的学名是北方长额虾，产于北冰洋和北大西洋海域，全部是野生虾（生活的水域较深，生长较慢）。在国内又称为北极甜虾、甜虾、元宝虾、冰虾、籽虾等。

市售北极虾都是煮熟后冷冻的。实际上，它们从海洋里被捞出来之后，在船上就被直接煮熟冷冻了，这样方便运输和保鲜。食用时北极虾解冻或不解冻均可，无须再煮，肉质紧实，口感鲜甜。

北极虾蛋白质含量较高，为15.7%；脂肪含量为3%，相比其他虾类较高，含有DHA；北极虾还含有2%的碳水化合物，这与鲜甜的口感有关。北极虾还富含微量元素和维生素，整体营养价值较高。

有意思的是，北极虾的幼虾都是雄性，渐渐长大后，会变成雌性，完成产卵任务并度过余生。北极虾卵最初在北极虾的头部，后来转移到腹部。在市场上买到的北极虾，部分虾头颜色较深，呈现出褐色或黑色，俗称"黑头"。这不是质量问题，而是北极虾的食物（浮游生物）。北极虾的消化器官位于头部，里面装有黑褐色食物，有时捕捞过程压力变化太大让其消化器官破裂，内容物扩散，黑褐色更加明显。

（17）小龙虾

小龙虾学名克氏原螯虾，是淡水虾，甲壳很坚硬，通体为红色，肉质鲜嫩。不止中国人爱吃小龙虾，世界各地都有食用，品种不尽相同。

小龙虾肉的营养特点是高蛋白（含量18.9%）、低脂肪（含量1.6%）、富含矿物质和维生素，整体营养价值较高。

总有传言说小龙虾生长在臭水沟等肮脏环境中，重金属或寄生虫污染比较严重。实际情况是，小龙虾适应环境的能力确实很强，即使在肮脏的环境中也能存活，但为了提高产量，现在人工养殖的小龙虾一般都在清洁水域里生长，污染并不比其他水产品更严重。不过，小龙虾一定要煮熟烧透才能食用。

小龙虾有时还与一种特殊疾病——"哈夫病"联系在一起。"哈夫病"是一种横纹肌溶解症，表现为肌肉僵硬疼痛、无力、恶心呕吐、血尿等。轻者休息几天后可自行痊愈，严重者需要就医治疗。该病原因不明，多发生于患者食用水产品后24小时内，除小龙虾外，进食鳕鱼、鳝鱼、梭子鱼、蝲蛄、银鲳鱼、黑银板和淡水鲳等水产品也可能会引起哈夫病，病因均不明。因此，目前不知道怎样预防，只能笼统地说，一次不要吃太多。

（18）基围虾

基围虾是淡水育种、海水围基养殖的，并因此得名，又称麻虾或新对虾。虾是典型的高蛋白、低脂肪水产品。基围虾含蛋白质18.2%，脂肪1.4%，钙、钾、硒含量较高，其营养价值是水产品中的佼佼者，推荐经常食用。

白灼虾是极为清淡的菜肴，无需放任何调料，也不用蘸食酱油、蒜泥等。这样可以深刻品味虾肉品质的高低，同时避免不必要的食盐摄入。

（19）鲍鱼

鲍鱼虽名为鱼，但它并不是鱼，而是一种单壳海生贝类。鲍鱼是典型的高蛋白、低脂肪海鲜，其蛋白质含量为13%左右，脂肪还不到1%，铁的含量高达22.6毫克/100克，钙和钾的含量也较高，所以营养价值较高。不过，这些数值与河蚌、田螺比较接近。考虑到鲍鱼的价格通常较贵，其性价比可能并不高。

此外，鲍鱼中还含有较多碳水化合物（糖类），约为7%，比其他鱼虾贝类要高很多。糖类也给鲍鱼带来了更多鲜美的口感，令其成为名贵食材。

（20）海参

海参又名刺参、海鼠、海黄瓜，是一种名贵的海产动物，是海味"八珍"之一,与鲍鱼、燕窝、鱼翅齐名。在大连和山东沿海都有吃海参进补的习惯,近年有愈演愈烈且扩散到全国各地的趋势。

海参最被人熟知的营养特点是高蛋白,蛋白质含量为51%,但这主要是加工方法造成的,加工得越干燥、水分含量越少,则海参产品蛋白质的相对含量越高。每100克鲜海参含16.5克蛋白质,与普通鱼虾相当。而且,海参中的蛋白质主要是胶原蛋白,其营养价值比鱼虾、鸡蛋和牛奶中的蛋白质要低得多。有人说海参加热后与猪皮冻类似,其实是因为两者的确都含有很多胶原蛋白。

海参脂肪含量极低,还不到1%,钙含量很丰富[285毫克/100克(鲜重)],这些都是它的优势。而且,海参还含有一些特殊成分,如海参黏多糖、甾醇、三萜醇、海参皂苷等。在动物试验中,这些物质能提高机体免疫力、抗肿瘤、降血脂等,人体相关研究较少,情况不明。大部分坚持吃海参的人能说得出来的效果就是"感冒少了""身体比以前结实了"等,但这些作用并未得到科学证实。

(21)牡蛎与生蚝

牡蛎又称蛤蛎、牡蛤、蛎黄、海蛎子、蚝子等,是比较常见的近海贝类。它最大的营养特点是锌含量较高,很多营养学教材说它含锌"最"为丰富。有些科普资料更是用"海中牛奶"来美誉牡蛎。但其实扇贝、赤贝等海产品的锌含量与牡蛎不相上下,都比较多。

真正高锌的是生蚝。虽然很多时候和很多地方也把"生蚝"称为牡蛎,或者严格地说,生蚝属于牡蛎的一种。但是,就锌含量而言,两者的差别却十分惊人。以100克计,生蚝含锌71.2毫克,牡蛎含锌9.4毫克,前者约是后者的7.6倍。就锌含量而言,生蚝绝对是佼佼者,遥遥领先于其他天然食物,再无一种食物可以望其项背。

生蚝是牡蛎品种中个头比较大的一种,个头大的一个带壳就能在500

克以上，它一般生长或被养殖在江河与大海交融之处，在半咸半淡的内湾浅海中。由于生长条件的限制，它数量上比其他品种少，价格一般比较高。

除含锌较多外，牡蛎和生蚝还富含蛋白质、钾、钙和维生素等，且脂肪含量很低，具有较高的营养价值。

（22）虾爬子

虾爬子的学名是虾蛄，又名虾虎、皮皮虾、濑尿虾、虾球弹、虾拔弹、虾壳子、口虾蛄、富贵虾、琵琶虾等，是沿海地区极为常见的小海鲜之一。

虾爬子的营养特点是高蛋白、低脂肪，富含微量元素和维生素。虾爬子肉味道鲜甜嫩滑，淡而柔软，并且有一种特殊诱人的鲜味。可蒸、可炒、可焗、可烤、可煮、可腌制。最常用的做法为清水煮或蒸，不用加任何调料，乃难得的美味。只是吃的时候不能怕麻烦，且需掌握一定的技巧。

（23）鱿鱼

鱿鱼并不是鱼，而是生活在海洋中的软体动物乌贼的一种。市面上的鱿鱼主要有两种，一种比较肥大，一种比较细长。前者的干制品就是"鱿鱼干"。鱿鱼营养丰富，像其他海鲜一样高蛋白低脂肪，鲜品蛋白质含量为17.4%，脂肪为1.6%，营养价值较高。

如果没烹制过鱿鱼，你就感受不到烹调带给食物的神奇变化。白灼鱿鱼的关键是火候恰当，既不要煮过头，又不要煮不熟，但主要是避免煮过头口感变硬。酱汁的搭配也要讲究，芥末酱油、海鲜汁或姜汁等均可，以不掩盖鱿鱼的鲜香和口感软脆为佳。

（24）虾皮

虾皮是用毛虾加工制成的。毛虾用网捕上来就地晒干加工，因虾小、肉坚实的干制品很易使人感觉似虾皮，故而得名。虾皮中钙含量特别高，接近1000毫克/100克，几乎是所有日常食物中的冠军，所以常被视为补钙食品。虾皮与紫菜相仿，虾皮也适合做汤、做馅等。

一把（25克）虾皮含有247毫克钙，大概相当于250毫升牛奶中钙的含量。不过，25克虾皮大概含有钠1264毫克，相当于3.2克盐。虾皮不宜大量食用。

市场上出售的虾皮有两种，一种是生晒虾皮（白色），另一种是熟煮虾皮（淡红色）。前者鲜味浓，口感好，不易发潮霉变，可长期存放。不论是哪种虾皮，均以大小均匀、饱满、色泽清澈、软硬适中、有鲜味（或略带腥味）、无腥臭味者为最佳。市面上还能买到低盐（淡干）的虾皮，值得推荐。

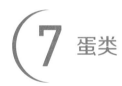
蛋类

（1）鸡蛋

鸡蛋富含优质蛋白质，约为12%，其营养价值堪称天然食材之最，氨基酸构成与人体需要最为接近，超过肉类等其他动物性食物。

鸡蛋富含脂肪，约为10%，绝大部分脂肪都集中于蛋黄中，蛋清中的脂肪很少。蛋黄中的脂肪很容易被消化吸收，因为其所含的丰富的卵磷脂起到了乳化作用。蛋黄脂肪中既有一定比例的单不饱和脂肪酸，又有一部分饱和脂肪酸。

鸡蛋黄中含有大量胆固醇（1510毫克/100克）。一个鸡蛋（蛋黄）大约含280毫克胆固醇。对于健康人而言，每天吃一个鸡蛋是合理的，每天吃两个鸡蛋是可以接受的。但对于血脂异常的人，尤其是伴有糖尿病和有心衰风险的患者，鸡蛋每天不要超过一个，其他高胆固醇食物也要限制。

蛋清和蛋黄简直就是两种完全不同的食物！除胆固醇全部集中在蛋黄里之外，卵磷脂、维生素（如B族维生素、维生素A、维生素D、维生素E、维生素K等）和微量元素（如铁、锌、硒等）等营养物质也大多集中于蛋黄。蛋清的营养主要以蛋白质为主。

鸡蛋的吃法很多，煮鸡蛋、蒸蛋羹、炒鸡蛋、煎鸡蛋、荷包蛋、做成茶蛋等均可。煮鸡蛋或蒸蛋羹营养流失少，易消化，是最值得推荐的吃法。煮鸡蛋的最佳状态是蛋清已经凝固，而蛋黄处于半凝固或流动的状态。要煮到这种最佳火候，需要反复练习，积累经验才能做到。使用专门的煮蛋器可以帮忙做到。家庭制作茶叶蛋也非常简单，配料除红茶外，还可加入八角（大料）、桂皮、花椒、十三香、白糖、酱油、料酒、食盐等，全凭个人口味喜好。

（2）鸭蛋

鸭蛋的营养价值与鸡蛋比较接近，是优质蛋白质、磷脂、胆固醇、各种维生素和微量元素的重要来源。鸭蛋黄的胆固醇含量比鸡蛋黄多，每100克含1576毫克。鸭蛋有腥味，比较适合腌制成咸鸭蛋或做成皮蛋（松花蛋）。不过，咸鸭蛋或松花蛋都属于腌制食物，含盐较多，不宜每天食用。

（3）鹌鹑蛋

鹌鹑蛋的重量大约只有鸡蛋的1/10，其营养价值与同等重量的鸡蛋相仿，含蛋白质12.8%、脂肪11.1%，胆固醇含量亦与鸡蛋接近，为515毫克/100克。

8 肉类

（1）瘦牛肉

牛肉比猪肉硬，制作有难度，往往需要加热更长的时间。这主要是因为牛肉中的蛋白质更多，脂肪更少。牛肉的营养十分丰富，富含蛋白质、维生素A、B族维生素、铁、锌等。

炒牛肉需要掌握恰当的火候，否则很容易老硬。做馅或牛肉丸则只要调味恰当即可。牛后腿部位的瘦肉又称"牛霖"，不带肥脂和筋油，外观呈长圆柱形，肉质为红色，新鲜细腻，堪称瘦牛肉的精华。

加工牛肉时应横切（而猪肉和羊肉可纵切），将长纤维切断，不能顺着纤维组织切，否则不仅没法入味，还嚼不烂。另外，煮牛肉时，宜加些酒，如在水中放入数片萝卜或数个山楂，能使肉熟得快。

（2）牛腩

牛腩是指带有筋、肉、油花的牛肉块，最常见的是牛腹部及靠近牛肋处的松软肌肉。有时牛肋条肉（取自肋骨间的去骨条状肉，瘦肉较多，脂肪较少，筋也较少）也可以称作牛腩。前者适合炖煮或煲汤，后者适合红烧。

牛腩脂肪含量较高，用高压锅煮熟后汤厚味浓，无需再加烹调油即可保证菜肴浓香十足。牛腩切块，放入高压锅内，加适量水和生抽、花椒、八角、姜、葱、白糖，加热使高压锅煮沸出汽7~8分钟，冷却后备用。如果做炖牛腩，土豆、萝卜或胡萝卜均切块，与煮熟的牛肉及适量肉汤一起另起锅加热炖煮，待土豆接近熟透时（5分钟左右）放入青椒块和食盐、鸡精，继续炖煮1分钟左右收汁即可。如果做牛腩番茄汤，则把番茄块与煮熟的牛肉及适量肉汤一起另起锅加热炖煮。

（3）牛仔骨

牛仔骨即牛小排，是牛排的瘦肉部分，营养价值很高，富含蛋白质、维生素（如维生素A、B族维生素等）和微量元素（如铁、锌等）。

家庭烹调可用焖制的方法。牛仔骨用嫩肉粉（先溶于清水）浸泡腌渍半小时。热锅下油，煸香洋葱丝之后倒入腌好的牛仔骨，再加入少量红酒、胡椒和盐，加水焖煮15分钟即可。注意，先用嫩肉粉腌渍很重要，这样菜肴才能肉质嫩滑，味道丰富。

（4）瘦猪肉

瘦猪肉富含优质蛋白质、各种维生素、微量元素等，而脂肪含量（6%~8%）并不是很多，故具有较高的营养价值。

推荐购买冷鲜肉或排酸肉，这两种肉煮后柔嫩多汁，肉汤清亮，滋味鲜美可口，不发腥，比普通鲜肉品质高，营养也更好。所谓冷鲜肉，是指猪被宰杀后不立刻上市售卖，在0～4℃保存一段时间，肉会慢慢恢复柔软。这种肉要在冷柜里存放销售，否则容易腐败变质。买回家之后，最好不要冷冻（否则口感会变硬，解冻还会造成营养流失），应该放在保鲜盒里，可存放1~2天。故一次不要买多，以免腐败变质。

（5）排骨

排骨属于高蛋白、高脂肪食物。因为排骨本身含有较多的脂肪，超出一般的瘦肉，所以烹调时应不用油或尽量少用油。蒸排骨值得推荐，排骨调味腌制后，放入笼屉或电饭锅的蒸屉中蒸熟，清淡可口。

猪排骨又有大排和小排之分。猪小排或肋排蛋白质含量为16.7%，脂肪含量为23.1%，口感香嫩，故价格较猪肉高。

（6）猪肝

因为肝脏是动物代谢和储存营养物质的主要器官，所以猪肝（以及其他动物肝脏）堪称"营养库"，富含蛋白质（与瘦肉相当）、维生素A（是瘦肉的113倍）、维生素B_1、维生素B_2、维生素B_6、叶酸和铁等，甚至还含维生素C，其含量高于苹果等常见水果！

猪肝（以及其他动物肝脏）是食物补铁补血的极佳选择之一，铁含量高（22.6毫克/100克，是瘦肉的7.5倍），吸收率高（22%，与瘦肉相当），价格不贵（低于瘦肉）。一般推荐患有缺铁性贫血或有贫血倾向的人食用，如孕妇、儿童、老年人等。就补铁而言，吃新鲜猪肝（炒制或做汤）要好于煮卤猪肝，猪肝在煮卤过程中铁流失了90%，100克煮卤猪肝含铁只有2毫克，故最好的选择不是购买卤好的猪肝直接食用，而是购买新鲜猪肝，制作猪肝汤、炒猪肝后食用。猪肝有腥气，宜加重调味，并用料酒、葱、姜等去腥。

不过，猪肝亦含有较多饱和脂肪、胆固醇、代谢废物、饲料污染物、抗生素药物等，故不宜多吃。购买猪肝时，要选择大企业、有信誉的企业生产的猪肝产品，不要购买来路不明或不可靠的猪肝产品。

（7）猪血

猪血制品也是补铁补血的极好选择之一，铁含量高（8.7毫克/100克），吸收率好（25%）。猪血（以及其他动物血）的营养特点是高蛋白、低脂肪，富含维生素和微量元素。一般会做成猪血制品，如血豆腐或血肠后再烹调食用。血豆腐的做法很多，既可以炒食，又可以煲汤，煲汤最为常用。血肠通常会蒸熟后拼盘食用，或者炖菜也可。

值得注意的是，像猪肝一样，猪血也有很多安全隐患，市场上的血豆腐黑加工、血肠黑加工的现象比较普遍，所以购买血豆腐时一定要购买大企业、知名企业、有信誉的企业的产品，不要随便购买来路不明的猪血制品，尤其是不要购买在街边、农贸市场开放式销售（没有包装）的血豆腐、血肠。

（8）羊肉

羊肉的营养价值与牛肉接近，比猪肉高。羊肉富含优质蛋白质、维生素和微量元素，其铁含量高，吸收率好，对防治缺铁性贫血有益。每100克瘦羊肉含铁3.9毫克，比瘦猪肉多。羊肉肉质细嫩，容易被消化吸收。

羊肉具有独特的腥味（膻味），这是因为羊肉脂肪中含有挥发性脂肪酸（石炭酸等），在烹调加工过程中要采取针对性的措施，减少膻味，如煮羊肉时配山楂或萝卜，炒制时放姜、葱、孜然等佐料。另外，羊肉的脂肪熔点较高（47℃），需趁热食用，一旦冷却就会变硬，且会再度发出腥味。

羊肉可炒、炖、涮锅，也可以烤肉串，不过后者不是推荐的烹调方式，因为烤肉容易产生致癌物质。在北方，涮羊肉、烤羊肉（串）最为流行，遍布大街小巷以及各色家庭；羊肉饺子、羊杂汤也是很常见的吃法。涮羊肉也不要认为越嫩越好，一定要熟透（火锅汤中温度要高，最好一直处于沸腾状态），加热时间不宜太短（应保持沸腾1分钟以上），否则容易引起寄生虫（旋毛虫）病。

现在，假羊肉（用鸭肉、猪肉或其他动物肉冒充羊肉）大行其道，各地均有大量报道。假羊肉的特征是，虽然有红白相间的条纹，但红色（肌肉）和白色（脂肪）条纹都较粗，红白分明，肌束间无脂肪。其条纹形状不自然，人为排列的迹象很明显。解冻后，肉片变软且发散，全是碎片，说明它们是临时压制在一起的。下清水火锅涮过之后，碎肉或杂质、添加物使汤水明显浑浊。肉片收缩明显，口感细但不嫩。

保真羊肉的特征是，肉质细腻，红白相间呈细条纹状，比较自然。红的是肌肉，白的是肌束间脂肪，有人称之为大理石状条纹。解冻后，肉片变软但不发散，红白仍成片不分离，说明它们本来就是一体的，而不是临时压制在一起的。下清水火锅涮过之后，汤水较清（不会有明显浑浊），肉片收缩得不是特别厉害，口感嫩。

（9）鸡肉

鸡肉蛋白质含量与畜肉相当，但脂肪含量较畜肉低，且肉质细嫩，易消化吸收，所以营养价值更高，受到广泛推荐。鸡肉最宜蒸、煮、炒和煲汤，倘若油炸，如炸鸡块、炸鸡腿或炸鸡翅，就增加了脂肪，破坏了营养，得不偿失。100克鸡翅提供能量240千卡，而100克炸鸡翅提供能量337千卡，显然不利于控制能量的摄入。

（10）鸭肉

鸭肉的营养价值与鸡肉相仿。鸭肉总脂肪酸含量为18.6%，其中，饱和脂肪酸、单不饱和脂肪酸和多不饱和脂肪酸含量分别为5.6%、9.3%和3.6%，以单不饱和脂肪酸比例最高。

（11）肉肠

肉肠是最常见的加工肉类，如蒜肠、腊肠、烤肠、熏肠、哈尔滨红肠、盐水肠、鱼肠、啤酒肠、玉米肠、法国香肠等。它们颜色鲜艳、外形漂亮、口感适中、风味独特、食用方便，但大多数产品营养价值不高，与鲜肉类不可同日而语，而且都被世界卫生组织（WHO）列为含有Ⅰ类致癌物（对人类有确定的致癌作用）。

肉肠漂亮的颜色来自亚硝酸盐（发色剂），鲜味来自味精、呈味核苷酸之类（增味剂），弹性十足的口感与添加食用胶（增稠剂）有关，肉味不过是香精的功劳。猪皮、内脏等含有蛋白质和脂肪的廉价原料被大量使用。绝大部分产品中都要添加"植物蛋白"，既提高蛋白质含量，又增加吸水性。"吸水"对保持肉肠的弹性、鲜嫩口感非常关键。防腐剂、色素、水分保持剂等都是此类产品常用的食品添加剂。

某品牌圆火腿的配料表为猪肉、鸡肉、水、淀粉（≤6%）、植物蛋白、饴糖、食用盐、白砂糖、香辛料、增稠剂、水分保持剂、增味剂、食用香精、D-异抗坏血酸钠、着色剂、亚硝酸钠、乳酸链球菌素。该圆火腿重量为300克，标价为13元，比瘦肉还贵，但营养价值远不及鲜肉。

除肉肠外，肉罐头、肉松、肉干等也有类似问题，均属于加工肉类，其营养价值与鲜肉相差甚远。

9 油脂

（1）橄榄油

橄榄油是从油橄榄的果实——齐墩果中榨取的，一般采用低温（≤25℃）压榨工艺制取，故称为"初榨橄榄油"，其中"特级初榨橄榄油"是头道油，等级最高；之后2~4次压榨的油品质不如头道油，需要精炼，称为"精炼橄榄油"；最后用有机溶剂浸出的油品质最差，但精炼后仍可食用，称为"橄榄果渣油"。

橄榄油最大的营养优势是含有高比例的油酸，就这一点而言，上述各种橄榄油均有益处，而且油酸不怕加热，能在普通炒、蒸、煮等烹调过程中保持稳定。橄榄油的另一个营养优势是富含胡萝卜素、B族维生素、维生素C、维生素E、维生素K、植物甾醇、角鲨烯、绿原酸等营养物质，这些营养物质怕高温加热，在煎炒烹炸中受热会被破坏，所以有人说橄榄油不能加热烹调。

但实际上，这些怕热的营养物质在初榨橄榄油中含量较高，在精炼橄榄油和橄榄果渣油中含量不多。因此，只有初榨橄榄油或特级初榨橄榄油不能高温加热，不宜用于煎炒烹炸，而精炼橄榄油或橄榄果渣油是可以煎炒烹炸烤的。而且，即使是初榨橄榄油或特级初榨橄榄油，也可以用于蒸、煮、煲汤、做馅等低温加热烹调方式。

总之，凉拌、蒸、煮、煲汤、做馅等低温烹调方式可选用任何品质的橄榄油；煎、炒、炸、烤等高温烹调方式应选用精炼橄榄油。橄榄果渣油品质偏低，不建议选用。市面上还有一些橄榄调和油（掺入其他植物油），品质亦不高，购买时要仔细鉴别。

（2）油茶籽油

油茶籽油又名茶籽油、山茶油、野山茶油等，是我国湖南、广西、江西等地区的特有资源。油茶籽油也富含油酸，对心血管和血糖的益处与橄榄油相似，也是值得推荐的食用油之一。

与初榨橄榄油不同的是，油茶籽油不能低温榨取，必须高温精炼，维生素、矿物质等营养物质远远少于初榨橄榄油，故其整体营养价值低于橄榄油。油茶籽油适用于任何烹调方式，从凉拌到高温油炸均可使用，不易发烟。

（3）亚麻籽油

亚麻籽油又称亚麻油、胡麻油、亚麻仁油，是以亚麻籽为原料制取的油。亚麻也称胡麻，为一年生草本植物，既是纤维作物，又是油料作物。

亚麻籽油的优势是含有高比例（55%左右）的亚麻酸。亚麻酸在体内可转化为少量的DHA和EPA等ω-3多不饱和脂肪酸。亚麻油中还含有一定数量的木酚素等营养物质。

推荐亚麻籽油最重要的理由是，常见植物油都缺少亚麻酸，如大豆油、花生油、菜籽油、玉米油、棕榈油、橄榄油、油茶籽油等，亚麻籽油刚好可以补充这些植物油的不足。

不过，亚麻籽油容易氧化，不耐储藏，加热时也容易发烟，所以不适合爆炒、煎、炸等高温烹调，只适用于蒸煮、煲汤、做馅、凉拌、低温炒等加热温度不是很高的烹调方式。

（4）芝麻油

芝麻油有独特的香味，故又称为香油，营养品质较高，含丰富的维生素E以及芝麻酚、芝麻素、芝麻林素等木酚素类植物化学物质。芝麻油高温加热后会失去香味，故只能用于凉拌或冷调，即菜肴出锅后再放入。

传统的芝麻油又叫小磨香油，是用石磨加水"水代"制取的，无需压力榨出，也不用有机溶剂浸出。当然，现在也有很多用压榨法制取的芝麻油，称为大槽油或机榨香油，香味略逊于小磨香油。用有机溶剂浸出制取并精炼的芝麻油为普通芝麻油，香味较淡。市面上还有一类"芝麻调和油"，即混入了其他植物油的芝麻油。小磨香油、机榨香油、普通芝麻油、芝麻调和油，品质依次下降。购买芝麻油时，要仔细看标签，了解其品质。

（5）核桃油

核桃别名胡桃、羌桃，是常见的坚果。核桃油的提取主要是采用剥壳后压榨取油工艺或预榨浸出工艺。有机核桃油则是经低温压榨（小于40℃）过滤装瓶而成。像芝麻油一样，核桃油通常不经过精炼。

核桃油中含量最多的是亚油酸，其次是油酸和亚麻酸，亚麻酸含量大约在10%~18%，高于大豆油、花生油、菜籽油等常见的植物油。未精炼的核桃油含有丰富的维生素A、维生素E、磷脂、多酚、黄酮类物质等植物化学物质。整体而言，核桃油是一种营养品质较好的食用植物油。

为了获得最佳营养和口味，核桃油可直接蘸食或凉拌食用，如拌入牛奶、酸奶、蜂蜜和果汁食用。此外，由于核桃油含有高比例的不饱和脂肪酸，容易被氧化，所以保存时要选用深色瓶以避光，开封后应放入冰箱冷藏。

（6）大豆油

大豆油又称豆油，是消费量较大的植物油之一。大豆油富含一种多不饱和脂肪酸——亚油酸，而另一种多不饱和脂肪酸——亚麻酸的含量不高，但仍比花生油、玉米油等植物油要多一些。大豆油中的单不饱和脂肪酸含量亦不多，约为24%，比花生油少。大豆油中维生素E及卵磷脂的含量较其他大部分植物油高。因此，大豆油是一种营养价值较高的食用植物油。但长期以大豆油为主要食用油的人群，应注意补充一些富含单不饱和脂肪酸的植物油，如橄榄油、油茶籽油等。

大豆油比较稳定，可用于普通低温及高温烹调，也广泛用于食品加工业。

（7）花生油

花生油是用花生仁榨取的植物油，其营养特点是亚油酸比例最高，油酸含量比大豆油、玉米油、菜籽油等要多一些，但亚麻酸含量明显比大豆油和菜籽油低。花生油中还含有甾醇、磷脂、维生素E等营养物质。整体而言，花生油也是一种营养价值较高的食用植物油。长期以花生油为主要食用油的人群，应注意补充一些富含亚麻酸的植物油，如亚麻籽油、紫苏油等。

像大豆油一样，花生油也比较稳定，可用于普通低温及高温烹调。

（8）玉米油

玉米油是从生产玉米淀粉的副产品——玉米胚芽中榨取的，故又称为玉米胚芽油。在广东、中国香港一带人们将玉米称为粟米（在其他地区，"粟米"指小米），所以又把玉米油称为粟米油。

玉米油含亚油酸比例很高，而亚麻酸含量极低，油酸含量也不多。玉米油还富含维生素E、植物甾醇等营养物质，其整体营养价值与花生油、大豆油等相仿。

玉米油的性质也较为稳定，可用于普通低温烹调方式，但不建议用于高温油炸。

（9）菜籽油/芥花油

油菜是十字花科芸薹属一年生或越年生的草本植物，鲜嫩的叶和叶柄可以作为蔬菜食用，油菜籽则用来榨油。油菜籽的含油量为34%～42%。

除常见的亚油酸、亚麻酸和油酸外，普通菜籽油还含有一种特殊的脂肪酸——芥酸，含量大约为45%~55%。芥酸不但不是人体必需的脂肪酸，营养价值低，还在动物试验中表现出一定的有害作用，如损害心肌等（对人的心脏是否同样有害，目前证据不足）。另外，油菜籽中还含有一种叫芥子苷的有害物质，该物质可以在制油过程中去掉，达到无害标准。

现在已经培育出了一种特殊的油菜籽，芥酸含量低，芥子苷含量也低，为了与普通菜籽油区别，现在市面上这种芥酸含量低、营养价值更高的特殊菜籽油叫芥花油或芥花籽油，此类产品一般都会注明"低芥酸"字样。根据我国相关标准的要求，芥花油中芥酸含量≤3.0%，油酸比例51.0%～70.0%，整体营养价值明显优于普通菜籽油。

菜籽油可用于普通低温烹调和煎炸，还是制造人造奶油、氢化植物油的原料。因其价格较低，通常也被用来掺入其他食用植物油。长期食用普通菜籽油的人群应注意补充一些含亚油酸比较多的食用油，如大豆油、葵花籽油、核桃油、葡萄籽油、玉米油等。

（10）葵花籽油

葵花籽油也称葵花油、向日葵油，是用葵花籽制取的食用植物油。向日葵为菊科一年生草本植物，别名葵花或转日莲，起源于美洲。精炼葵花籽油适用于普通低温烹调和煎炸，也可用于凉拌。

葵花籽油中含高比例的亚油酸，亚麻酸含量很低，油酸含量尚可（高油酸葵花籽油更好）。葵花籽油中含有较多维生素E和绿原酸等营养物质。因此，葵花籽油，尤其是高油酸型葵花籽油，是一种营养价值较高的植物油。但因为它含亚麻酸极少，长期以葵花籽油为主要食用油的人群，应注意补充富含亚麻酸的植物油，如亚麻籽油、紫苏油等。

（11）黄油或奶油

黄油和奶油是两个略有区别但经常混用不加区分的概念，它们都是以全脂鲜奶为原料制作的。根据脂肪含量和水分含量不同，分为3类，即稀奶油（脂肪含量大多数为20%~30%）、奶油（脂肪含量≥80.0%）、无水奶油（脂肪含量≥99.8%），它们的基本成分相似，但性状和质地不同，适合不同的用途（GB 19646—2010）。

植物奶油或人造奶油与奶类无关，主要成分是氢化植物油，其成本低、性能好，故广受欢迎，最典型的用法是生日蛋糕或奶油夹心。

有人把从牛奶中制取的稀奶油或奶油称为"牛油"，容易给人造成混乱，因为从牛肉脂肪层提炼出的油脂也称为牛油。后者又称牛脂，具有牛油的特殊香味和膻味，也是西方人餐桌上的常用食物。

奶油含有较多饱和脂肪酸（人造奶油含反式脂肪酸）和大量胆固醇（209毫克/100克）。而且钙、蛋白质和B族维生素的含量远低于牛奶，营养价值与牛奶相差甚远，故应少吃。

10 调味品

（1）酱油

酱油是我国居民普遍使用的一种液态调味品，有生抽（鲜味重，颜色淡）、老抽（咸味重，颜色重）、豉油等多个产品类型。

酱油主要分为酿造酱油和配制酱油两大类。酿造酱油是以大豆或脱脂大豆、小麦或麸皮为原料，经微生物发酵制成的液体调味品。配制酱油是在酿造酱油的基础上，加入酸水解植物蛋白调味液、食品添加剂等配制而成的液态调味品。酿造酱油的品质远胜于配制酱油。按照国家标准的要求，酱油产品必须在标签上注明是"酿造"还是"配制"。

氨基酸态氮含量是衡量酱油品质的关键指标，且必须在酱油产品标签上注明。合格酱油氨基酸态氮含量不得低于0.4克/100毫升。氨基酸态氮含量越高则酱油鲜味越浓，如特级酱油的氨基酸态氮含量能达到0.8克/100毫升，某些一品鲜酱油甚至达到1.2克/100毫升。选购酱油应选择氨基酸态氮含量高的。

绝大部分酱油含有较多食盐，一般20毫升酱油中约含3克食盐。为控制食盐摄入量，酱油不宜多用。酱油不但有咸味，还有鲜味，很多产品干脆直接加入谷氨酸钠（味精）、核苷酸等鲜味物质，所以烹调使用酱油后，要少用或不用食盐和味精等。

质量好的酱油颜色为红棕色（品种不同有深有浅），有酱香气味，味道咸鲜，无酸味、臭味、煳味或其他异味，也不应有苦味和涩味。

（2）加铁酱油

加铁酱油的基本成分和食用方法与普通酱油相同。与普通酱油不同的是，加铁酱油中添加了铁——NaFeEDTA（乙二胺四乙酸铁钠，也叫"依地铁"），其目的是增加铁摄入，预防缺铁性贫血，适合健康人或贫血患者食用。NaFeEDTA被联合国粮农组织和世界卫生组织食品添加剂委员会向全世界推荐。目前，NaFeEDTA也是唯一被允许用于酱油产品的铁强化剂。

每人每天食用10~15毫升铁强化酱油，可以吸收0.3~0.4毫克的铁，为人体每日铁需要量的1/3左右，能有效地预防铁缺乏和贫血，又不会造成铁的摄入过量。所以加铁酱油是一种非常值得推荐的补铁补血食物。

大超市一般都会售卖不同品牌的加铁酱油。消费者购买时要认准标签上的营养强化食品专用标识。

（3）醋

醋一直被视为健康食品，据说可以起到诸如"软化血管""抗癌""美容""降血压"之类的作用。不过，严谨地说，这些"溢美之词"并没有证据支持。

可以确认的醋的好处有：①醋可以杀菌，有助于食品卫生；②醋可以刺激胃酸分泌，助消化；③醋有利于保护食品中易于破坏的维生素，如维生素C、B族维生素等；④醋有利于矿物质如钙、铁的吸收；⑤醋（酸味）能增强味精的鲜度，并强化食盐的咸味，有助于控制盐（钠）摄入。故总体而言，醋的确是一种值得提倡的调味品。

醋的种类很多，按加工工艺可分为酿造醋、配制醋和调味醋；按颜色可分为黑醋（陈醋）和白醋（米醋）。目前大多数食醋都属于以酿造醋为基础调味成分制成的复合调味酿造醋。不论是何种醋，其主要成分都是醋酸，但不同品种的醋，其酸味成分和酸度并不相同。

配制食醋一度大行其道，产品标准（SB 10337—2000）仅要求含有50%的酿造食醋，其余50%为其他原料（如蛋白水解液、食品添加剂冰醋酸等）。它们不仅在理论上品质较为低下，而且在实践中，怎样才能测定其中是否含有50%的酿造食醋呢？标准并没有给出鉴定方法，其实也没办法测定，全凭良心，经常是糊涂账。因此，配制醋的品质远不及酿造醋。

（4）苹果醋

水果醋中最常见的是苹果醋，常用于番茄酱、蛋黄酱、泡菜和西餐的制作当中，也可用来凉拌菜肴。不过，苹果醋产品质量参差不齐。有的苹果醋居然是用普通白醋兑上一些苹果味的香料配制而成的。

如何选择较好的苹果醋呢？选发酵的，不选配制的苹果醋。那些用苹果汁加醋酸勾兑的苹果醋，因为没有经过发酵过程，品质稍差。当然，用醋加苹果味香料勾兑的就更差了。质量好一些的苹果醋产品标签上不但会注明加工方法（如发酵），还会注明苹果汁的含量（如10%等）。质量较差的苹果醋通常会在包装上不知所云地写一些保健作用，而对加工方法、果汁含量等硬指标却采取回避的做法。

要注意市售果醋饮料不同于纯果醋，果醋饮料是把果醋稀释后加上糖和其他添加剂配制而成的。严格来说，它们已经没有多少果醋的健康功效了，并且需要考虑添加糖过多的问题。

（5）低钠盐

顾名思义，低钠盐就是盐中的钠含量比较低的食盐。一般是用一部分（大约30%）氯化钾代替氯化钠制成的，钾含量则明显增加，所以低钠盐又叫"低钠高钾盐"。低钠盐钠含量比普通食盐少30%，但其咸度和普通盐差不多，所以烹饪时添加盐量不变，却可以减少钠的摄入量，达到低盐饮食的目的。钾是人体所需的重要矿物质之一，对血压和心血管健康十分有益，但肾功能不全、高血钾症患者不宜摄入这种高钾盐。

绝大多数人均可食用低钠盐，高血压患者尤其适宜。低钠盐通常也是加了碘的，完全可以代替普通加碘盐食用。

（6）无碘盐

无碘盐即不加碘的食盐。适用于甲状腺疾病患者，如甲亢、亚临床甲减、甲状腺瘤、甲状腺癌以及一部分甲状腺结节（需要遵医嘱）患者等，以及高碘地区居民。

（7）芝麻酱

芝麻酱美味可口，常用于配制凉菜调味汁、涮羊肉调味酱和拌面条，也用于花卷、烙饼、火烧等面点中。芝麻酱是用整粒芝麻直接制作的，并不是用榨油之后的芝麻渣制作的，所以含有芝麻全部的营养成分，如蛋白质、脂肪、维生素（维生素E、维生素B$_1$、烟酸）和矿物质（钙、钾、镁、铁、锌），整体营养价值很高。

芝麻酱中钙含量尤其高，每100克含钙1057毫克，比虾皮还高一些。每次吃1大勺（25克），也含有约200毫克钙（钙含量相当于200毫升牛奶），看起来是很不错的。但是，芝麻中的钙主要在靠近皮的部分，这里也有很多草酸、植酸等，钙与草酸结合，吸收率很低，远不及牛奶。

另外，芝麻酱是高脂肪、高能量食物，不宜多吃，否则容易引起肥胖。

（8）黄豆酱

黄豆酱又称大豆酱、豆酱，用黄豆炒熟磨碎后发酵制成，是我国传统的调味酱。黄豆酱有浓郁的酱香和酯香，咸甜适口，可用于烹制多种菜肴，也是制作炸酱面的配料之一。

黄豆酱富含蛋白质、脂肪、B族维生素、矿物质、大豆异黄酮等，具有一定的营养价值。尤其是含有维生素B$_{12}$，这种维生素是老年人和素食者都容易缺乏的。另外，发酵时间越长的黄豆酱，其B族维生素含量越多。

不过，黄豆酱含有较多的食盐，3~5克黄豆酱就相当于1克食盐，故烹调使用黄豆酱时要减少食盐的添加。

（9）番茄酱和番茄沙司

番茄酱是鲜番茄的酱状浓缩制品，具有番茄特有的风味，是一种富有特色的调味品，常用于烹调鱼类、肉类等食材，一般不直接食用。

纯番茄酱通常不添加调味品和添加剂，味道就是煮番茄浓缩后的味道，不是很好吃。于是便有了番茄沙司，它在番茄酱的基础上添加了油、盐、糖、增味剂、增稠剂、肉汤、香辛料等多种调料，是一种味道很好的调味品，可用于烹制多种菜肴和面点，也可以直接食用。

不论是番茄酱还是番茄沙司，都是番茄红素的良好来源。番茄红素是一种存在于番茄中的类胡萝卜素，具有较强的抗氧化作用，有助于清除体内的自由基。此外，番茄酱和番茄沙司均为酸性，番茄中原有的维生素C也可以保留，用来配菜不但开胃，还有助于铁的吸收。因此，番茄酱和番茄沙司是比较值得推荐的调味品。

（10）辣椒酱

辣椒具有较高的营养价值，富含胡萝卜素、蛋白质、脂肪、维生素C及钙、磷、铁等。但制作辣椒酱时经常要添加植物油、糖、蒜蓉、豆瓣、牛肉、蘑菇、花生等，以形成不同的风味。加之辣椒酱每次的食用量都很有限，所以不能指望吃辣椒酱能获得多少营养。有不少调查表明，经常吃辣椒能降低心血管疾病和癌症的发生风险，但不知道辣椒酱是否也有同样的益处。

辣味来自辣椒素。"辣"并不是一种味觉，而是辣椒素引起的一种烧灼感或痛觉。嗜辣者非常享受这种"痛觉"，并食欲大开，不喜辣者则惧怕它，痛苦不堪。一般情况下，辣椒素并不会直接伤害口腔黏膜，但有口腔溃疡者不宜吃辣椒。辣椒（素）进入胃肠后会表现出一好一坏两种作用。好作用是刺激胃酸分泌，有助消化；还能加速胃部血液循环，起到"暖胃"的作用。坏作用是刺激局部胃肠黏膜，使胃部溃疡或炎症加重，便秘加重，所以胃肠疾病患者不要贪食辣椒。

辣椒素被吸收后进入血液循环，一方面使皮肤毛细血管扩张，血液循环加速，代谢增强，不但让人感觉"爽"，还对保养皮肤有益；但另一方面，辣椒素也会使痤疮、粉刺、湿疹、牛皮癣等皮肤问题加重。

近年，一种被称为辣椒精的食品添加剂——辣椒油树脂使用得越来越多，它是从辣椒中提取、浓缩而得的，具有强烈的辛辣味。

（11）沙拉酱

市面上的沙拉酱有蛋黄酱、千岛酱等，配料中一半以上是食用油，其次是蛋黄等。显然其脂肪含量很高，1茶匙蛋黄酱含脂肪12克。

自己做沙拉酱（蛋黄酱）也很简单，用电动打蛋器一边打蛋黄一边加入食用油即可将蛋黄乳化并打发，待打发后拌入白醋、糖水或在蛋黄打发后继续打一会儿并加入糖粉即可。不过，自己做的沙拉酱脂肪含量也不少，也得少吃。

（12）虾酱

蟛子虾酱是我国沿海地区常用的调味料之一，是小虾中加入盐，经发酵后磨成的黏稠的酱状食品。味道很咸，一般都是制成罐装调味品后在市场上出售。有的产品还要加入茴香、花椒、桂皮等香料，以提高风味。

蟛子虾酱或普通虾酱是以高蛋白的虾类为原料腌制而成的，虽然蛋白质、钙、铁、维生素A等营养素含量丰富，但它是典型的腌制食物，不但盐多，而且卫生条件不佳导致杂菌污染时，容易产生致癌物，因此只宜少吃。

（13）味精

味精是以淀粉（通常是玉米淀粉）为原料利用发酵工艺制得的谷氨酸钠结晶。依国家标准，其成分99%以上为谷氨酸钠。谷氨酸是人体需要的氨基酸之一，存在于几乎所有食品当中；钠是食盐的主要组分。5克味精中的钠含量相当于1克食盐。

已经有很多权威机构指出，味精是无害的。1987年，联合国粮农组织（FAO）和世界卫生组织（WHO）食品添加剂委员会认定，味精是一种安全的物质，除了2岁以内婴幼儿的食品之外，味精可以添加于各种食品当中，其最佳呈味浓度是0.1%~0.5%。但味精有害健康的说法仍在流传，从掉头发、口干到影响宝宝智力、使成年人不孕不育等，不一而足。这些说法都没有真凭实据。如果非要说健康害处的话，味精吃多了会口干口渴，因为它们都含有钠，相当于食盐，或许还会影响血压健康。

当然，说味精无害，并不意味着越多越好。对味精的正确态度是可以放心食用，但不能没有节制。另外，味精在弱酸性（pH值为6.0左右）条件下鲜味最强，在碱性条件（pH值＞7）时失去鲜味。所以略加少量醋可使味精的鲜味增强。

（14）鸡精

鸡精是"升级版"的味精，成分更复杂，味道更丰富，口味协调性好，滋味鲜美醇厚。鸡精主要的鲜味成分是味精和核苷酸。后者是肉类食物中天然存在的鲜味物质，但鸡精产品中添加的核苷酸一般并不是从肉类中提取的，而是通过生物工程技术制得的。所以"鸡精"并非鸡肉精华，"鸡精无鸡"也就不足为怪了。某些高档鸡精产品的确添加了鸡肉、鸡干粉、鸡油、蔬菜粉等，但用量极小，营养价值其实微乎其微。因此，诸如"鸡精比味精更安全""鸡精是天然的，而味精是合成的"之类的宣传实不足信。

（15）浓汤宝

浓汤宝并不是浓汤，产品标签配料表里写有增味剂、食用香精、增稠剂、酸度调节剂等，几乎不含天然食材，都是食品添加剂，用来形成浓汤宝的鲜香味道，或是"牛肉"味，或是"海鲜"味，基本谈不上营养价值，与用天然食物熬制的鸡汤、骨头汤、牛肉汤等不可相提并论。

浓汤宝的优势是方便快捷。先把水烧开，把浓汤宝丢进去，再下点面条或者蔬菜，就是一款"美味"的菜肴了。浓汤宝产品中钠含量高达7%左右，使用浓汤宝时，最好不要再加盐或少加盐，否则容易造成钠摄入超标，对血压健康不利。

（16）蚝油

蚝油是用蚝（牡蛎）熬制而成的调味料，在超市里多与酱油等调味品一起摆放，多有咸味，适合拌面、拌菜、煮肉、炖鱼、做汤等。

蚝油有一定的稠度，呈稀糊状但无渣粒杂质。蚝油呈红褐色至棕褐色，鲜艳有光泽，具特有的香气和酯香，味道鲜美醇厚而稍甜，无异味。

（17）料酒

料酒是在黄酒的基础上加入花椒、大料、桂皮、丁香、砂仁、姜等多种香料酿制而成的。主要用于烹调肉类、家禽、海鲜和蛋类等动物性原料，可以增加食物的香味，去腥解腻。

料酒酒精浓度低，不超过15%，烹调完毕后，大部分酒精受热挥发，存留在菜肴内的极少。

（11）其他

（1）亚麻籽粉

亚麻，又称胡麻，是一年生或多年生草本植物，在我国北方甘肃、陕西、河北、内蒙古、山西、宁夏、黑龙江等地种植。亚麻籽既可以用于榨油，生产亚麻籽油，也可以烤熟磨成亚麻籽粉，多添加于烘焙食品或营养食品中。

亚麻籽脂肪含量为40%，其中亚麻酸含量超过50%，亚麻酸是 $\omega-3$ 多不饱和脂肪酸，是一种必需脂肪酸，在体内可转化为DHA等。亚麻籽蛋白质含量为20%，与豆类相当。膳食纤维含量为25%，几乎是天然食物之最。亚麻籽含有2%左右的木酚素，木酚素是一种植物雌激素，还具有抗氧化作用，且在其他食物中含量较少。

亚麻籽粉味道清淡，可以添入牛奶、酸奶、米粥、蔬菜沙拉中食用，直接用温水冲调成糊糊亦可。还可以和面，制作面包、点心、馒头、饼、包子等。

有人担心亚麻籽含有毒性成分——氰苷（氰化物）。2017年国家食品安全风险评估中心的工作组专门在亚麻籽产区做了调查，当年12月由国家卫生健康委员会发布了调查结论（国卫办食品函〔2017〕1259号）：直接食用亚麻籽（粉）是安全的，但应食用熟的亚麻籽（粉）制品。加热、微波、烹煮等加工处理方式可降解亚麻籽及制品中的氰苷。早在2009年，美国FDA便已通过了对亚麻籽和亚麻籽粉的安全性审查。

（2）苏打水

苏打水（这里主要指含有小苏打即碳酸氢钠的水）呈碱性，有助于肾脏排泄更多的尿酸，从而对防治高尿酸血症有益。在痛风的临床治疗中，也经常要服用碳酸氢钠等碱性药物，促进尿酸排泄。

从预防尿酸升高的角度，普通人在进食含大量嘌呤的食物，如海鲜、啤酒、动物内脏、火锅底汤等后，喝苏打水是有益的，因为体内尿酸主要由嘌呤转化而来。当然，苏打水含钠较多，可能会对高血压不利。在喝苏打水的同时，要减少食盐的摄入量。

苏打水有益的关键是碳酸氢钠。但很多所谓的苏打水并不含碳酸氢钠，只是压入了二氧化碳的"汽水"，甚至是普通的碳酸饮料。它们对尿酸排泄并无作用，还因为添加糖促进了尿酸的生成。因此，在选择苏打水产品时，要注意标签配料表中是否有"碳酸氢钠"字样。

苏打水的口感对大多数首次饮用的人来讲都不是很好，冰镇（或冷藏）以后饮用口感会有较大改善。

（3）骨头汤

骨头中含有大量的钙，所以骨头汤含有丰富的钙——这是很多民间的说法。其实，很多研究检测发现，骨头汤里的钙含量是很少的，达不到补钙的目的。加醋熬汤虽能使骨头汤中的钙有所增加，但钙含量仍然较低。

检测表明，猪排骨500克、去离子水1500毫升、醋（总酸度为4.7%）70毫升，装入瓦煲用500瓦电炉加热煮沸后维持70分钟。得到骨头汤1243毫升，含有钙35毫克，其中6毫克是醋中含有的，从骨头中熬出的钙只有29毫克，相当于每100毫升骨头汤含有2.3毫克钙（每100毫升牛奶约含有105毫克的钙）。

延长熬制时间、增加醋量、增加压力之后，骨头汤中的钙有所增加，但总量仍然很少。就是把500克骨头，先后放入3000毫升水和110毫升醋，煮沸3.5小时（其中高压煮沸1.5小时），得到骨头汤886毫升，里面含有钙182毫克，相当于21毫克/100毫升。在实验室中，加醋加到难吃的程度，骨头汤中的钙依然很少。无论用何种加工方式，骨头汤中的钙含量都远远低于牛奶，骨头汤不能补钙。

当然，骨头汤中含有蛋白质、磷脂、维生素和微量元素，具有一定的营养价值和良好的风味，用来烹制食物或煲汤还是不错的。

（4）凉粉和凉皮

凉粉和凉皮仅一字之差，其原料也非粮（粮食）即豆（杂豆），但其成分却有很大差别。

凉粉多是利用原料（如绿豆、扁豆、蚕豆、豌豆、大米、洋芋）中所含的淀粉，其主要成分是水和淀粉，分别占重量的90%和9%，其余1%也主要（0.6%）是膳食纤维，蛋白质、脂肪和其他营养素含量极少。整体营养价值不高，是典型的淀粉制品。

凉皮多是利用原料（如大米、小麦、豆类）中所含的蛋白质，其主要成分是水、蛋白质和淀粉，大概分别占总重量的64%、24%和10%，其余2%主要是膳食纤维（1%）和脂肪、矿物质等。因为凉皮含有较多的蛋白质，所以其营养价值整体高于凉粉。

凉粉和凉皮的吃法以凉拌为主。最清淡的吃法是切成薄片、条状或丁

状，与黄瓜（可切成丁、条、丝等）同拌，并根据个人口味加入蒜、醋、
酱油、香菜等调味。通常要调重味才好吃，如加入辣椒、大蒜、芝麻酱等。

（5）藕粉

藕粉的主要成分是淀粉，几乎不含蛋白质和脂肪，还有少量维生素和
矿物质，整体营养价值不高，不宜作为"滋补品"食用。

但藕粉特别适合肾功能不全的病人。肾功能不全时，尿素、肌酐、其
他含氮物质等代谢废物排泄受阻，在体内异常堆积。因为这些代谢废物都
来自蛋白质，所以肾功能不全者应当低蛋白饮食。低蛋白饮食最重要的原
则是减少米面等主食蛋白质的摄入（营养价值较差），保证奶、蛋、肉等
优质蛋白质的摄入。此时，藕粉、小麦淀粉、玉米淀粉等以淀粉为主要成
分、极少含有蛋白质的食材就可以替代大米、白面等主食，有助于保护肾
功能。

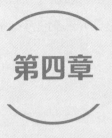

第四章　安全的食物烹调

健康饮食不仅需要好的食材，还需要好的烹调方法。好的烹调方法能保护食材中的营养物质，促进其吸收；同时，去掉食材中可能存在的有害物质，提高其安全性。烹调时注意卫生，生熟分开，勤洗手，这些良好的卫生习惯也是保障食品安全的关键。

1 不推荐的吃法

为何不要做炸鱼

炸鱼会使鱼类摇身一变，从低脂肪食物变成高脂肪食物，能量大幅度增加。油炸时的高油温会破坏食物中的维生素，炸鱼更糟糕，高温油炸还会破坏鱼类中最受重视的成分——DHA。与在餐饮机构吃炸鱼相比，在家里炸鱼唯一的优势是，家里的煎炸油不会反复使用，一般不至于发生明显的氧化、裂解、聚合等反应，故较少产生有害物质，如丙二醛等，但也并非一点隐患没有，油炸鱼虾、肉类等高蛋白质食物会产生杂环胺类致癌物，所以油炸食物必须少吃。

如果一定要吃炸鱼，首先，要选用一级大豆油或花生油等相对耐高温的植物油，油温不要太高（冒烟），且不要反复使用，炸过一次之后，油就要另作他用。其次，不要裸炸，要把鱼裹上面糊再下油锅，以减少营养破坏和流失，减少杂环胺类致癌物的形成。最后，吃炸鱼的时候扒掉外层的面糊，丢弃不吃，可以减少纯能量的摄入。另外，油炸的时候还要加强通风换气，把抽油烟机开到最大功率。

少做烤肉，不吃烤肠

在家里吃烧烤，如烤羊肉、烤牛肉、烤鸡肉等，可以做到货真价实，干净卫生，但无法避免致癌物多环芳香烃的产生。

多环芳香烃是最早被认识的，至今也是最重要的、数量最多的化学致癌物，一共包括400多种具有致癌作用的化合物，其代表成分是苯并（a）芘。苯并（a）芘是高活性致癌剂，进入身体后转化为环氧化物，具有明确的致癌作用，可引起实验动物包括消化道癌症（如肝癌、食管癌和胃癌等）在内的多种癌症发生。

多环芳香烃主要来自烧烤时炭火燃烧产生的烟雾，以及肉类直接与明火或炙热的金属表面接触。肉类被烤焦之后致癌物大增，务必要避免。一般来说，电烤（无明火）、垫铝箔纸（不直接接触）等烧烤方式产生的致癌物较少。吃烧烤时，多搭配新鲜蔬菜、大蒜、柠檬汁等，有助于抑制致癌物的作用。

值得注意的是，香肠、火腿肠不能烤。香肠、火腿肠等肉制品中均添加了亚硝酸盐，同时又含有蛋白质，在高温加热时两者很容易发生反应，生成致癌物亚硝胺，亚硝胺是强致癌物，即使很少的量也能导致癌变。最关键的是，世界卫生组织（WHO）已经把香肠之类的加工肉类列为Ⅰ类致癌物。

烘焙食品有什么不好

饼干、糕点（如慕斯蛋糕、酥皮泡芙、戚风蛋糕、蛋糕卷）等烘焙食品，大多数都可以在家庭中制作。

烘焙食品的营养特点是高能量、高糖、高油、高添加、低营养素，这从曲奇饼干的配方中就能看出来——"低筋面粉100克、黄油65克、细砂糖20克、糖粉30克、鸡蛋1个、香草精1/8小勺"。低筋面粉就是蛋白质含量较少的面粉。黄油有动物黄油（奶油）和植物黄油（人造奶油）之分，但都含大量饱和脂肪。细砂糖、糖粉、红糖、蜂蜜、冰糖等无一例外都是添加糖。香草精、巧克力粉、泡打粉（硫酸铝钾）等是烘焙食品常用的添加剂。只有鸡蛋、牛奶、坚果以及偶尔添加的水果算是营养较好的食材。

以高淀粉为主，再加高脂肪、高糖的烘焙食品在高温烘焙过程中，还会产生较多的丙烯酰胺。丙烯酰胺被世界卫生组织（WHO）列为ⅡA类致癌物（对人类致癌证据不足，但对动物致癌）。烘焙温度越高，时间越长，则产生的丙烯酰胺越多。因此，烘焙食品只能浅尝辄止，不宜经常食用，更不宜给孩子们吃。

生吃鱼虾有哪些危险

根据国家卫健委在2005年的调查，全国寄生虫感染人数超过1亿。虽然蛔虫、钩虫等寄生虫感染有所减少，但肝吸虫感染反倒增加了，全国肝吸虫（华支睾吸虫）感染人数约为1200万。这是典型的"病从口入"，与生吃淡水鱼类和螺类有很大关系。人们常吃的青鱼、草鱼、鲢鱼、胖头鱼、鲤鱼、鲫鱼和螺类均可携带肝吸虫。

除肝吸虫外，淡水鱼虾、螺类还经常带有肺吸虫、异形吸虫、管圆线虫等肉眼难以发现的寄生虫或虫卵。这些寄生虫进入人体后生长繁殖，会造成严重损害。临床上，被这些寄生虫感染的患者往往症状奇奇怪怪，诊断困难，难以治疗，常常导致严重的并发症，甚至危及生命。比如，肝吸虫导致肝胆炎症、肝硬化和肝癌。因此，鲩鱼、鲤鱼和鲫鱼等淡水鱼类、虾类和螺类是不能生吃的，半生不熟也不行，必须彻底煮熟热透，还要注意砧板、刀具、容器生熟不分造成交叉污染。

与淡水鱼虾相比，海水鱼虾、贝类感染寄生虫的情况要少一些，但也不是绝对安全的。三文鱼、鳕鱼、鲭鱼、乌贼等都有可能感染异尖线虫，这种寄生虫进入人体后主要损害胃肠道，引起炎症和过敏反应。三文鱼因为曾经在淡水、半咸水里生活过，有更多的感染寄生虫的机会，如裂头绦虫等，因此生吃处理不当的三文鱼等海水鱼虾，也会招致寄生虫感染。

煮熟是杀死寄生虫最有效的方法。为了生食鲜味，可采用冷冻法，冷冻也可以杀死异尖线虫，美国、欧盟都有相关规定，鱼肉要在－20℃下冷冻一段时间才可生食。

吃生鱼片时，有人认为用酱油、芥末、醋作调料，或用白酒佐餐就可以杀死寄生虫，这极不可信。醉虾醉蟹也不足以杀死寄生虫。现在看来，冷冻是避免生食鱼虾感染寄生虫的可取方法，且对口味只有一点点损失。

新鲜鱼类最宜蒸，操作很简单。不太新鲜的鱼类适合焖。新鲜虾类或海鲜适合水煮或蒸，海产品大多有咸味，一般无需再加盐。不太新鲜的虾类或海鲜适合红烧或用辣椒炒。

② 家庭饮食中的致癌食物

世界卫生组织（WHO）下属的国际癌症研究机构（IARC）一直以来都是癌症研究极其权威的机构之一，发布了大量有关致癌物的信息。IARC一直在持续发布、更新致癌物清单，到目前已发布 I 类致癌物（对人类致癌）120多种，ⅡA类致癌物（对人类可能致癌，对动物致癌证据充足）80多种，ⅡB类致癌物（对人类和动物的致癌证据都不够充分）290多种。有多种常见食物榜上有名。

（1）加工肉类（Ⅰ类）

加工肉类是指肉类经过腌制、发酵、烟熏或其他手段来保存或改善风味后的肉制品，如火腿肠、熏肠、腊肉、腊肠、培根、腌肉、肉干、肉罐头、肉酱等。一般不包括自己家炒、蒸、煮或红烧的肉类。吃加工肉类会导致结肠癌、直肠癌的发生风险提高。加工肉类中到底何种物质引起癌症，目前尚不明确，怀疑与亚硝胺（N-亚硝基化合物）、多环芳烃、杂环胺、血红素铁等成分有关。

（2）红肉（ⅡA类）

红肉是指所有哺乳动物的肌肉，包括猪、牛、羊、马、驴等。不包括禽类（鸡、鸭、鹅）和鱼虾类。吃红肉与结肠癌、直肠癌的发生风险有密切关系，还与胰腺癌和前列腺癌的发生有关。红肉中具体的致癌成分尚不明确。

（3）酒精饮料（Ⅰ类）

酒精饮料指啤酒、白酒、红酒等含有酒精（乙醇）的酒类。饮用酒精饮料会增加肝癌、食管癌、胃癌、乳腺癌、大肠癌、口腔癌、咽癌和喉癌的发生风险，每天饮酒二三杯或更多时，致癌风险更大。[参考美国癌症研究所（AICR）和世界癌症研究基金会（WCRF）发布的《饮食、营养、身体活动与癌症预防全球报告2018》]

（4）咸鱼（Ⅰ类）

咸鱼是用盐腌渍之后再晒干的鱼，这是以前没有冰箱（低温保鲜技术）时保存鱼类的主要方式，世界各地沿海的渔民都以此方法保存鱼。现在也经常作为风味食品食用。中国式咸鱼与鼻咽癌、食道癌、胃癌、肝癌的发生风险有关。咸鱼中的致癌成分很可能是亚硝胺。除咸鱼外，海米、虾皮、虾干、鱼片干、鱿鱼丝等盐腌海产品也有类似作用。

（5）槟榔（Ⅰ类）

槟榔一般指口嚼的槟榔果，也包括含烟草的槟榔嚼块、不含烟草的槟椰嚼块。嚼槟榔易引发口腔癌。嚼槟榔损伤口腔黏膜，导致黏膜萎缩、变性、增生，进而癌变。

（6）霉变食物（Ⅰ类）

这里的霉变食物特指含有黄曲霉毒素的霉变食物（如霉变花生、霉变坚果、霉变玉米等），而不是所有霉变食物（比如发霉馒头）。黄曲霉毒素的致癌作用非常强，可以引起肝癌、胃癌、食道癌、膀胱癌等多种癌症。

（7）热饮（ⅡA类）

热饮指温度>65℃的热水、热茶、热咖啡或粥汤等，会增加患食管癌的风险。热饮致癌作用的关键是温度和长期习惯，温度高的热饮容易损伤黏膜，长期反复损伤可能会引起细胞癌变。喜欢喝烫嘴的热饮，吃烫嘴的热食是很不好的习惯。

（8）油炸食品（ⅡA类）

油炸食品，既包括油炸肉类，如炸鸡块、炸鱼、炸肉串等，也包括油炸淀粉类食物，如炸薯片、炸薯条、油条、麻花、方便面等。前者的致癌作用可能与蛋白质遇高温产生杂环胺等有关；后者的致癌作用则与淀粉遇高温产生丙烯酰胺有关。注意，油炸时产生的高温油烟也是ⅡA类致癌物。

（9）腌制蔬菜（ⅡB类）

腌制蔬菜是指酸菜、榨菜、泡菜、咸黄瓜、咸茄子、辣白菜等传统腌菜和酱菜，常食会增加患胃癌和食管癌的风险。蔬菜天然含有硝酸盐，在腌制过程中转化为亚硝酸盐，亚硝酸盐在胃内或食物中再转化为亚硝胺，亚硝胺具有明确的致癌作用。

（10）蕨菜（ⅡB类）

蕨菜幼嫩部分营养丰富，但含较多"原蕨苷"，在动物试验中显示了一定的致癌能力，主要导致胃癌，但对人类的致癌作用并不确定。调查发现，在日本一些大量食用蕨菜的地区，胃癌患病率比很少吃蕨菜的临近地区要高一些。食用前浸泡、焯水可以减少该致癌物质。

（11）含糖饮料或超加工食品

含糖饮料以及高糖高脂的超加工食品，如烘焙食物、甜点、糖果等，并不在IARC发布的致癌物清单上，但美国癌症研究所（AICR）和世界癌症研究基金会（WCRF）发布的《饮食、营养、身体活动与癌症预防全球报告2018》指出，这些食物容易让人肥胖，而肥胖会增加多种癌症的发生风险，包括子宫癌、乳腺癌、结直肠癌、胃癌、肝癌、胆囊癌、前列腺癌、胰腺癌、卵巢癌、食道癌、肾癌、口腔癌和喉癌等。

（12）含马兜铃酸的中药（Ⅰ类）

马兜铃酸具有明显的肾毒性，可造成肾小管功能受损，增加患肾癌和肝癌的风险。一般食物不含马兜铃酸，但很多马兜铃科中药含有马兜铃酸，如细辛、大叶青木香、大百解、朱砂莲、天仙藤、防己、汉防己、山慈姑、金耳环、淮通、寻骨风等。

（3）家庭常见的食物中毒

家庭里发生食物中毒主要有两大原因。一个是食物购买或储存不善，腐败变质细菌滋生导致中毒；另一个是某些食物天然含有毒素，处理不当导致中毒。食物中毒原因复杂，症状表现轻重不一，大多数时候不是很严重，但对体弱的老年人格外危险。因此日常饮食要特别留意那些有可能引起中毒的食物。

（1）冷荤或者熟食

卤肉、酱肉等冷荤或者熟食引起的食物中毒主要是因为购买时不新鲜，或保存的过程中腐败变质，致病的沙门菌滋生。细菌繁殖需要合适的温度，所以低温保存并尽可能缩短储存时间是有效的预防手段。

（2）近海贝类

赤贝、蚬子、牡蛎、海虹、泥螺、赤甲红蟹、虾爬子等海产品都生活在浅海湾泥沙质海底，常常带有副溶血性弧菌，容易造成食物中毒。吃海鲜的时候一定要将其烧熟煮透，加工过程中生熟用具要分开。吃大蒜和加醋杀菌的方法并不可靠。

贝类引起的中毒还经常与赤潮有关。赤潮是指一些海洋浮游植物和其他微生物在水体中过度繁殖，并让海水变色的一种生态异常现象，也可以看成是一种环境污染现象。赤潮中的一些藻类，比如硅藻和甲藻中的某些成员，会分泌毒素。贝类滤食有毒的赤潮藻类，让毒素在体内积累、代谢。大多数藻类毒素对贝类的毒性不大或不明，但对人类的毒性却很大。藻类毒素种类很多，毒性各异，有的主要导致腹泻，有的主要导致神经麻痹，还有的主要导致记忆缺失。不要购买和食用在赤潮爆发时间段和爆发海域的海鲜，贝毒无药可解，还耐高温不怕煮。食用贝类的时候尽可能将其消化腺（黑乎乎一坨）挑出丢弃，因为毒素多存在于贝类的消化腺中。

（3）豆角

豆角是四季豆、扁豆、芸豆、刀豆、梅豆等的统称，各地称呼不同，形状相同或者不相同。这些豆科植物都含有毒物质，如皂素、凝血素、抗胰蛋白酶等，它们会刺激胃肠道，使人出现恶心、呕吐、腹痛和腹泻，进入血液后会引起头晕、头痛、胸闷、白细胞增高等。但只要充分加热，煮熟焖透（失去原有的翠绿色）就可以灭活其毒性，安全食用。

（4）发芽土豆

正常土豆中含有微量的龙葵素，主要集中于土豆皮及靠近皮的部位。少量的龙葵素并无害处，但土豆发芽后，龙葵素含量大增，足以引起食物中毒。因此，不要食用发芽的土豆。如果发的芽不是很长，挖掉发芽部位，浸泡30分钟，彻底煮透并倒掉汤汁，可以去除龙葵素，仍可食用。有时因保存不当，土豆没有明显发芽，但表皮变绿，龙葵素含量也会增加，去皮加工后可使龙葵素含量降低。

（5）新鲜黄花菜

新鲜黄花菜含有秋水仙碱，具有一定的毒性，中毒后的主要表现是呕吐、腹痛、腹泻等胃肠道症状。秋水仙碱可溶解于水，因而通过焯水浸烫、反复浸泡、水煮并弃水等措施可减少其含量，减轻对人体的毒性。干黄花菜在加工时经清水充分浸泡，已将大部分秋水仙碱溶出，所以一般不会引起中毒。

（6）野生蘑菇

毒蘑菇的种类比较多，在野外经常和无毒的蘑菇混杂生长且难以鉴别，经常被误食而引起食物中毒。毒蘑菇毒素成分复杂，目前没有特效解毒药，死亡率较高，因此不要采集，更不要食用野生蘑菇。

（7）家庭自制谷类发酵食品

谷类发酵制品如发酵玉米面、糯玉米汤圆粉、玉米淀粉、发酵糯小米、吊浆粑、糍粑、醋凉粉等保存不当时，容易被一种叫椰酵假单胞菌的致病菌污染。该细菌耐热，很难杀死，容易引起食物中毒，主要表现为上腹部不适、恶心、呕吐、轻微腹泻、头晕、全身无力等。

家庭自制谷类发酵食品浸泡时，一定要清洗干净，勤换水，保持卫生、无异味。磨浆后及时晾晒或烘干成粉。储藏环境要通风防潮，不要直接接触土壤，以防污染。

（8）变质银耳、木耳

吃变质银耳、木耳也会发生椰酵假单胞菌中毒。银耳、木耳要先洗干净再泡发，泡发好后要及时食用。如需过夜，应放在冰箱冷藏室里。泡发后如果发现耳片发黏、软、无韧性或有异味，一定要丢弃。凉拌时要用开水焯熟（开水漂烫）。另外，不要食用自采鲜银耳或鲜木耳，也不要购买木耳菌种后自行栽培。

（9）新鲜蚕豆

有一种病叫蚕豆病，吃新鲜蚕豆后突然出现恶寒、微热、头昏、倦怠无力、食欲缺乏、腹痛，继之出现黄疸、贫血、血红蛋白尿，尿呈酱油色，此后体温升高，倦怠乏力加重，可持续3日左右。

这种病与遗传有关，主要病因是红细胞内缺乏6-磷酸葡萄糖脱氢酶（G-6-PD），有这种遗传"缺陷"的人只要不吃蚕豆，一般就不要紧。如果他们吃蚕豆（尤其是生吃或者吃太多），蚕豆中所含的强氧化剂（蚕豆嘧啶葡糖苷、伴蚕豆嘧啶核苷等复杂且不十分明确的物质）会消耗谷胱甘肽，导致身体发生溶血反应。除蚕豆外，蚕豆花粉、樟脑丸、龙胆紫（紫药水）以及磺胺类药物也有可能导致类似问题。

（10）木薯

生的木薯含有毒素——亚麻仁苦苷。该物质经胃酸水解后产生氢氰酸，从而使人体中毒，严重时可致人死亡。去皮、浸泡、加热和水煮可以让这种有毒物质被破坏或流失，吃彻底煮熟的木薯（不要喝煮木薯的水或汤）可以避免中毒。

（11）苦杏仁

苦杏仁是杏子的核仁，含毒素苦杏仁苷（一种氰化物），在胃肠道内会释放出氢氰酸。氢氰酸可以阻断细胞的呼吸链，妨碍ATP的产生（细胞窒息），导致中毒，量多可以致死。因此，苦杏仁每天只能少吃，数量最多不要超过一二十粒。杏仁露饮料加工时经过长时间浸泡、换水、磨碎和煮制，去掉了绝大部分毒素。

那种吃起来一点也不苦的甜杏仁仅含极少的苦杏仁苷，毒性可以忽略不计。不过，大约有40%的人携带特定基因，对氰化物的苦味不敏感，吃苦杏仁也不觉得苦。不同的人对苦杏仁苷毒性的耐受能力也不一样。

除杏仁外，桃仁、枇杷仁、樱桃仁也都含氰化物，不能随便吃。

（12）杨桃

杨桃，是一种产于热带、亚热带的水果，营养价值不错。有不少报道说，肾病综合征患者吃杨桃后复发，尿毒症患者吃杨桃后中毒昏迷，甚至死亡。全世界都有不少类似的"杨桃中毒"的报告，症状以肢体麻木、意识障碍、癫痫、呼吸困难等神经系统症状和打嗝（呃逆）、呕吐等消化道症状为主，有较高的病死率。很多肾内科医生把杨桃称为"肾病患者克星"。

杨桃导致肾病患者中毒的机理还不是很清楚。有报道说，2013年巴西研究人员从杨桃中分离出了毒素Caramboxin。该毒素对肾脏健康的人没有威胁，很容易从肾脏排泄掉，但对肾功能不全者，尤其是正在接受透析的患者，会加重肾损伤。

健康人吃杨桃没有问题，但安全起见，肾病患者，甚至曾经患过肾病的人，都不要吃杨桃、杨桃罐头或饮用杨桃汁等。高血压、糖尿病患者在吃杨桃之前，一定要注意自己的肾功能；老年人，即使肾功能正常，也不要吃很多杨桃。

（13）荔枝

一些人（儿童最常见）吃完荔枝后会有低血糖反应，个别严重的会昏迷，民间称为"荔枝病"。到目前，荔枝病发生的确切机制仍未被完全阐明。以前医生们推测因为荔枝的果糖含量高，进食后通过胰岛素反应导致了低血糖，但这种说法并不成立。来自美国疾病预防控制中心的新看法是，荔枝病很可能是由两种毒素——次甘氨酸A和α-亚甲基环丙基甘氨酸引起的。空腹吃荔枝更容易引发荔枝病。未成熟的荔枝中含上述毒素较多，也更容易导致荔枝病。

（14）芒果

芒果在分类上属于漆树科，在果皮中含有很多漆酚类物质，在成熟后渗入浅层果肉。该物质会让一些敏感体质的人发生接触性皮炎，表现为进食芒果之后（有快有慢）口唇和口腔炎症以及水疱等，有的还会发生全身性的湿疹。把芒果果肉切成小块，用牙签或勺子直接送入口中，而不是拿起芒果边撕皮边啃咬，可以避免嘴唇和脸颊等敏感部位发生接触性皮炎，但对芒果过敏者该方法无效。

（15）山药

很多人在剥山药、切山药后会感觉手痒、麻、刺痛，甚至红肿。这主要是因为山药黏液中含有的皂苷类物质。这些物质沾染皮肤后，易引发过敏接触性皮炎。症状轻重不一，有快有慢，因人而异。最让人费解的是，同一个人之前接触山药没事，但某一次再接触时则突然出现手痒、刺痛症状。还有人接触某一种山药时没有问题，但接触另外一种山药就出现症状。大多数情况下，忍耐一会儿症状就可以消退，少数人症状越来越严重，则要去就医。

皂苷类物质比较怕热，山药煮熟食用时可保安然无恙。剥完山药或者切完之后，把手洗干净，再在火上烘一下（加热），可以破坏皂苷类物质，快速缓解刺痒。当然，最保险的做法是，处理山药时，提前戴个橡胶手套或手上套个保鲜袋，避免接触山药的黏液。

（4 自制加工食品的安全提示

葡萄酒、酸奶、食用油、酵素、番茄酱、果蔬饮品、面包等本来都是典型的加工食品，但近年，在家里自酿葡萄酒、自制酸奶、采用家用榨油机榨油、自制酵素和果蔬汁等日益流行。很多人认为，家庭自制这些食物可以确保原料纯天然无添加，物美价廉，安全放心，有人甚至乐此不疲，自制了很多。不过，家庭自制这些加工食品时，也并非万无一失，有一些看不见的卫生风险需要警惕。

（1）自酿葡萄酒风险很大

家庭自酿葡萄酒靠葡萄自带的微生物发酵，不但没有消毒杀菌过程，而且还特意不洗得特别干净。发酵过程缓慢，所需时间比较长，有可能被霉菌污染，如果容器或环境不卫生，杂菌更多，最后会产生较多甲醇和杂醇油。甲醇和杂醇油会导致头晕、头痛等"醉酒"症状，严重时还会导致肝损伤。

不建议自酿葡萄酒，如果一定要自酿葡萄酒，首先，要选最新鲜的葡萄，清洗干净且保持完整不破碎。其次，最好用玻璃或陶瓷器皿，不要用塑料或不锈钢器具。再次，加糖不要太多，更不要加白酒作"引子"。最后，要控制好发酵温度，在16~28℃之间，最高不要超过30℃。

（2）自制酵素得不偿失

"酵素"的本质是一类具有催化生物化学反应功能的蛋白质，正式的名称是"酶"。酵素产品中的酶主要有两个来源，一个是新鲜果蔬细胞里原本就有的酶，另一个是微生物发酵过程中的代谢酶。这些酶种类繁多，催化的反应和产物都很复杂。于是，有人视之为神奇，相信其具有各种各样的保健功能，减肥、排毒、提高免疫力、预防疾病……简直无所不能。

然而，因为这些酵素的本质是蛋白质，所以口服后会被胃肠内的蛋白酶消化分解，破坏其活性。也就是说，那些酶无法进入人体细胞，它们在果蔬里、在发酵罐里、在产品里的各种功能将荡然无存，全部不能实现。能保留下来、被人体细胞利用的物质无外乎是氨基酸、糖、维生素、矿物质等营养素。而就这些营养素而言，自制酵素和泡菜没有太大差别，就是普通的果蔬发酵制品，可能还不如直接吃新鲜果蔬，毕竟能溶解在发酵液里的营养素并不多。

如果一定要找自制水果酵素的营养优势，那么其中所含的活的乳酸菌，大致相当于益生菌，对促进肠道健康或有帮助。不过，自制水果酵素时靠原料表面携带的微生物来发酵，并没有人为添加菌种，所以其发酵过程更复杂多样，稍有不慎就可能有杂菌、霉菌兴风作浪，产生有害物质。自制酵素甜味来自添加糖和水果，酸味来自乳酸菌产生的乳酸，气泡是乳酸菌产生的二氧化碳。自制酵素有时带有酒味，那是（罐子中氧气耗尽时）酵母菌产生的酒精或甲醇；腥臭味来自发酵产生的丁酸；长毛基本上是发霉所致。自制酵素中还有很多看不见闻不着的物质，比如亚硝酸盐、霉菌毒素，营养与危险并存。

因此，自制酵素不能只鼓吹其功效，不提及其健康风险。如果一定要自制酵素，必须要防范霉菌生长。霉菌喜欢氧气，在有氧的环境中代谢活跃，所以发酵罐要密封脱氧，但又不能完全封死，否则内部气体（发酵菌产生的二氧化碳）会形成极高的气压，让容器无法承受。

（3）不必迷信家用榨油机

家用榨油机就是适合家庭使用的小型榨油机器，原理是利用热榨或冷榨技术，高温或恒温通过螺杆的物理作用挤压出多种食用植物油，如花生、大豆、油菜籽、芝麻、核桃仁、杏仁等各种油料子实。这些油可以直接食用，榨完油后的余料也有各种用途。家用榨油机号称无添加无污染更健康，原汁原味，这迎合了人们的消费理念。但家用榨油机榨油也暗藏着一些安全风险。

家用榨油机榨出的油未经精炼，属于毛油，其中存在很多杂质，普通杂质会影响油的品质，比如烹调时发生各种复杂反应，更容易发烟；保质期较短，容易氧化变质，破坏营养。一些污染性的杂质（砷、汞、农残等）也无法去除。另外，有的油料子实天然含有不利于健康的物质，比如油菜籽中的芥子苷、棉籽中的棉酚等，家用榨油机无法去除。

其实，工业化生产的植物油质量并无问题，即使用化学溶剂提取或添加了抗氧化剂，也都是无害的。如果一定要自己榨油，就必须选特别新鲜的油料子实，避免可能存在的发霉或其他污染；每次少榨，细心保存，尽快食用完毕；尽量不用油菜籽、棉籽榨油，可以选用花生、芝麻、大豆、核桃等。

（4）自制酸奶还不错

用家庭酸奶机自制酸奶的原理非常简单，就是保持合适的恒温（40℃左右，6~10小时），使牛奶发酵。一般只需按酸奶机说明书正确使用即可。

酸奶发酵有两种方法，一种是用市售酸奶当"引子"发酵，比较方便，但缺点是因为菌种不够稳定，口感可能略差；另一种是购买专门的酸奶发酵菌（剂），口感和营养品质都比较好。

酸奶做好后可以直接饮用，也可放入冰箱冷藏一段时间，口感更好。

饮用前还可以根据个人喜好调入水果（如草莓、蓝莓、菠萝、柑橘等）、菜汁、巧克力酱、蜂蜜等，以丰富自制酸奶的口味。自制酸奶饮用前无需加热，否则不但破坏其营养和乳酸菌活性，而且口感变劣。

因为没有加热消毒的过程，所以酸奶机内胆要保持清洁干净，避免杂菌污染。不过，乳酸菌发酵可以抑制杂菌生长，无需太担心。何况，即使是工厂生产的酸奶也没有经过加热消毒过程。家庭自制酸奶的口感、卫生状况不次于市售酸奶，而且营养品质更为可靠。

（5）自制豆浆强烈推荐

外购的豆浆或豆浆粉大多数要添加糖或糖浆，营养价值不如家庭自制豆浆。所以家用豆浆机是一件很值得拥有的小家电，自制豆浆既简单方便，货真价实，又安全卫生。

一般家用豆浆机都要求提前浸泡黄豆10小时左右，即前晚泡黄豆，次晨打豆浆。家用豆浆机全自动工作，噪声也不大。把泡好的豆子放进去，按几下按钮，等不到20分钟，过滤一下（有的豆浆机无需过滤），就可以喝豆浆了。豆浆机的加热温度和时间都很充分，能确保破坏生大豆中的有毒物质植物凝血素和皂素等，不必担心豆浆中毒。

最重要的是，自制豆浆还能变换口味或配方。自制豆浆时加入少量花生，可使豆浆增香并口感润滑。还可加入黑豆、小米、玉米糁、芝麻、绿豆等，营养更全面。豆浆制作好之后调入蜂蜜、椰汁、奶粉、炼乳等，既补充营养，又丰富口味。一时喝不完的豆浆可以放入冰箱冷藏，也可以代替水做成豆浆米饭或和面蒸馒头等。

（6）自制番茄酱要尽快食用

把番茄去皮切碎，加糖加水，下锅熬煮或上屉蒸熟，就做成了番茄酱。这个过程可能会破坏维生素C，但类胡萝卜素、膳食纤维、钾和钙等其他营养素得以保留下来，整体而言是一款营养较高的调味品。

自制番茄酱没有专门的防腐措施，所以保质期很短，即使放入冰箱冷藏，也要在几天或一两周内食用完毕。多加糖有一定的防腐作用，能延长保质期，但对营养不利。先把切碎的番茄装入玻璃瓶中，然后上屉蒸得时间久一点，起到高温消毒的作用，再加盖密封，可以延长保质期。装番茄酱的玻璃瓶要清洗干净，并用开水煮过消毒，尽可能减少细菌污染，可以延长保质期。

5 家庭烹饪好习惯

如何洗掉农药残留

农药残留就是指施用农药之后，在食品表面和内部残存的农药以及代谢产物、降解物或衍生物。食用含有残留农药的果蔬，无论是一次性高剂量食用，还是低剂量的长期食用，都对身体有害，所以果蔬食用前要采取一些措施，去除可能存在的农药残留。

①去皮或去壳。这是去除农药残留效果最好的方法。

②流水冲洗或简单清洗后再浸泡15分钟左右。首先要用流水冲洗蔬菜、水果的表面，然后再浸泡，否则效果较差。

③用专门的果蔬洗涤剂清洗。洗涤剂有助于洗掉一些脂溶性农药，这些农药难以溶解在水中，仅仅用水洗，效果较差。

④烫漂或焯水。这是去除蔬菜中农药残留的可靠方法之一，不但能去除蔬菜表面的农药残留，还能去除一部分蔬菜内部的农药残留。

除这些方法外，用热水洗、用臭氧（消毒机）分解等亦有助于去除农药残留。不过，不论何种方法，去除的都主要是蔬菜、水果表面的农药残留，而且只能去除一部分（15%～70%不等）。被吸收到蔬菜、水果内部的农药残留，是很难去除的。因此，最根本的方法只能是选择没有或极少有农药残留的蔬菜、水果。

勤洗手

在制作食物之前要洗手，而且在制作食物的过程中也要经常洗手。饭前便后均须洗手。正确的洗手步骤一共有七步，俗称"七步洗手法"。

第一步，洗手掌。流水湿润双手，涂抹洗手液（或肥皂），掌心相对，手指并拢相互揉搓。

第二步，洗背侧指缝。手心对手背沿指缝相互揉搓，双手交换进行。

第三步，洗掌侧指缝。掌心相对，双手交叉沿指缝相互揉搓。

第四步，洗指背。弯曲各手指关节，半握拳把指背放在另一手掌心旋转揉搓，双手交换进行。

第五步，洗拇指。一手握住另一手大拇指旋转揉搓，双手交换进行。

第六步，洗指尖。弯曲各手指关节，把指尖合拢在另一手掌心旋转揉搓，双手交换进行。

第七步，洗手腕、手臂。揉搓手腕、手臂，双手交换进行。

注意，一次正式洗手时间不应少于20秒，用流动清水，尽量使用皂液或洗手液，要稍加用力，洗手后应擦干。洗手前最好摘下手表或戒指，洗手时要注意指尖、指甲缝、指关节等部位，因为这些部位最容易藏污纳垢。

生熟分开怎么做

像勤洗手能预防很多疾病一样，生熟分开这个最基本的厨房安全要求，做好了能避免很多食品安全风险。

生熟分开的"生"是指不能直接入口吃，还需经过加热处理的食物，如肉、禽、蛋、鱼虾、蔬菜等，它们经常会带有细菌、寄生虫卵和病毒等肉眼看不见的病原体，是"脏"的，会污染其他食物和用具。"熟"是指无需加热，切配后就可以吃的食物，如香肠、冷荤（如酱牛肉、卤鸡爪等）、凉拌菜（如拌黄瓜等）、酸奶、水果以及所有已烹制好的菜肴，它们必须是干净的，不能被污染。生熟分开的关键是"生"食物既不能直接接触"熟"食物，也不能通过砧板、刀具、容器、冰箱等间接接触"熟"食物。

家里至少应该有两套砧板、刀具和容器等。一套专门用来处理"生"食物，另一套专门用来处理"熟"食物，不要混用，以免交叉污染。如果只有一套用具，则要把接触过"生"食物的用具——彻底清洗（最好用开水浇烫或用清洁剂刷洗），然后才能接触"熟"食物。

处理食物的"手"也要生熟分开，即处理"生"食物之后，务必要认真洗手，然后再处理"熟"食物。如果条件允许，应该先处理"熟"食物，后处理"生"食物。

存放食物时也要生熟分开。食物应先装入保鲜盒或用保鲜袋分装，然后再放入冰箱。放入冰箱时，"生"食物放下层，"熟"食物放上层，尽量不要混放。但考虑到冰箱里的食物还需要经清洗、加工或加热之后才食用，所以风险较低。

"熟"食物中卫生隐患最大的是熟肉制品（冷荤），它们很容易滋生细菌，是导致细菌性食物中毒较常见的原因之一。购买、存放、处理和食用时一定要处处留神，生熟分开，加盖保护，避免被其他食物污染。

"生"食物中卫生隐患最大的是生肉类，致病菌污染率较高。清洗肉类时不要在水龙头下面冲洗，以免水花（有可能携带病菌）溅到别的地方或食物上。洗肉时要放在固定的容器里面浸洗。生肉类在储存、解冻和加工过程中应避免接触其他食物，以防止污染其他食品，比如，剁鸡肉时尽量把水沥干，把其他食物拿远一点，都有助于减少污染。

生吃蔬菜如何放心

与加热烹调的蔬菜相比，生吃蔬菜能最大限度地保留其营养，所以膳食指南建议可以生吃的蔬菜尽量生吃，比如黄瓜、番茄、生菜、小白菜、油麦菜、水萝卜、青椒、苦苣、小葱、香菜、洋葱等。

不过，生吃蔬菜要注意卫生。大多数蔬菜直接接触土壤，有可能沾染霉菌、虫卵或者其他致病菌，在储存、运输、售卖过程中也可能被污染。因此，生吃之前要充分清洗，用流水冲洗、浸泡15分钟。叶子菜更稳妥的做法是，洗干净之后再用开水漂烫一下，可以凉拌或蘸酱吃，兼顾营养和安全。

蔬菜能不能生吃经常不是绝对的，与品种、地域和个人习惯有关。生蔬菜对胃肠刺激较大，有的人生吃某些蔬菜会腹胀不适，那就不要生吃。相反，对于便秘者不妨尝试吃些生的蔬菜，或许对缓解便秘有好处。

另外，生吃蔬菜还要注意保证数量。一大盘生蔬菜炒熟缩水后只有小小的一盘，生吃蔬菜看起来很多，但其实并没多少，叶子菜尤其明显。

合理使用烹调油

（1）油温不要过高

不要等油锅冒烟后再加入原料，当油锅发热但还没有出现滚翻或波纹时就可以炒菜了。此外，不要先放油再热锅，而要"热锅凉油"，即先把锅烧到很热再倒油，然后直接炒菜。

（2）存放烹调油要密封避光

烹调油最常见的品质问题是酸败，油脂酸败后会产生"哈喇味"。植物油与空气（氧气）、阳光（紫外线）和水汽接触，会加速氧化酸败。高温也会加速脂肪酸的氧化酸败。所以存放植物油的最佳条件是避光、干燥（减少水汽）、密封（隔绝空气）和阴凉（避免高温）。

（3）购买小包装，开封后尽快用完

油脂放置时间越长，酸败程度越高，所以要购买小桶的烹调油，在较短的时间内食用完毕，再买新的产品，缩短储存时间。虽然很多植物油的保质期注明是18个月，但开封后氧化速度加快，保质期缩短。

（4）小油壶要定期清洗

小油壶最好买那种能够拧上盖子的，或者使用有盖的油瓶，不要把油放在敞开口的容器中。油壶（或油瓶）也要定期彻底清洗或更换，保持清洁。否则，在油壶盖子和瓶口处残存的油已经氧化，再倒入新油后，会加速新油氧化，油脂氧化有很强的"传染性"。

不要吃野味

本书写作之时，恰逢全国上下众志成城、共同抗击"新冠肺炎"的关键时期。新型冠状病毒来自野生动物，极有可能与人们食用野生动物有关，包括另一种冠状病毒——非典病毒（SARS）也与食用野生动物（果子狸）有关。研究表明，人类病毒性传染病60%来源于野生动物。事实证明，滥食野生动物，不仅会带来健康隐患，对公共卫生安全也会带来巨大风险，给人民健康和国民经济发展带来重大损失。

深刻的教训、沉重的代价，一次次地敲响警钟，必须反思人们追求"野味"的饮食文化，革除"吃野味进补"的错误陋习。全国人大常委会通过了《关于全面禁止非法野生动物交易、革除滥食野生动物陋习的决定》，全面禁止食用陆生野生动物，包括人工繁育、人工饲养的陆生野生动物；全面禁止以食用为目的猎捕、交易、运输在野外环境下自然生长繁殖的陆生野生动物。

家养或饲养的动物，如猪、牛、羊、鸡、鸭、鹅等已经与人类形成了稳定的生态系统，它们身上存在的细菌和病毒（比如禽流感、非洲猪瘟）虽然也会影响人类，但已建立了行之有效的防疫、检疫体系，是可防可控的，一般不会造成严重后果。这些家养或饲养动物的营养价值并不次于野生动物。

除了加强法治约束经营行为，还要在生活观念、消费习惯和饮食文化上树立人类与野生动物保持距离、和谐共生的信条——"保护野生动物，就是保护人类自己"。疫情终会过去，绝不能好了伤疤忘了疼！

6 推荐的烹调方法

蒸炒炖煮，有助营养

与煎炸、烧烤或生吃等极端方式相比，蒸、煮、炖、炒等温和处理食物的烹调方式更可取。

蒸、煮和炖的烹调温度在100℃左右，既可以杀死致病菌、寄生虫等病原体，又可以使蛋白质充分变性，容易消化吸收，同时对维生素的破坏较轻。对于家庭烹调来说，还意味着油烟较少，不污染室内空气，一举多得。

普通炒菜的温度大约在150℃左右，也低于油炸或烧烤。但爆炒或油冒烟甚至燃烧时，温度比油炸有过之而无不及，对烹调油和食材营养的破坏都很严重，并不可取。所幸这种高温炒的时间较短，大多很快出锅或加水降温。

乱炖杂炒更营养

中式烹调讲究色香味形，健康饮食讲究食物多样化，两者兼得的简便做法是乱炖或杂炒。

所谓乱炖就是把不同类别、颜色的食材放在一起炖煮，比如排骨、南瓜、土豆、胡萝卜、豆腐、番茄、洋葱、青椒等，要注意下锅的先后顺序，不易熟的食材（比如南瓜、土豆等）先下锅，易熟的食材（比如番茄、青椒等）后下锅；要注意荤素搭配，最好有大豆制品（豆腐、豆腐干等）、肉类、鱼虾等蛋白质食物。

杂炒与乱炖差不多，但要全部选用易熟的、不同颜色的食材，一起下锅炒熟。土豆、竹笋、香菇等不易熟的食材可以提前煮至八成熟，然后再与其他食材一起下锅炒熟。很多蔬菜放在一起炒熟，不但五颜六色，而且味道相和，相得益彰，非常美味。调味可以清淡，也可以辛辣。

保护蔬菜的营养

很多人不知道，烹调处理对蔬菜营养价值有决定性的影响。一方面因为蔬菜中很多营养成分，如维生素C、叶酸、钾等营养成分都很"娇嫩"，要么容易随水分流失，要么容易被高温加热破坏。一般炒菜会损失40%，加工方法不得当会损失80%。另一方面，某些蔬菜中的有害物质（如菠菜中的草酸、鲜豆角中的凝集素、很多蔬菜中的农药残留）应该通过正确的烹调方法加以破坏、去除，否则会引起食物中毒或影响消化吸收。

①蔬菜先洗后切。减少维生素和钾等从切口流失，有助于保留更多营养。蔬菜切得太碎，或切完再洗，易使维生素和钾等水溶性营养素流失严重。

②急火快炒。缩短加热时间，也有助于保留更多营养。炒菜过火，或小火慢炖长时间加热，会破坏维生素。

③提前焯水。菠菜、苋菜等含较多草酸的蔬菜先焯水再烹调，能去除大部分草酸；焯水还有助于去除农药残留；焯水时虽然也会损失一些水溶性的营养素，但在接下来的烹调中能使加热时间缩短，减少了营养素的进一步损失，故一般不会使总损失增加。因此，蔬菜先焯水再烹调是可取的，尤其是芹菜、蒜薹、西蓝花、菜花等质地较硬、难以快速炒熟的蔬菜。当然，正确的焯水方法也很重要，开水下锅，水不宜少，火要猛，尽量缩短焯水时间，以减少营养素损耗。

④勾芡。即炒菜出锅前，调入少量水淀粉。勾芡使汤汁粘在蔬菜上，可以避免浪费汤中溶出的维生素和矿物质，对于维生素C也有一定的保护作用。不过因为菜汤中还有盐、油脂以及各种调味料，所以也要视情况而定。

⑤适量加醋。维生素C等大部分维生素在酸性条件下比较稳定，不容易被破坏。而且醋可以促进钙、铁等矿物质的吸收。

⑥生吃蔬菜。任何加热的烹饪方法都会损失营养，所以能生吃的蔬菜就尽可能生吃，如做成蔬菜沙拉、蘸酱或凉拌。

要牢记烹调时破坏蔬菜营养的两个关键因素是加热时间和水。加热时间越长、水越多，则营养损失越大。所以烹调蔬菜应尽量多采用快炒、蒸、微波炉加热等方式，少采用炖煮、煲汤（长时间加热）的方式。而且，不论采用何种方式都不要过火。

肉馅容易消化吸收

老年人胃肠消化能力减退，大块的肉类不易消化吸收，各种肉类搅打或用刀剁成碎末，加入适量水和调味料，以及适量蔬菜碎末，调制成馅，消化率明显提高。荤素搭配的肉馅可以包饺子、馄饨、包子或烙馅饼，吃法很多。肉末、肉泥还可以混入蛋液中蒸蛋羹，也非常易于消化。

鱼丸肉丸适合老人

鱼肉往往多刺，吃起来不够方便，老人和儿童尤其如此。把鱼肉拍碎、剁碎或搅打成鱼泥做成鱼丸，调味后下沸水锅"汆"一下，则营养丰富，口感细嫩，易于消化，特别适合老年人和儿童。

家庭制作鱼丸时，最好掺入部分瘦猪肉、瘦牛肉或瘦羊肉，不但鱼丸口感富有弹性，而且味道更鲜美。其实，猪肉和牛羊肉也特别适合汆丸子，口感好，易消化。那些缺乏烹制牛肉或羊肉经验的人，可以把牛羊肉搅打或用刀剁成肉泥，调味后用汤匙一勺勺地放入沸水中汆成肉丸，无需再加油盐即可食用。

值得注意的是，超市里出售的鱼丸、虾丸和肉丸往往名不副实，优质的肉类比例太低，肥肉、淀粉、胶、肉味香精是主要成分，脂肪含量高，营养价值很低。虽然廉价，口感也好，但不建议选用。

为何要用高压锅

高压锅能使烹调温度升高至108~120℃，与炒、煎炸或烧烤相比，这个温度较低，营养破坏较少。高压锅还能缩短加热时间，使肉类原料快速成熟，减少营养素破坏。因此使用高压锅有助于保留更多营养素，值得推荐。高压锅不但可以用来煮肉，也可以用来做米饭或米粥。

如何煲汤最营养

从营养的角度，汤品大致可以分成三类：第一类是以蔬菜为主煮成的清汤，如黄瓜汤、丝瓜汤、菠菜汤、冬瓜汤、萝卜汤、香菇汤、杂菌汤等。第二类是以骨头、肉类、鱼类等熬制的浓汤，有时也加入根茎类蔬菜。第三类是木瓜、雪梨、红枣、莲子、银耳、甜玉米、绿豆、红豆、山药、枸杞等煮成的羹汤，往往要加糖，有的还加入西洋参、党参、芡实等药材。

不论哪种汤，都含有来自原料的水溶性营养成分，如维生素、矿物质、氨基酸、糖类等，具有一定的营养价值。这些汤类有滋有味，适量饮用不但能补充水分，还能补充营养。此外，餐前饮少量的汤，可促进消化液分泌，开胃助消化。不过，如果饮用过多，则会稀释消化液，影响消化吸收。而且这些汤中不免含有一些盐、脂肪或糖类，饮用过多不利于健康，尤其是第二类和第三类汤品。

原料中的一部分水溶性营养成分能溶解在汤中，还有很多营养成分没有溶解，所以喝汤不要弃"渣"，"渣"往往比汤更有营养，那种认为汤是营养精华，比"渣"更重要的看法是错误的。

老火靓汤也许很好喝，但长时间加热会破坏大部分维生素，降低汤品的营养价值。所以熬汤的火候要适可而止，不是越熬越好。不论哪类汤品，烹制时都应少油、少盐、少糖，即使是冰糖、红糖、蜂蜜等也不能多加。

烹调加醋，促消化助吸收

醋中之酸（醋酸）可以刺激胃酸分泌，增加食欲，助消化。这对改善消化不良、胃酸过少，提高老年人的消化吸收能力尤其有益。老年人饮食中应增加醋（米醋、陈醋、水果醋等）、番茄酱、柠檬汁、酸梨、酸梅、酸苹果等酸味食品。

醋能加强胃液的酸度，使食材中更多的钙、铁等矿物质溶出，从而提高这些矿物质的吸收率。烹调时，加醋能保护食材中的维生素C、B族维生素等，使之免受破坏或破坏较少。这是因为维生素C、维生素B_1、维生素B_2、维生素B_6等在酸性条件下更稳定，能减少烹调加热造成的维生素损失。此外，凉拌菜加醋还可以杀菌，有助于食品卫生。还有研究表明，加醋可以抑制餐后血糖水平升高的幅度。

酸味能强化咸味，即在不增加食盐的前提下，使咸味更重。酸味还能增强味精的鲜味，用较少的味精即可达到同样的鲜度。烹调加醋之后就可以少加食盐和味精，所以酸能减盐。

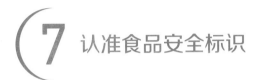

认准食品安全标识

2015年以后，企业、社会和国家对食品安全高度重视，国内食品安全状况有了很大改善。加工食品的国家标准体系完善，食品标签规范；餐饮业监管体系到位，乱象得以治理。食品安全事件，尤其是恶性事件基本退出了大众视野。当然，如果消费者想购买安全风险更低、对环境更友好的食品，那么就可以认准有机食品、绿色食品等特定标识。

有机食品标志

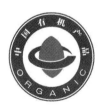

有机食品（标志见图4-1）是指来源于有机农业生产体系，根据国际有机农业生产要求和相应的标准生产加工的，并通过独立的有机食品认证机构认证的一切农副产品，包括粮食、蔬菜、水果、奶制品、水产品、禽畜产品、调料等。这类食品在生产加工过程中不得使用人工合

图4-1　中国有机产品认证标志

成的化肥、农药和添加剂，对生产环境和品质控制的要求非常严格，是更高标准的安全食品。

值得注意的是，有机食品认证是一种国际认证，其他国家或地区的有机食品专用标志与我国不同（见图4-2），经常出现在进口食品的标签上。

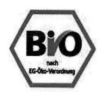

德国有机认证标志　欧盟有机认证标志　欧盟绿叶（Euro-leaf）　美国USDA有机
有机认证标志　认证标志

  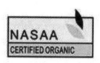

中绿华夏　中国有机产品　澳大利亚有机　法国有机认证
有机食品认证标志　认证标志　认证标志　标志

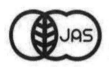

日本有机认证标志　奥地利有机认证　瑞士有机认证　意大利有机认证
标志　标志　标志

图4-2　一些国家或地区的有机食品专用标志

　　除上述各国有机食品专用标志外，有些认证机构还要求通过其认证的有机食品的标签上印刷该认证机构的商标或认证图案，这导致一些有机食品标签上有不止一个认证标志。

绿色食品标志

　　绿色食品是指在生态环境质量符合规定标准的产地生产、生产过程中允许限量使用限定的化学物质的食品。绿色食品认证由中国绿色食品发展中心负责，专用标志见右图。

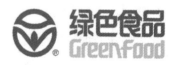

其他相关认证

除了这些有关产品的安全认证之外，有时候还可以在食品标签上看到其他一些有关企业或质量管理体系的认证，如ISO 9001（质量管理体系）、ISO 22000：2005（食品安全管理体系）、"HACCP"（危害分析与关键控制点）、"GMP"（良好生产操作规范）、"GAP"（良好农业规范）等。比较而言，具有上述各种认证的食品安全性比没有认证的食品要好一些，更可靠一些。

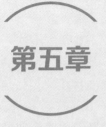

第五章 中老年常见疾病的营养调理

① 更年期综合征

雌激素是女性最好的医生。女性体内的雌激素主要由卵巢合成，包括雌二醇、雌酮和雌三醇等，对女性身心的全面健康有重大作用，雌激素不足会影响女性皮肤、月经、心脏、神经、骨骼和心理健康。

45～50岁的女性卵巢功能开始衰退，不能按时排卵，雌激素分泌减少，月经改变，开始进入绝经期，俗称"更年期"。我国城市妇女平均绝经年龄为49.5岁，农村妇女为47.5岁。更年期妇女若能在心理、营养、运动等方面注意保健，不仅能安然度过更年期，而且许多问题也能避免或改善。

更年期雌激素水平剧烈波动或者下降会导致身体不适。约2/3的更年期妇女症状较严重，出现月经紊乱、潮红、出汗、失眠、眩晕、情绪不稳定等精神神经症状，称为更年期综合征。与此同时，这一特殊时期还容易发生动脉粥样硬化、冠心病、骨质疏松症和乳腺癌等疾病。更年期症状严重的妇女应及时到医院诊治，治疗一般采用雌激素替代疗法。

天天喝豆浆

大豆（黄豆）含有异黄酮类物质，该类物质的化学结构与雌激素（雌二醇）有几分相似，在人体细胞内也能与雌激素受体结合，从而发挥类似雌激素的作用。因此，大豆异黄酮被视为一种植物雌激素。

研究表明，大豆异黄酮对缓解更年期症状、延缓女性衰老和预防绝经后的骨质疏松症都有一定的作用。按照中国营养学会的建议，绝经后女性每天要摄入55毫克大豆异黄酮。

豆浆是饮食大豆异黄酮较好的来源之一。家用豆浆机在制作豆浆的过程中，能最大限度地保留大豆中原有的大豆异黄酮。相对而言，豆腐、豆腐干、豆皮、腐竹等大豆制品在制作过程中，大豆异黄酮损失较多，因为大豆异黄酮属于水溶性物质，容易在加工过程中随水流失。另外，炖煮、煎炸、烘烤都会造成大豆异黄酮损失。当然，这些大豆制品也保留了一些大豆异黄酮，亦推荐食用。

外面购买的豆浆有很多都是用豆浆粉冲调的，豆浆粉在制作过程中也会损失大豆异黄酮，所以其含量不如家用豆浆机现磨的豆浆。

常吃纳豆、豆豉和腐乳

发酵大豆制品，如纳豆、豆豉和腐乳等也是大豆异黄酮的良好来源，其优势不在于含量多，而在于吸收好。

一般来说，大豆异黄酮大部分以"糖苷"的形式存在，无法直接被肠道吸收，需要在大肠菌群的作用下，水解为"苷元"形式后才能被吸收。而发酵大豆制品在发酵过程中，微生物会使难吸收的"糖苷"转化为"苷元"形式，进食后更易吸收。

不过，豆豉和腐乳通常较咸，多吃对血压不利，只能代替食盐少量食用。

常吃亚麻籽粉

除富含膳食纤维、蛋白质和亚麻酸（ω-3多不饱和脂肪酸）外，亚麻籽还含有2%左右的木酚素。木酚素也是一种植物雌激素，与大豆异黄酮相仿，木酚素也能与细胞雌激素受体结合，发挥类似雌激素的作用。木酚素也具有抗氧化作用，对更年期（绝经期）女性有保健价值。

亚麻籽粉味道清淡，可以混入牛奶、酸奶、米粥、蔬菜沙拉中食用，直接用温水冲调成糊糊亦可。还可以和面，制作面包、点心、馒头、饼、包子等。

其他补充植物雌激素的食物

除了大豆异黄酮（豆浆、发酵大豆制品等）和木酚素（亚麻籽、全谷物、坚果等）之外，天然食物中的植物雌激素还有香豆素类（黄豆芽、绿豆芽等豆芽）和白藜芦醇（葡萄、葡萄酒、花生等）。这些食物本来就有很好的营养价值，所以建议更年期女性多食用一些。

一般认为，这些来自天然食物中的植物雌激素是安全的，即使对那些体内雌激素过多的人也有益无害，因为它们会干扰人体雌激素与其受体结合，可以拮抗过多的雌激素。不过，服用专门的此类保健品/补充剂要慎重，因为这些植物雌激素代谢非常复杂，从雌激素的角度来看，在理论上可能有潜在的不良影响。现在已经发现的是，乳腺癌患者如果正在接受抗雌激素治疗，这些植物雌激素会有不良作用。

雪蛤和蜂王浆可以尝试

雪蛤是林蛙的输卵管及卵巢，又称林蛙油或蛤蟆油。雪蛤是很传统的"滋补品"，长期以来用于女性美容养颜，主要是因为它含有少量动物雌激素或雌激素类似物。雌激素分子结构较简单，在动物界"通用"，即很多动物体内的雌激素可以对人发挥作用。并且，雌激素分子量较小，容易通过胃肠道、皮肤和黏膜吸收。因此，在理论上，吃含有雌激素的食物可以补充人体内的雌激素。

蜂王浆是另一种可以检测到少量雌激素或其类似物的产品，雌激素主要来自蜜蜂。蜂王浆（又名蜂皇浆、蜂乳、蜂王乳）是蜜蜂巢中工蜂咽头腺的分泌物，食用蜂王浆的幼虫将变成蜂王（母蜂）。实验发现，给将要变成工蜂的幼虫长时间喂食蜂王浆，也可促使它的生殖腺发达，使之变成近于蜂王形态的个体。这就说明蜂王浆具有雌激素样作用。

需要说明的是，雪蛤、蜂王浆等确定含有动物雌激素的补品，不建议乳腺癌、子宫肌瘤、乳腺增生、子宫内膜癌等患者食用，这些疾病可能与雌激素过多有关。

长点脂肪避免太瘦

众所周知，女性太瘦，脂肪太少，会降低女性体内雌激素水平，出现月经紊乱、皮肤质量不佳、情绪改变等问题。因为雌激素的代谢转化与脂肪组织有密切关系，所以保持适量的体内脂肪（体脂率20%~25%）是很重要的。注意，肥胖并不可取，会增加很多慢性疾病和癌症的患病风险。身材匀称，不胖也不瘦，才是关键所在。

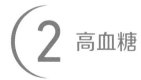
2 高血糖

中国成年人血糖代谢问题十分突出，根据上海交通大学瑞金医院宁光院士在2013年发表在《美国医学会杂志》（JAMA）上的研究报告，中国18岁以上成年人61.7%是高血糖者（其中11.6%是糖尿病，50.1%是糖尿病前期）。宁光院士在2019年底发布的针对40岁以上20万国人的调查表明，高血糖者比例高达77.7%（其中23.1%是糖尿病，54.6%是糖尿病前期）。

血糖代谢正常者是指空腹血糖<6.1毫摩/升（美国标准是<5.6毫摩/升）、餐后2小时血糖<7.8毫摩/升，糖化血红蛋白（HbA1c）<5.7%（美国标准）。三个指标任何一个超出正常范围即可视为高血糖，较轻的是糖尿病前期，较重的是糖尿病。糖尿病是指空腹血糖≥7.0毫摩/升、餐后2小时血糖≥11.1毫摩/升、糖化血红蛋白（HbA1c）≥6.5%（美国标准）。

高血糖或血糖水平升高不是突然发生、一蹴而就的，它是由低到高慢慢发展而成的，所以即使是健康人也要管理自己的血糖，糖尿病前期者更要通过饮食和运动降低血糖，糖尿病患者就不用说了。在大庆进行的人群研究表明，糖尿病前期人群进行6年的生活方式干预，发展成糖尿病的概率减小51%，同时发生心肌梗死、脑卒中等心血管疾病的概率也减小了26%。

红豆、绿豆作主食

众所周知，即使是在摄入量相同的情况下，吃全谷物、粗杂粮的餐后血糖也要比吃精制谷物（白米饭、白馒头等）低一些。这主要是因为全谷物或粗杂粮消化吸收的速度较慢。一种食物，尤其是高碳水化合物（糖类）的主食，消化吸收得越慢，则餐后血糖水平越低。一般用升糖指数（GI）或称血糖生成指数来描述一种食物对餐后血糖的影响，升糖指数越低，则消化吸收速度越慢，餐后血糖水平越低。

主食类食物消化吸收速度的快慢、升糖指数（GI）的高低，与很多因素有关，如膳食纤维含量、直链淀粉比例、水分含量、其他食物搭配等。严格地说，不同种类的主食，或同一种主食的不同吃法，都有着不同的消化吸收速度和不同的升糖指数。精制谷物、全谷物或粗杂粮、薯类等都属于主食，但对餐后血糖的影响有很大不同。那么，在这些常见主食中，消化吸收最慢、升糖指数最低，或者说对餐后血糖最友好的是哪一种呢？

答案非杂豆类莫属！红豆、绿豆、芸豆、扁豆等杂豆类的膳食纤维含量、直链淀粉比例、蛋白质含量等都高于全谷物或其他粗粮，故消化吸收速度最慢，升糖指数最低。比如，大米饭（精制粳米）GI是90，白馒头（富强粉）GI是88，燕麦片粥GI是55，荞麦面馒头GI是67，土豆（煮）GI是66，而红小豆（煮）GI是23.4，绿豆（煮）GI是27，芸豆（煮）GI是28。常见谷类及其制品、豆类、薯类、淀粉制品和混合膳食的GI值见表5-1。

红豆、绿豆、芸豆、扁豆等杂豆类作为主食的吃法主要有两种。一是与大米混合做杂豆饭或杂豆粥，杂豆需提前浸泡8小时以上，或购买预熟的杂豆产品，杂豆饭中杂豆的比例要达到1/2。杂豆饭或杂豆粥的GI普遍低于白米饭，如红小豆粳米粥GI是73，红豆黑米饭GI是62.1，绿豆糙米饭GI是67.3。二是先浸泡煮烂后做成豆沙（不要过滤去皮，也不要加糖），与全麦面粉一起做豆沙包。

值得注意的是，表5-1和表5-2给出的食物GI值，以及网络上其他来源的食物GI值都只能作为大致参考，不能绝对化，同一种食物在不同的检测机构测定的GI值有可能不同，有的相差较大，甚至还互相矛盾。因此，建议糖尿病患者参考食物GI值时，最好跟自我血糖监测相结合，看看哪些食物对自己的餐后血糖更友好。

表5-1　常见谷类及其制品、豆类、薯类、淀粉制品和混合膳食的升糖指数（GI）

食物名称	GI	食物名称	GI
馒头（全麦粉）	82	面条（硬质小麦粉，细煮）	55
馒头（精制小麦粉）	85	线面条（实心，细）	35
馒头（富强粉）	88	通心粉（管状，粗）	45
大米饭（籼米，糙米）	71	面条（小麦粉，硬，扁粗）	46
大米饭（粳米，糙米）	78	面条（硬质小麦粉，加鸡蛋，粗）	49
大米饭（籼米，精米）	82	面条（硬质小麦粉，细）	55
大米饭（粳米，精米）	90	面条（挂面，全麦粉）	57
大米粥	69	面条（挂面，精制小麦粉）	55
*粳米粥	102	油条	75
米粉	54	烙饼	80
*米粉（干，煮）	61	印度卷饼	62
黏米饭（含直连淀粉少，煮）	88	薄煎饼（美式）	52
速冻米饭	87	意大利面（精制面粉）	49
糯米饭	87	意大利面（全麦）	48
大米糯米粥	65	乌冬面	55
*糙米饭	68	白面包	75
米饼	82	全麦面包	74
小麦（整粒煮）	41	面包（未发酵小麦）	70
粗麦粉（蒸）	65	白面包	88
面条（强化蛋白质，细煮）	27	面包（全麦粉）	69
面条（全麦粉，细）	37	面包（粗面粉）	64
面条（白细，煮）	41	面包（黑麦粉）	65

续表

食物名称	GI	食物名称	GI
面包（小麦粉，高膳食纤维）	68	膨化薄脆饼干	81
面包（小麦粉，去面筋）	70	闲趣饼干（达能）	47
面包（50%～80%碎小麦粒）	52	牛奶香脆饼干（达能）	39
面包（75%～80%碎大麦粒）	34	酥皮糕点	59
面包（50%大麦粒）	46	比萨饼（含乳酪）	60
面包（80%～100%大麦粉）	66	汉堡包	61
面包（黑麦粒）	50	*巧克力架	49
面包（45%～50%燕麦麸）	47	*士力架	55
面包（80%燕麦粒）	65	*月饼	56
面包（混合谷物）	45	*蛋挞	90
新月形面包	67	*布丁	44
棍子面包	90	*龟苓膏	47
燕麦粗粉饼干	55	*绿豆沙	54
油酥脆饼干	64	*星洲炒米粉	54
小麦片	69	*炒河粉	66
小麦饼干	70	*江西米线（煮8分钟）	56
饼干（小麦片）	69	*马拉糕	61
大米（即食，煮1分钟）	46	*水煎包	69
大米（即食，煮6分钟）	87	*咸肉粽子	69
苏打饼干	72	*萝卜糕	77
华夫饼干	76	*扬州炒饭	80
香草华夫饼干	77	*猪肠粉	81

续表

食物名称	GI	食物名称	GI
*蒸肠粉	89	*小米饭（鲜热）	73.4
*糯米鸡	106	*小米饭（冷藏）	74.5
*山药糕	85	*糯小米饭（鲜热）	105.3
*荷叶蒸米糕	83	*糯小米饭（冷藏）	115.3
*红豆沙	75	*糯小米饭（回热）	121.8
玉米（鲜，甜，煮）	55	黑米饭	55
玉米面（粗粉，煮）	68	黑米粥	42
玉米面粥	50	大麦（整粒煮）	25
玉米糁粥	51	大麦粉	66
玉米饼	46	黑麦（整粒煮）	34
普通玉米片（市售）	79	荞麦（黄）	54
玉米片（高膳食纤维，市售）	74	荞麦面条	59
爆玉米花	55	荞麦方便面	53
燕麦饭（整粒）	42	荞麦面馒头	67
莜麦饭（整粒）	49	绿豆	27
燕麦麸	55	绿豆挂面	33
燕麦片粥	55	蚕豆（五香）	17
即食燕麦粥	79	扁豆	38
燕麦片（混合）	83	扁豆（红，小）	26
小米（煮）	71	扁豆（绿，小）	30
小米粥	60	扁豆（绿，小，罐头）	52
*小米饭（回热）	62.8	利马豆（棉豆）	31

续表

食物名称	GI	食物名称	GI
利马豆（嫩，冷冻）	32	黄豆（浸泡）	18
鹰嘴豆	33	黄豆（罐头）	14
鹰嘴豆（罐头）	42	黄豆挂面（有面粉）	67
青刀豆	39	豆腐（炖）	32
青刀豆（罐头）	45	豆腐（冻）	22
豌豆	42	豆腐干	24
黑马诺豆	46	土豆	62
四季豆	27	土豆（煮）	66
四季豆（高压处理）	34	土豆（烤）	60
四季豆（罐头）	52	土豆（蒸）	65
芸豆	24	土豆（用微波炉烤）	82
*小黑豆（煮）	19	土豆（烧烤，无油脂）	85
*黑豆	20	土豆泥	87
*红小豆（常压烹调）	23.4	土豆粉条	13.6
*红小豆（高压烹调）	25.9	土豆片（油炸）	60
*黑眼豆	42	炸薯条	60
*小黑豆粳米粥	67	红薯（山芋）	54
*红小豆粳米粥	73	红薯（红，煮）	77
*红豆黑米饭	62.1	藕粉	33
*燕麦黑米饭	65.8	茖粉	35
*绿豆糙米饭	67.3	粉丝汤（豌豆）	32
二合面窝头（玉米面+面粉）	65	*绿豆粉丝	28

续表

食物名称	GI	食物名称	GI
蒸芋头（毛芋）	48	*莲子（烘烤打粉冲糊）	68.6
*煮芋头	53	*薏仁（常压）	55
山药（薯蓣）	51	*薏仁（常压烹调）	80.7
*莲子（常压）	41.1	*薏仁（压力烹调）	88.3
*莲子（压力）	47.6		

混合膳食

食物名称	GI	食物名称	GI
馒头+酱牛肉	49	米饭+红烧肉	73
馒头+芹菜炒鸡蛋	49	米饭+鱼	37
馒头+黄油	68	米饭+芹菜+猪肉	57
饼+鸡蛋炒木耳	48	米饭+蒜苗	58
饺子（三鲜）	28	米饭+蒜苗+鸡蛋	68
包子（芹菜猪肉）	39	猪肉炖粉条	17
硬质小麦粉肉馅馄饨	39	二合面窝头（玉米面+面粉）	65
牛肉面	89	牛奶蛋糊（牛奶+淀粉+糖）	43
*牛肉馅饼	45	*米饭+纳豆	56
*红枣大米粥	85	*紫菜饭卷	77
*米饭+全脂奶100毫升（同时吃）	48	*米饭+酱汤	61
*米饭+低脂奶100毫升（同时吃）	69	*寿司	52
*米饭+酸奶100毫升（先喝酸奶）	59	*咖喱饭	67

注 不带*的数据摘自杨月欣主编的《中国食物成分表 标准版第6版第一册》北京大学医学出版社2018年7月第6版；带*的数据摘自范志红主编的《范志红详解孕产妇饮食营养全书》；同一种食物在不同检测机构测定的GI值有可能不同，甚至相差较大，故所有GI数值只能作为大致参考，不能绝对化。

表5-2　常见水果、蔬菜和奶类的升糖指数（GI）

食物名称	GI	食物名称	GI
水果			
苹果	36	猕猴桃	52
梨	36	柑（橘子）	43
桃	28	*橙	43
桃（罐头，含果汁）	30	柚	25
桃（罐头，含糖浓度低）	52	巴婆果	53
桃（罐头，含糖浓度高）	58	菠萝	66
杏干	31	芒果	55
杏干（国产）	56	芭蕉（甘蕉、板蕉）	53
李子	24	香蕉	52.0
樱桃	22	香蕉（生）	30
葡萄	43	西瓜	72
葡萄（淡黄色，小，无核）	56	哈密瓜	70
葡萄干	64	*海枣	42
*葡萄干（新疆）	56	*红枣干	55
*桃干	35	*红枣干（蒸）	65
*木瓜	59	*红枣干（炖）	56
*草莓	40	*无花果干	71
蔬菜			
南瓜（倭瓜、番瓜）	75	芹菜	15
胡萝卜（金笋）	71	黄瓜	15

食物名称	GI	食物名称	GI
胡萝卜（煮）	39	茄子	15
甜菜	64	鲜青豆	15
雪魔芋	17	莴笋（各种类型）	15
朝鲜笋	15	生菜	15
芦笋	15	青椒	15
西蓝花	15	番茄	15
菜花	15	菠菜	15
乳类			
牛奶	27.6	酸奶（加糖）	48
牛奶（加糖和巧克力）	34	酸奶（水果）	41
牛奶（加人工甜味剂和巧克力）	24	酸乳酪（普通）	36
全脂牛奶	27	酸乳酪（低脂）	33
脱脂牛奶	32	酸乳酪（低脂+人工甜味剂）	14
低脂奶粉	11.9	*全脂豆奶	40
老年奶粉	40	低脂豆奶	44

注 不带*的数据摘自杨月欣主编的《中国食物成分表 标准版第6版第一册》北京大学医学出版社2018年7月第6版；带*的数据摘自范志红主编的《范志红详解孕产妇饮食营养全书》；同一种食物在不同检测机构测定的GI值有可能不同，甚至相差较大，故所有GI数值只能作为大致参考，不能绝对化。

燕麦、玉米升糖慢

除红豆、绿豆、扁豆、芸豆等杂豆类外，粗杂粮中的玉米和燕麦的升糖指数（GI）也较低。一般来说，升糖指数（GI）<55的为低GI食物，升糖指数（GI）在55~70之间的为中等GI食物，升糖指数（GI）>70的为高GI食物。玉米饼（GI为46）、玉米面粥（GI为50）、玉米糁粥（GI为51）都属于低GI食物，连甜甜的鲜玉米的GI也才55，爆玉米花也是，都适合糖尿病患者食用。燕麦饭的GI为42、莜麦饭的GI为49、燕麦片粥的GI为55，也很适合糖尿病患者食用。不过，即食燕麦粥（GI为79）、混合燕麦片（GI为83）和普通玉米片（GI为79）就属于高GI食物了，不适合糖尿病患者食用。

同样是玉米或燕麦，加工或烹调方法不同，导致对餐后血糖的影响是不同的。即食、速食、膨化、熬煮时间长等处理方式都会使食物的GI升高，而原始的、粗糙的、简单加工或轻度烹调的食物的GI相对较低。除玉米和燕麦外，荞麦、黑米、小麦粒、大麦粒、糙米等粗杂粮也很适合糖尿病患者。比较而言，小米和土豆、红薯等薯类的GI并不是很低，糖尿病患者只可少量食用。

注意，不要想当然地以为凡是含有全谷物、粗杂粮或与之相关成分的食物都对血糖友好。很多全麦面包、粗粮饼干、荞麦挂面等产品只含很少低GI成分名不副实，升糖指数并不低。即使是纯粗粮，也会因特定的加工方法成为高GI食物，如玉米片、营养麦片等。

杂粮粥，可以喝

很多糖尿病患者从不敢吃白米粥，这种做法虽不免有些刻板，但白米粥的确对血糖很不友好。有研究表明（《中国糖尿病杂志》1997年第5卷第2期），等量大米煮成的白米粥和白米饭，餐后血糖水平前者高于后者。这不难理解，煮粥时间较长，水分较充足，大米中淀粉糊化得较充分，也更容易消化吸收。人们喜欢喝粥也正是因为它易消化。

一般来说，煮粥这种烹调方式会使食物的GI升高，但也并非总是如此，比如小米煮粥GI是60，小米煮饭GI是71。煮粥的具体操作方法对GI的影响很大。预先浸泡、长时间熬煮（软烂）、加碱等方法都会让小米粥成为高GI食物。

另外，如果一定要比较米粥和米饭对餐后血糖的影响，只看GI的高低还不行，还要考虑它们实际的摄入量。一般喝米粥摄入的碳水化合物要少于米饭，毕竟米粥水分多、体积大、干物质较少。碳水化合物的摄入对餐后血糖也有直接影响，碳水化合物摄入量越多，则餐后血糖水平越高。一碗米饭的碳水化合物含量远远超过一碗米粥。

总之，糖尿病患者还是可以喝粥的，但前提是尽量选用或添加杂粮、杂豆，不要浸泡，不要长时间熬煮，不要煮成软烂黏糊状态，不要加碱，一餐不要吃太多。

少吃主食，适度低碳

血糖，尤其是餐后血糖主要来源于饮食中的碳水化合物（糖类），所以食物中的碳水化合物对餐后血糖的影响很大。饮食中的碳水化合物主要来自主食（淀粉）、水果（天然糖）、甜点或零食（淀粉、糊精、添加糖）和饮料（添加糖）等。其中米饭、馒头、面包、面条、饼干、薯类及其制品等主食类提供的碳水化合物最多，是大多数人血糖最主要的来源。

控制碳水化合物的摄入是糖尿病饮食治疗的关键之一。2019年6月在美国糖尿病学会（ADA）举办的年会上，专家们强调，减少碳水化合物的总摄入量能有效改善血糖。这个观点大致有以下几层含义。

首先，对大多数糖尿病患者而言，要轻度低碳饮食，每一餐的碳水化合物摄入量不超过60克，大致相当于160克湿重杂粮米饭（2/3小碗）或80

克干重粮食。同时，不要再摄入薯类、含淀粉蔬菜（如藕、山药等）或其他含较多碳水化合物的食物。全天碳水化合物总摄入量在180克左右，其中，30～50克由牛奶、水果和蔬菜等食物提供，主食（谷类、薯类和杂豆类）提供不到150克，大致相当于粮食干重200克。

其次，对那些血糖控制不达标者和希望减少降糖药用量的患者，饮食中的碳水化合物还可以进一步减少，每天碳水化合物总量控制在120克或更少，全天主食摄入量还不到干重100克，有的还要更少一些。这种略显极端的低碳饮食，需要专业人员指导，不建议无经验的糖尿病患者自行尝试。低碳饮食模式可以降低糖化血红蛋白，减少降糖药物的使用量。

最后，主食要增加全谷物、粗杂粮的比例，尽量减少添加糖和精制谷物（白米饭、白馒头、白粥、白面条、白面包等）。同时，要保证蛋白质食物（蛋类、奶类、肉类和大豆制品）和蔬菜的摄入。另外，谷类加工食品的升糖指数（GI）往往较高，要少吃。

体重减一减，血糖降一降

适度低碳，少吃主食，其他食物基本不变，很可能会导致体重减轻。减轻体重对糖尿病的治疗作用最近几年得到了高度重视。肥胖的糖尿病患者应该减重，这毋庸置疑，而且早就写入了糖尿病诊疗指南。现在新的观点是，即使不胖，糖尿病患者减轻体重也能受益匪浅。

2017年著名的医学专业期刊《柳叶刀》（The Lancet）发表了英国纽卡斯尔大学Roy Taylor教授的研究，结论是低能量饮食减轻体重会缓解糖尿病，且减重越多，2型糖尿病缓解率越高，减重15千克以上，2型糖尿病缓解率高达86%。缓解是指12个月内，在暂停所有降糖药物至少2个月后HbA1c＜6.5%。该结论已被美国糖尿病协会（ADA）的糖尿病诊疗标准引用。2019年底，Roy Taylor教授又在《细胞代谢》（*Cell Metabolism*）上发表研究，认为脂肪积累与胰岛细胞功能障碍有关，通过节食和坚持，患者减掉脂肪，就有可能逆转糖尿病。

糖尿病前期或糖尿病患者不胖也要减轻体重。2019年年底美国糖尿病协会（ADA）和欧洲糖尿病研究协会（EASD）联合发表共识声明，建议糖尿病前期人群至少要减轻7%的体重，以预防进展为糖尿病。假设某人体重是70千克，那就要减到65千克（70-70×7%≈65）。

糖尿病患者减轻体重的目标可以设定为体重的5%～15%。减重的主要方法是少吃和运动，每周至少进行中等强度活动（如快走、慢跑等）150分钟。减重时要确保安全，避免营养不良，即体质指数（BMI）≤18.5。BMI=体重（千克）÷身高（米）÷身高（米）。美国糖尿病协会（ADA）2019年糖尿病诊疗标准特别强调了减重对治疗糖尿病的作用。

进餐顺序改一改，血糖降一降

近年，越来越多的研究证据表明，进食顺序对餐后血糖有一定影响。请你来做一道选择题，当一碗米饭、一盘绿叶蔬菜和几块鸡肉放在眼前时，以下哪种进食顺序的餐后血糖最低？

A 蔬菜→鸡肉和米饭　　B 鸡肉→蔬菜和米饭

C 蔬菜→鸡肉→米饭　　D 同时吃蔬菜、鸡肉和米饭

E 米饭→蔬菜和鸡肉

正确答案是，C的餐后血糖最好（ABC三者相差不多），E对血糖最不好。

这道题不是凭空编造的，而是来自2019年美国营养学会年会上的一位新加坡学者的研究。该研究选择了16名健康成年人，分别以上述5种不同顺序（相隔10分钟）进食一顿含绿叶蔬菜、米饭和鸡肉的食物，结果显

示，先吃米饭再吃蔬菜和肉的进食顺序餐后血糖水平最高；第二高的是同时吃蔬菜、肉和米饭；在吃米饭之前先吃菜或肉，都可以减弱餐后血糖反应（GI较低），其中餐后血糖波动最小的是先吃蔬菜再吃肉最后吃米饭。除了血糖，研究者还检测了试验对象的胰岛素、促胰岛素释放肽（GIP）和胰高血糖素样肽-1（GLP-1），也支持先吃蔬菜和肉后吃米饭更有利于糖代谢的结论。

因此，对糖尿病患者而言，进食顺序最关键的是最后吃主食，而不是最先吃主食。根据中国营养学会《中国2型糖尿病防治指南2017》，先吃蔬菜后吃肉类和主食的进食顺序可降低餐后血糖波动。长期坚持，还可使糖尿病患者餐后血糖及HbA1c水平显著降低。美国内分泌学会也给出了类似的建议。

有菜，也得有肉

蔬菜基本不含糖类，不仅营养价值高，人人需要，而且有助于降低餐后血糖水平。例如，大米饭（籼米）GI为82，大米饭与炒蒜苗一起吃则GI为58。糖尿病患者每餐都要多吃一些蔬菜。

一般来说，蒜苗、芹菜、韭菜、木耳、蘑菇、海带等含膳食纤维较多的蔬菜抑制餐后血糖的效果更好一些。有研究表明，魔芋制品，如魔芋粉、魔芋丝、魔芋块、魔芋片等可以明显减缓餐后血糖升高的速度。因为它们含有较多可溶性膳食纤维——葡甘聚糖，它阻碍糖吸收的作用很强。

糖尿病患者应加大蔬菜的摄入，每天500克以上，特别是要多吃绿叶菜（如韭菜、菠菜、油菜、油麦菜等）、嫩茎类（如蒜薹、芹菜、菜心、芥蓝等）、花类（如西蓝花、菜花等）、茄果类（如番茄、青椒、茄子等）

和菌藻类（如香菇、木耳、海带等）。

与蔬菜类似，肉类、蛋类等蛋白质食物也基本不含糖类，营养价值高，有助于降低餐后血糖水平。例如，馒头的GI是88，而馒头+酱牛肉的GI是49；大米饭单独吃时GI为82，米饭与猪肉一起吃时GI为73，米饭与鱼一起吃时GI为37。看看，这些蛋白质食物的作用还是很明显的。

因此，糖尿病患者要在每餐多吃蔬菜的同时，每餐再搭配肉类、鱼虾、蛋类、大豆制品和奶类等蛋白质食物。比如，早餐有鸡蛋、牛奶；午餐有鱼虾或肉类；晚餐有大豆制品。每天蛋白质食物的大致推荐量是，牛奶250克、鸡蛋1个、鱼虾和肉类合计100～150克、大豆制品50～100克。这些重量均为生重，做熟之后或有增减。

糖尿病肾病患者也无需低蛋白饮食，这是美国糖尿病协会（ADA）2019年糖尿病诊疗标准给出的建议，保持每天正常的蛋白质摄入量［（0.8克/千克（体重）］即可。《中国糖尿病肾脏疾病防治临床指南2019》也给出了相同的建议。但糖尿病肾病患者的病情往往比较复杂，还要结合其他治疗措施，蛋白质食物的摄入量要遵医嘱。

吃水果，但大枣、香蕉除外

水果对血糖有明显影响，所以很多糖尿病患者干脆不吃水果，但这是错误的，吃水果对糖尿病有益。2017年，英国牛津大学、北京大学与中国医学科学院的研究人员对中国50万人（包括4万多糖尿病患者）跟踪调查7年，发现有19%的糖尿病患者从不吃水果，与他们相比，那些每天摄入100克新鲜水果的糖尿病患者总体死亡率降低了17%，脑卒中和心肌梗死的发生风险降低了13%，糖尿病肾病和糖尿病眼病的发生风险降低了28%。

实际上，苹果、梨、桃、杏、李子、樱桃、葡萄、柑、柚等大多数水果的升糖指数（GI）较低（20～50），含糖量也不高（10%左右），糖尿病患者可以经常食用，每天200克左右。常见水果、蔬菜和奶类的升糖指数（GI）见表5-2。

西瓜、菠萝、芒果、猕猴桃等水果的升糖指数（GI）较高（50～72），但含糖量较低（6%～10%），糖尿病患者可以每天食用100克左右。香蕉和鲜大枣的含糖量分别为22%和30.5%，明显高出其他水果，只能少吃。

水果最好作为加餐食用（在两餐之前或睡前吃，或者在运动前、后吃），而不是随正餐食用，每天吃一次或两次，全天总量控制在100～200克。

糖尿病一周示范食谱

表5-3～表5-9是糖尿病患者一周示范食谱，每日总能量为1600千卡，适用于肥胖的男性糖尿病患者和体重正常的女性糖尿病患者（肥胖的女性糖尿病患者要吃得更少一些才行）。

表5-3　糖尿病患者周一食谱（1600千卡）

餐次	序号	名称	主要原料	辅助原料	调料
早餐	1	脱脂牛奶	脱脂牛奶200克		全天油22克盐5克
	2	燕麦粥	燕麦片60克		
	3	水煮蛋	鸡蛋1个		
	4	蒜蒸茄子	长茄子100克	红彩椒2克、青椒2克、香菜2克、大蒜5克	
加餐	5	红脆李	红脆李150克		

餐次	序号	名称	主要原料	辅助原料	调料
午餐	6	杂粮饭	小米40克	大米20克、绿豆10克	全天油22克盐5克
午餐	7	莴笋肉片	莴笋200克	里脊肉40克	
午餐	8	麻婆豆腐	豆腐60克	青椒50克	
加餐	9	开心果	开心果10克		
晚餐	10	全麦馒头	全麦面粉70克	牛奶40克	
晚餐	11	蒜蓉西蓝花	西蓝花150克		
晚餐	12	酸菜鱼	鲢鱼50克	酸菜50克	

表5-4 糖尿病患者周二食谱（1600千卡）

餐次	序号	名称	主要原料	辅助原料	调料
早餐	1	牛奶	牛奶250克		全天油20克盐5克
早餐	2	玉米馍馍	鲜玉米100克	面粉40克	
早餐	3	蚝油油麦菜	油麦菜100克		
加餐	4	柚子	柚子150克		
午餐	5	二米饭	玉米糙40克、粳米40克		
午餐	6	水煮肉片	牛肉50克	豆芽100克	
午餐	7	番茄炒蛋	鸡蛋50克、番茄150克		
加餐	8	核桃	核桃10克		
晚餐	9	双薯米饭	糙米40克	红薯40克、紫薯40克	
晚餐	10	香菇肉片	香菇50克	瘦肉40克	
晚餐	11	青椒炒豆干	青椒100克	豆干30克	

表5-5 糖尿病患者周三食谱（1600千卡）

餐次	序号	名称	主要原料	辅助原料	调料
早餐	1	牛奶	牛奶100克		
	2	蔬菜土豆饼	土豆50克	玉米粉30克、鸡蛋30克	
	3	豆皮拌海带丝	海带丝100克	湿豆皮30克	
加餐	4	梨	梨150克		
午餐	5	藜麦饭	粳米40克	小米20克、藜麦20克	
	6	清炒空心菜	空心菜150克		全天油21克盐5克
	7	水煮鱼	草鱼40克	豆芽50克、莴笋50克、鸡蛋20克	
加餐	8	脱脂牛奶	脱脂牛奶150克		
	9	花生	花生10克		
晚餐	10	蒸芋头	芋头80克		
	11	小米绿豆粥	小米40克	绿豆10克	
	12	烧鹅	瘦鹅肉40克		
	13	蒜蓉茼蒿	茼蒿200克		

表5-6 糖尿病患者周四食谱（1600千卡）

餐次	序号	名称	主要原料	辅助原料	调料
早餐	1	全脂牛奶	全脂牛奶100克		
	2	水煮蛋	鸡蛋1个		全天油22克盐5克
	3	燕麦粥	燕麦片60克		
	4	蔬菜沙拉	苦苣50克	圆生菜25克、圣女果25克	
加餐	5	柚子	柚子150克		

续表

餐次	序号	名称	主要原料	辅助原料	调料
午餐	6	红豆饭	大米50克、红豆30克		全天油22克盐5克
	7	葱香牛肉	牛肉50克	大葱50克	
	8	干锅花菜	花菜150克		
加餐	9	牛奶	牛奶150克		
	10	开心果	开心果10克		
晚餐	11	锅盔馍	面粉40克	全麦面粉30克	
	12	鲜笋肉片	鲜笋100克、瘦肉40克		
	13	清炒小油菜	小油菜100克		

表5-7　糖尿病患者周五食谱（1600千卡）

餐次	序号	名称	主要原料	辅助原料	调料
早餐	1	脱脂牛奶	脱脂牛奶250克		全天油21克盐5克
	2	水煮蛋	鸡蛋1个		
	3	抄手	面粉60克	小白菜50克	
加餐	4	苹果	苹果150克		
午餐	5	燕麦米饭	燕麦30克、粳米40克		
	6	板鸭	去皮鸭瘦肉40克		
	7	清炒小油菜	小油菜200克	虾米2克	
加餐	8	开心果	开心果10克		
晚餐	9	玉米饼	玉米粉70克	黄豆粉10克	
	10	肉末豇豆	豇豆100克、瘦肉40克		
	11	蒜炒西蓝花	西蓝花100克		

表5-8　糖尿病患者周六食谱（1600千卡）

餐次	序号	名称	主要原料	辅助原料	调料
早餐	1	全脂牛奶	全脂牛奶150克		
	2	煮玉米	鲜玉米棒300克		
	3	凉拌木耳	水发木耳100克		
加餐	4	柑橘	柑橘150克		
午餐	5	二米饭	燕麦米40克、粳米40克		
	6	肉丝炒西芹	西芹150克、牛瘦肉50克		全天油21克盐5克
	7	家常豆腐	豆腐60克		
加餐	8	脱脂牛奶	脱脂牛奶150克		
	9	开心果	开心果10克		
晚餐	10	红薯鸡蛋饼	红薯100克、鸡蛋40克	玉米面10克	
	11	素炒圆白菜	圆白菜100克		
	12	回锅肉	青椒150克	猪肉40克	
	13	红豆粥	大米20克	红豆10克	

表5-9　糖尿病患者周日食谱（1600千卡）

餐次	序号	名称	主要原料	辅助原料	调料
早餐	1	脱脂牛奶	脱脂牛奶150克		
	2	煮玉米	鲜玉米棒250克		
	3	拌腐竹	腐竹10克	黄瓜50克	
加餐	4	柑橘	柑橘200克		全天油23克盐5克
午餐	5	二米饭	玉米糁30克、粳米40克	绿豆10克	
	6	小炒牛肉	牛瘦肉50克	大葱50克	
	7	干锅菜花	菜花200克		

续表

餐次	序号	名称	主要原料	辅助原料	调料
加餐	8	蒸芋头	芋头120克		全天 油23克 盐5克
晚餐	9	青椒龙利鱼	青椒150克、龙利鱼50克		
	10	苦瓜炒蛋	苦瓜50克、鸡蛋50克		
	11	绿豆粥	大米30克、绿豆20克		

上述一周食谱平均每天能量1530千卡，蛋白质65.7克（供能比17%），脂肪50.3克（供能比30%），碳水化合物204.5克（供能比53%），钙690毫克，维生素C 173.9毫克，维生素B_1 1.4毫克，营养素供给基本是合理的。

有助于糖尿病治疗的维生素

（1）维生素B_1

维生素B_1参与细胞内辅酶的形成，对维持正常糖代谢及神经、消化系统功能至关重要。维生素B_1主要来自全谷物、粗杂粮、豆类、坚果、瘦肉和蛋类。一般复合维生素矿物质补充剂都含有维生素B_1。建议补充剂量为每天2～10毫克或遵医嘱。

（2）维生素B_{12}

长期服用二甲双胍容易导致维生素B_{12}缺乏，维生素B_{12}缺乏表现为精神抑郁、记忆力下降、四肢震颤等神经症状，严重时会出现贫血。维生素B_{12}主要来自动物肝脏、鱼虾、肉类和蛋类等动物性食物，谷类、果蔬、大豆、坚果等植物性食物基本不含维生素B_{12}。建议长期服用二甲双胍的糖尿病患者定期检测血清维生素B_{12}水平，必要时补充维生素B_{12}，每天25微克或遵医嘱。

（3）维生素D

除了调节钙磷代谢，促进骨骼健康之外，维生素D对提高胰岛素β细胞功能、改善胰岛素抵抗亦有作用。而且，维生素D缺乏很常见，对我国五大城市1436名成年人的调查显示，88.3%的人维生素D缺乏或不足。建议糖尿病患者每天补充400国际单位的维生素D。

（4）甲钴胺

甲钴胺是维生素B$_{12}$（钴胺素或氰钴胺）在体内代谢的活性形式之一，对周围神经病变的治疗效果较好。服用请遵医嘱。

（5）硫辛酸

硫辛酸与维生素B$_1$类似，也参与细胞内辅酶的形成，维持正常糖代谢及神经、血管功能，可用于治疗糖尿病多发性周围神经病变，服用请遵医嘱。

（3）高血脂

高血脂是指血液中的胆固醇或甘油三酯水平异常升高，又称血脂异常。根据中华医学会《中国成人血脂异常防治指南（2016年修订版）》（以下简称"血脂异常防治指南"）得知，中国成人血脂异常总体患病率高达40.40%。血脂异常是导致动脉粥样硬化、冠心病、脑卒中等心血管疾病的重要原因之一。

临床上，化验血脂主要有四项指标：总胆固醇（TC）、低密度脂蛋白胆固醇（LDL-C）、高密度脂蛋白胆固醇（HDL-C）和甘油三酯（TG）。

其中，最重要、最关键、最值得重视的是低密度脂蛋白胆固醇（LDL-C），它是造成动脉粥样硬化的首要危险因素，可以说是最"坏"的胆固醇。根据血脂异常防治指南，LDL-C<2.6毫摩/升为理想水平，LDL-C<3.4毫摩/升为合适水平，3.4毫摩/升≤LDL-C<4.1毫摩/升为边缘升高，LDL-C≥4.1毫摩/升为升高。

高密度脂蛋白胆固醇（HDL-C）是将肝外组织细胞中（包括动脉粥样硬化斑块）的胆固醇转运到肝脏，进而代谢转化并被排出体外的形式。所以HDL-C是"好"胆固醇，具有抗动脉粥样硬化作用。如果发现某人的HDL-C低于正常，也是一种血脂异常，会增加患动脉粥样硬化的危险。根据血脂异常防治指南，HDL-C≥1.0毫摩/升为正常。

总胆固醇（TC）也是动脉粥样硬化的危险因素，正常范围是<5.2毫摩/升。总胆固醇既包括LDL-C（最"坏"的），也包括HDL-C（"好"的），还包括其他胆固醇（"坏"的），不够精准，所以现在临床用一个新指标——"非-HDL-C"来代替它，"非-HDL-C"=TC—HDL-C。根据血脂异常防治指南，"非-HDL-C"<4.1毫摩/升为正常。

甘油三酯（TG）也会增加动脉粥样硬化的患病风险，但作用比LDL-C或总胆固醇弱，仅起到间接作用。不过，当TG明显升高时，会引起急性胰腺炎。根据血脂异常防治指南，TG<1.7毫摩/升为正常。

血脂有两大来源，一少部分来自食物中的脂类经消化吸收入血；一大部分由肝脏、脂肪细胞合成后释放入血。临床治疗高血脂时，一般使用他汀类等调脂药物抑制肝脏合成胆固醇。饮食对血脂也有明显影响，高能量、高脂肪、高糖、低膳食纤维的饮食模式，以及缺乏运动、久坐的生活方式会使血脂升高，而全谷物、粗杂粮、新鲜果蔬、大豆、坚果和富含多不饱和脂肪酸的植物油有助于降低血脂。

大豆制品非吃不可

理论上来讲，再也没有一种日常食物比大豆对血脂更友好了。大豆中至少存在五种有助于降低血脂的成分，包括植物固醇、卵磷脂、大豆皂苷、大豆异黄酮和多不饱和脂肪酸。

植物固醇是存在于豆类、坚果、油籽等植物中的一类结构复杂的天然化合物，其分子结构与胆固醇十分相似，在肠道内只能吸收5%左右，大部分无法被消化吸收，还竞争性地抑制胆固醇的吸收，增加胆固醇的排泄；被吸收进入肝脏的少量植物固醇还会抑制胆固醇的合成。根据血脂异常防治指南，每天摄入2~3克植物固醇，即可起到降低胆固醇的作用。

大豆皂苷又叫大豆皂素，因为该物质的水溶液振摇时能产生大量持久的蜂窝状泡沫，与肥皂相似。大豆皂苷抑制胆固醇合成，促进胆固醇排泄，也有降低血液胆固醇的作用。

大豆富含卵磷脂，卵磷脂是分子结构十分复杂的脂类化合物，它是构成脂蛋白的重要组分，直接影响胆固醇在血液中的转运和代谢。

大豆异黄酮、多不饱和脂肪酸和大豆膳食纤维均有助于调节血脂。

豆浆、豆腐、豆腐干、素鸡、纳豆、豆豉、茄汁黄豆、豆酱等大豆制品都能提供这些有助于降低血脂的物质，发挥综合作用，应成为高血脂食谱每日必备的主要食物之一。

粗粮首选燕麦

高血脂患者应增加膳食纤维的摄入。膳食纤维是指存在于植物中的一大类不会被小肠消化吸收的多糖类物质，包括纤维素、半纤维素、木质素、果胶、树胶、海藻多糖等一组成分。它们共同的作用是抑制胆固醇吸收，促进胆固醇排泄，其肠道发酵产物还能抑制胆固醇合成，总体作用是降低总胆固醇和低密度脂蛋白胆固醇（LDL-C）的水平。根据血脂异常防治指南，高血脂患者应增加膳食纤维的摄入，超过普通健康成年人，每天达到25～40克。

如果不多吃全谷物、粗杂粮，膳食纤维的摄入量几乎不可能达标。全谷物、粗杂粮的膳食纤维含量明显高于精制谷物，是膳食纤维的主要来源之一。在常见的全谷物或粗杂粮中，燕麦不但膳食纤维含量首屈一指，而且它含有一种独特的膳食纤维——β-葡聚糖。β-葡聚糖能溶于水，有黏性，在肠道内抑制胆固醇吸收的作用很强，属于血脂异常防治指南特别推荐的黏性膳食纤维。除此之外，燕麦还含有黄酮类、三萜类化合物，亦有调节血脂的作用。研究证据表明，多摄入燕麦可以降低人体"坏"胆固醇（LDL-C）的水平。

建议血脂异常者经常食用燕麦。早餐食用燕麦片，普通的或即食的燕麦片均可，或者用燕麦米、燕麦粒、燕麦碎等掺入大米中做成燕麦米饭（燕麦米需提前浸泡十余小时），还可以把燕麦粉掺入面食中。

秋葵这点黏很适合

众所周知，蔬菜也是膳食纤维的主要来源之一。不同的蔬菜，膳食纤维含量会有较大差异，膳食纤维含量相对较高的蔬菜有芹菜、苋菜、萝卜缨、空心菜、菠菜、蒜薹、竹笋、茭白、油麦菜、韭菜、圆白菜、娃娃菜、西蓝花、菜花、豆角、芸豆、刀豆、四季豆、荷兰豆、香菇、蘑菇、木耳等。这些常见蔬菜中的膳食纤维以"粗纤维"为主，对调节血脂有帮助，但其作用稍逊于黏性纤维，比如秋葵所含的黏性物质。

秋葵膳食纤维含量为3.9%（黄秋葵为4.4%），口感越老的秋葵含膳食

纤维越多。秋葵膳食纤维的构成比较复杂，其中很大一部分是可溶性膳食
纤维，也就是吃起来有点黏糊糊、滑溜溜的物质。这样的可溶性膳食纤维
在小肠内不仅无法被消化吸收，还有很强的吸附胆固醇的能力，抑制胆固
醇和胆酸盐的吸收，促进体内胆固醇排泄。除胆固醇外，可溶性膳食纤维
对糖的吸收也有抑制作用。建议血脂异常者多吃一些秋葵。

除秋葵外，胡萝卜、番茄、裙带菜、紫菜、海菜等新鲜蔬菜，以及柑
橘类、苹果、香蕉等水果也含有较多可溶性膳食纤维，还有前面推荐给糖
尿病患者的魔芋制品也适合高血脂患者。

用对烹调油

众所周知，少油是健康饮食的基本原则，食用油过多总是不好的。但
对于血脂而言，食用油的种类比数量更重要。建议高血脂患者日常所用烹
调油要以两大类植物油为主，一类是富含油酸的橄榄油、油茶籽油和芥花
油等；另一类是富含亚麻酸的亚麻籽油和紫苏油。

与其他植物油不同，橄榄油、油茶籽油（茶油）和芥花油中油酸的比
例很高，占50%~80%。油酸是单不饱和脂肪酸，分子结构中只有一个双
键（不饱和）。油酸能降低血胆固醇（TC）、甘油三酯（TG）以及"坏"
胆固醇——低密度脂蛋白胆固醇（LDL-C）的水平，与此同时，却不会降
低"好"胆固醇——高密度脂蛋白胆固醇（HDL-C）的水平。油茶籽油
和精炼橄榄油适合煎炒烹炸等高温加热操作，初榨橄榄油则适用于煮汤、
蒸、做馅、凉拌，以及温度不是很高的炒制（油不发烟即可）。

亚麻籽油和紫苏油则含有50%~60%的亚麻酸。亚麻酸在体内可以代
谢转化为DHA和EPA等ω-3多不饱和脂肪酸。这些多不饱和脂肪酸具有降
低血液胆固醇和甘油三酯的作用。亚麻籽油和紫苏油一般适用于较低温度

的烹调，如凉拌、煮汤、做馅、蒸，以及较低温度的炒制（避免发烟即可），而不适用于爆炒、油炸等高温烹调。

注意，上述五种植物油的摄入量即使超过一般推荐值（25～30克/天）也是有益无害的，但前提是没有肥胖。另外，不论何种烹调油，都要避免加热温度太高，一旦加热到油发烟（冒烟）的程度，则既破坏营养，又产生有害物质，对血脂更不利。

多吃鱼虾

鱼虾脂肪中含有非常独特的多不饱和脂肪酸，即二十二碳六烯酸（DHA）和二十碳五烯酸（EPA）。它们分子结构中的碳链很长，双键很多，且都属于ω-3型，具有调节血液胆固醇的作用。更重要的是，它们在其他食物中含量甚少，非鱼虾不可。2018年5月美国心脏协会（AHA）在声明中建议，每周吃2份（约200克）非油炸的鱼类（尤其是富含DHA和EPA的鱼类），可以降低心力衰竭、冠心病、心脏骤停和脑卒中的发生风险。中国血脂异常防治指南也建议饮食中增加鱼类的摄入。

海鱼，尤其是深海鱼或富脂鱼类富含DHA和EPA，如真鳕、黄线狭鳕、裸盖鱼、金枪鱼、凤尾鱼、鲱鱼、西鲱鱼、沙丁鱼、鳟鱼、三文鱼、鳕鱼等。普通淡水鱼含DHA和EPA较少。

喝绿茶有助于降血脂

国内的研究表明，每周至少喝三次茶可以降低动脉粥样硬化性心血管疾病（包括急性心肌梗死、冠心病、缺血性脑卒中和动脉粥样硬化）和全因死亡风险，而且绿茶的效果要比红茶好很多。据研究人员分析，这很可能与绿茶富含茶多酚，能降低血脂有关。

茶多酚是天然存在于茶叶中的一组类黄酮物质，尤以绿茶含量较多。动物试验表明，茶多酚具有降低血总胆固醇（TC）、低密度脂蛋白胆固醇（LDL-C）和甘油三酯（TG）的良好作用。茶多酚还能抑制胆固醇及不饱和脂肪酸的氧化，减少胆固醇及其氧化产物在动脉壁上沉积，从而防治动脉硬化。因此，建议血脂异常者多喝绿茶。

蛋黄还是要注意一下

健康人无需关注自己饮食中胆固醇的摄入量，每天吃一两个鸡蛋都没有问题，但血脂异常者，尤其是血液胆固醇升高者有所不同。2019年12月，美国心脏协会（AHA）发布科学建议，对于血脂异常的人，尤其是伴有糖尿病和有心衰风险的患者，鸡蛋每天不要超过一个，其他高胆固醇食物（如动物内脏、鱿鱼、其他蛋类、奶油等）也要限制。

中国血脂异常防治指南也建议，限制饮食中胆固醇的摄入量，不要超过300毫克/天。一个鸡蛋黄所含胆固醇大约为280毫克。因此，血脂异常者可以每天吃一个鸡蛋，但不要超过一个（蛋黄）。2020年2月中华预防医学会发布《中国健康生活方式预防心血管代谢疾病指南》，建议成年人每周摄入鸡蛋3～6个鸡蛋，高血脂患者如果摄入动物内脏、红肉、虾等其他含胆固醇较多的食物，则应减少鸡蛋的摄入量。

坏脂肪食物清单

其实，对血脂异常而言，比饮食摄入胆固醇更糟糕的是"坏"脂肪，包括反式脂肪和饱和脂肪。血脂异常防治指南建议，饮食反式脂肪摄入量不要超过2克/天，饱和脂肪不要超过14克/天。表5-10是一个含较多饱和脂肪或反式脂肪的食物清单，这些食物特别不适合血脂异常者食用。

表5-10　含较多饱和脂肪或反式脂肪的食物清单

类别	举例	备注
油炸食品	方便面、油条、麻花、炸薯条、炸鸡块	反式脂肪主要来自配料中的氢化植物油。饱和脂肪则来源于牛油、奶油、猪油、氢化植物油和棕榈油等
起酥食品	起酥面包、酥饼、酥皮点心	
人造奶油	植物奶油、奶油蛋糕、奶油夹心饼干、奶油冰淇淋、植脂末、曲奇饼干	
加油零食	饼干、派、高脂肪面包、雪米饼、烘焙食品	
油脂	奶油、猪油、肥肉、棕榈油、椰子油	

鱼油的高光时刻

鱼油是鱼类脂肪制品，其主要成分是二十二碳六烯酸（DHA）和二十碳五烯酸（EPA）。因为这两种多不饱和脂肪酸的碳链很长、双键很多，很容易氧化，所以只能密封在胶囊内，而不宜放在油瓶中食用。

早就发现DHA和EPA有调节血脂的作用，鱼油也曾作为调脂药应用。对于补充鱼油的实际效果，人们一直有争议，但近年的研究证据越来越支持血脂异常者补充鱼油制剂。2019年底，美国心脏协会（AHA）发布了本年度心脏病和脑卒中领域的六个"极其重要"的重大进展，其中之一是，用高剂量纯鱼油治疗甘油三酯（TG）升高，可将心血管疾病的发生风险降低25%。

国内目前没有类似的高剂量纯鱼油药物，只有普通剂量的鱼油胶囊食品。既然富含饱和脂肪或反式脂肪的氢化植物油、人造奶油、棕榈油、椰子油等都在广泛食用，那就更没理由拒绝富含DHA和EPA、有益无害的鱼油了。至少那些做不到每周吃两次富脂鱼类的血脂异常者应该服用鱼油制剂。

维生素C和维生素E有助于降血脂

维生素C能促进胆固醇转化为胆酸排出体外，即促进胆固醇排泄。故血脂异常者应多吃富含维生素C的蔬菜和水果，如菠菜、番茄、猕猴桃、橙子、柑橘、山楂、柚子、酸枣、酸梨、草莓等。新鲜蔬菜每天500克或更多，水果每天400克。新鲜果蔬摄入不足时，可以口服制剂补充维生素C，每天200毫克。

维生素E具有很好的抗氧化作用，可抑制细胞膜脂质的过氧化反应，虽然不能直接降低LDL-C，但可以保护LDL-C免受氧化。而LDL-C被氧化是动脉粥样硬化发生的重要环节。绿色蔬菜（如菠菜、西蓝花、韭菜等）、坚果种子（如花生、瓜子等）和植物油含丰富的维生素E。如果额外补充维生素E，以每日100～400毫克为宜。

留心葡萄柚

葡萄柚与他汀类调脂药一起吃时，会影响药物的效果，还有可能加重不良反应。正在服用他汀类调脂药的血脂异常者要注意避免。

葡萄柚又称西柚或胡柚，是一种营养价值较高的水果，葡萄柚果肉中含有一类化合物（呋喃香豆素类），可抑制人体肠道内药物代谢酶（CYP3A4）的活性，间接影响他汀类药物的作用，包括有可能加重肝损伤等不良反应。

当然，葡萄柚的这种作用因人而异，还与葡萄柚的摄入量有关，一般并不严重。只要不同时吃葡萄柚与他汀类调脂药即可（比如间隔2小时）。另外，只有葡萄柚对药物的影响较大，蜜柚等其他品种的柚子含呋喃香豆素类化合物非常少，无需担心。除他汀类调脂药外，硝苯地平、非洛地平、咪达唑仑、环孢素、卡马西平和华法林等药物的作用也会受到西柚的影响，不能一起吃。

（4 高血压

　　血压是指血液在血管中流动时，对血管壁产生的侧压力，人们平时所讲的血压一般是指在上臂测得的肱动脉血压。健康成人收缩压<120毫米汞柱，舒张压<80毫米汞柱。血压超出这个范围就不太正常了（正常高值），如果收缩压≥140毫米汞柱和（或）舒张压≥90毫米汞柱，那就可以诊断为高血压了。

　　不过，这些血压数值均要以在诊室（医院）测量为准，在家里测量的血压普遍低于诊室测量值，这种现象被称为"白大衣"效应。即使在诊室测量，也要用正确的仪器（上臂式医用电子血压计或水银柱血压计）和方法才准确，随便测一下是不行的。测量前应安静休息至少5分钟，测两次（相隔1~2分钟）取平均值。在临床上，根据血压数值把高血压分成1级、2级和3级，并且评估其心血管风险水平分为低危、中危、高危和很高危四个层次。

　　高血压的确很危险，是导致脑卒中的直接原因，还与冠心病、心肌梗死息息相关，堪称中国人的第一杀手。根据中华医学会《中国高血压防治指南2018年修订版》（以下简称"高血压指南"），我国18岁及以上居民高血压患病率为23.2%（标化率），高盐（钠）低钾饮食、超重和肥胖是我国人群重要的高血压危险因素。

每天吃1千克新鲜蔬菜

众所周知，高钠（盐）饮食是导致高血压的重要原因之一。但很多人不知道，饮食中钾摄入不足同样也是引发高血压的重要原因之一，高血压患者饮食中摄入充足的钾有助于降低血压。高血压患者应该吃多少钾呢？根据世界卫生组织（WHO）建议，每天摄入钾3510～4680毫克时，降低血压的幅度最大。中国营养学会钾的"建议摄入量"（PI）是每日3600毫克。要达到这一推荐量并不容易，必须使劲吃新鲜蔬菜和水果。

一些常见食物的钾含量见表5-11。平均而言，100克新鲜蔬菜约含钾200毫克（如油菜中的钾含量为210毫克/100克），吃1千克新鲜蔬菜大约能摄入2000毫克钾，这也才刚刚超过钾建议摄入量的一半。还需要再多吃新鲜水果以及其他高钾食物（见表5-11）。

表5-11　常见食物的钾含量（以100克可食部计）

食物	含量/毫克	食物	含量/毫克	食物	含量/毫克
油菜	210	菠菜	311	小白菜	178
菜心	236	萝卜缨	424	芹菜	154
生菜	170	红苋菜	340	茼蒿	220
空心菜	243	蒜薹	226	韭菜	247
蚕豆（鲜）	391	扁豆（鲜）	178	豆角	209
毛豆	478	豌豆（鲜）	332	油豆角	240

续表

食物	含量/毫克	食物	含量/毫克	食物	含量/毫克
鲜蘑菇	312	榛蘑(水发)	732	海带	246
金针菇	195	木耳(水发)	52	香菇(鲜)	20
甜椒	142	番茄	163	茄子	142
苦瓜	256	黄瓜	102	南瓜	145
土豆	342	荸荠	306	芋头	378
红薯	130	木薯	764	莲藕	243
白萝卜	173	洋葱	147	竹笋	389
红心萝卜	385	菜花	200	西蓝花	17
苹果	119	鲜枣	375	桃	166
梨	92	葡萄	104	石榴	231
橙	159	菠萝蜜	330	香蕉	256
草莓	131	猕猴桃	144	柑橘	154
木瓜	18	哈密瓜	190	西瓜	87
标准面粉	190	富强粉	128	粳米	97
黄玉米面	249	小米	284	荞麦	401
黄豆	1503	豆腐	125	豆浆	48
豆腐皮	536	豆腐干	140	腐竹	553
绿豆	787	红豆	860	红芸豆	1215
里脊肉	317	牛奶	109	鸡蛋	154
草鱼	312	鲅鱼	370	海虾	228

注 引自《中国食物成分表2002》(中国疾病预防控制中心营养与食品安全所编著,北京大学医学出版社,2002年出版)。

中国膳食指南建议普通成人每天摄入300～500克新鲜蔬菜。但高血压患者应加倍摄入，且最好选钾含量较高的绿叶蔬菜（油菜、菠菜、菜心、茼蒿、红苋菜、空心菜、蒜薹、韭菜、芹菜、小白菜等）、鲜豆类（豆角、油豆角、毛豆、蚕豆、扁豆、豌豆等）、甜椒、番茄、苦瓜、鲜蘑菇、海带、土豆、莲藕、芋头等。

每天摄入多种、多量的新鲜蔬菜，这也是著名的得舒饮食模式（DASH）的关键。得舒饮食最初就是由美国心肺及血液研究所（NHLBI）专门为防治高血压而设计的，后来推而广之成为适合大众的健康饮食模式。

高血压患者应该做到：一日三餐每餐都有高钾蔬菜；每餐的每一个菜肴都有新鲜蔬菜；把新鲜蔬菜当零食吃；芹菜汁、胡萝卜汁、小白菜汁、油麦菜汁等蔬菜汁也能很好地保留钾；用土豆、芋头、莲藕等富含钾的高淀粉食物代替一部分主食。

每天吃500克水果

新鲜水果也是饮食钾的重要来源，常见水果的钾含量见表5-11。平均而言，100克水果约含钾150毫克左右（如柑橘钾含量为154毫克/100克），每天吃500克新鲜水果，大约能摄入750毫克钾。

中国膳食指南建议普通成人每天摄入200～350克水果。高血压患者应该增加一些，每日摄入500克新鲜水果。水果可以当零食或随餐食用，鲜榨果汁也能提供较多的钾，可以把水果和蔬菜混合榨汁，以增加果蔬摄入量。

除新鲜蔬菜水果外，豆类、瘦肉、禽类、鱼类和乳制品也是钾的良好来源。

低盐饮食的要点

本书前文（第二章）已详细讨论了低盐饮食的具体要求，这里是针对高血压患者低盐饮食的建议汇总。

首先，高血压患者要选用低钠盐（低钠高钾盐），既减少钠，又增加钾，一举两得。除非有肾功能不全并发高血钾，否则市面上的低钠盐产品就是有益无害的。

其次，严格控制食盐摄入，每天少于5克。家庭烹调时建议使用小盐勺控盐，外出就餐时建议把偏咸的菜肴用清水"洗"过再吃，尽可能吃淡一些。

再次，少用酱油、大酱、味精、鸡精、蒜蓉辣酱等咸味调料，少吃榨菜、咸菜、酱菜、腌菜等，一定要用要吃时应代替一部分食盐。

最后，少吃高钠加工食品。购买加工食品时，要注意营养成分表上钠含量一项。表5-12是高钠加工食品（举例）清单，高血压患者应少吃或不吃这些食物。

表5-12　高钠加工食品清单

类别	举例	备注
油炸食品	方便面、油条、油饼、炸素虾、炸鸡	某食品营养成分表中钠的"营养素参考值（NRV%）"超过能量的"营养素参考值（NRV%）"时，均应少吃或不吃
咸味食品	香肠、火腿肠、熏肠、蒜味肠、咸味面包、苏打饼干、虾皮、海米、熏鸡、咸鸭蛋、盐水鸭、鲮鱼（罐头）、素鸡、腐乳	
高盐零食	加味瓜子、咸味花生、海苔、牛肉干、烤鱼片、鱿鱼丝、肉松、起酥面包、桃酥	
其他	挂面、乳酪/干酪	

减肥降压

肥胖是导致高血压的一个重要危险因素。身体脂肪含量与血压水平呈正相关，即体内脂肪越多，则血压越高。肥胖的高血压患者减重后血压会下降。高血压指南建议所有超重和肥胖患者减重，将体重维持在健康范围内，即体质指数（BMI）在18.5~23.9之间，男性腰围<90厘米，女性腰围<85厘米。

尤其是有一部分高血压干脆就是由肥胖引起的，或者说是继发于肥胖的高血压。这种类型的高血压叫"肥胖相关性高血压"，减肥降压格外有效。美国心脏协会（AHA）、美国高血压学会（ASH）、欧洲高血压学会（ESH）、中华医学会心血管病学分会均建议，在6个月内减轻体重5%，体重下降得越多，则血压改善得越明显。

减重的基本原理是减少饮食能量摄入，增加体力活动消耗。健康饮食，"少吃多动"是减重关键，但很多肥胖者需要行为干预，应接受营养师或减重专科医师的指导。

尽量戒酒

过量饮酒会显著增加高血压的发病风险，饮酒量越大则发病风险越高。建议高血压患者不饮酒。如一定要饮酒，则应少量并选择低度酒，避免饮用高度烈性酒。每日酒精摄入量男性不超过25克（关于酒精克数的计算方法见第二章），女性不超过15克；每周酒精摄入量男性不超过140克，女性不超过80克。15克酒精大致相当于啤酒450毫升，或葡萄酒150毫升，或低度白酒50克。

补充叶酸和维生素B$_{12}$

研究表明，高血压患者补充叶酸和维生素B$_{12}$，虽然不能直接降低血压，但可以降低脑卒中的发生风险，尤其是那些伴有血液同型半胱氨酸升高的高血压患者，建议每日补充800微克叶酸和25微克维生素B$_{12}$（或遵医嘱）。根据高血压防治指南，同型半胱氨酸升高是指同型半胱氨酸≥15微摩/升。

一般将伴随同型半胱氨酸升高的高血压命名为H型高血压，大约占所有高血压患者的一半以上，这种高血压更容易导致脑卒中，因为同型半胱氨酸升高与高血压有协同作用。同型半胱氨酸的正常代谢离不开叶酸和维生素B$_{12}$，缺乏叶酸和维生素B$_{12}$会导致同型半胱氨酸升高。

饮食叶酸的良好来源是绿叶蔬菜（如芹菜、菜花、莴笋等）、柑橘、香蕉、蚕豆、坚果、动物肝脏和蛋类。维生素B$_{12}$主要来自动物肝脏、鱼虾、肉类和蛋类等动物性食物。

(5 高尿酸血症或痛风

尿酸是人体内的一种代谢产物，由嘌呤转化而来，随尿液由肾脏排出体外。如果代谢转化尿酸太多，或肾脏排泄尿酸太少，则尿酸会在血液中堆积。不论男女，在正常饮食情况下，（非同日2次检测）血液中尿酸浓度超过420微摩/升，即为高尿酸血症（依据中华医学会《中国高尿酸血症与痛风诊疗指南2019》）。

高尿酸血症最主要的危害是导致痛风。血液中尿酸浓度升高到一定程度，或在特定条件下（如受累、挨冻、挨饿、脱水、喝酒等），尿酸呈"过饱和"状态，会从微循环血管里渗出来，沉积到关节附近的软组织中，并引起炎症性剧痛，此为痛风。高尿酸血症是痛风的病理基础，没有高尿酸血症一般就没有痛风。降低血液尿酸浓度，是治疗痛风的关键。痛风反复发作会导致肾损害、肾结石等严重问题。除此之外，高尿酸血症还会增加高血压、糖尿病、冠心病、动脉粥样硬化等的患病风险。因此，高尿酸血症应引起足够的重视，主动采取措施避免痛风发作，已有痛风发作的要积极治疗，扼制病情的发展。

我国高尿酸血症的总体患病率为13.3%，痛风为1.1%，近年明显上升，并有年轻化的趋势。高尿酸已经成为继高血压、高血糖和高血脂之后的第四高。高尿酸血症以及痛风发作均与饮食有很大关系。中华医学会《中国高尿酸血症与痛风诊疗指南2019》建议，高尿酸血症与痛风患者要控制体重、规律运动；限制酒精及高嘌呤、高果糖饮食摄入；鼓励奶制品和新鲜蔬菜的摄入及适量饮水；不推荐也不限制大豆制品的摄入量。

鱼虾怎么吃

几乎所有食物都不含尿酸，但大多数食物都或多或少含有嘌呤，嘌呤在人体内会转化为尿酸，所以高嘌呤食物（含很多嘌呤的食物）会使血尿酸升高。高、中、低嘌呤食物列于表5-13中。普通人进食高嘌呤食物后，血尿酸也会短暂性升高，高尿酸者进食高嘌呤食物会使尿酸升得更高。

很多鱼虾、贝类等海鲜是高嘌呤食物，如带鱼、鲈鱼、凤尾鱼、鲢鱼、鲱鱼、鲭鱼、沙丁鱼、小鱼干、牡蛎、蛤蜊（蚬子）等。但也并非所有的鱼虾、贝类的嘌呤含量都那么高，还有一些鱼虾、贝类属于中嘌呤食物，如鳝鱼、鳗鱼、鲤鱼、草鱼、鳕鱼、鲑鱼、黑鲳鱼、大比目鱼、梭鱼、鱼丸、虾、龙虾、乌贼、螃蟹等。

表5-13 高、中、低嘌呤食物列表

分类	嘌呤含量/(毫克/100克)	举例	备注
高嘌呤食物	150~1000	猪肝、牛肝、牛肾、猪小肠、猪脑、猪胰脏、白带鱼、白鲈鱼、沙丁鱼、凤尾鱼、鲢鱼、鲱鱼、鲭鱼、小鱼干、牡蛎、蛤蜊、浓肉汁、浓鸡汁、肉汤、火锅汤、酵母粉	主要是动物内脏、某些鱼类和贝类、浓汤（包括火锅）、酵母等
中嘌呤食物	50~150	麦麸、麦胚、粗粮、绿豆、红豆、花豆、豌豆、菜豆、豆腐干、豆腐、青豆、豌豆、黑豆，猪肉、牛肉、小牛肉、羊肉、鸡肉、兔肉、鸭、鹅、鸽、火鸡、火腿、牛舌、鳝鱼、鳗鱼、鲤鱼、草鱼、鳕鱼、鲑鱼、黑鲳鱼、大比目鱼、梭鱼、鱼丸、虾、龙虾、乌贼、螃蟹、鲜蘑菇、芦笋、四季豆、鲜豌豆、海带、菠菜	粗粮、豆类、菌藻类和菠菜嘌呤含量不低
低嘌呤食物	<50	谷薯类：大米、米粉、小米、糯米、大麦、小麦、荞麦、富强粉、面粉、通心粉、挂面、面包、馒头、麦片、红薯、土豆、芋头 蔬菜类：白菜、卷心菜、芥菜、芹菜、青菜叶、空心菜、芥蓝、茼蒿、韭菜、黄瓜、苦瓜、冬瓜、南瓜、丝瓜、西葫芦、菜花、茄子、豆芽菜、青椒、萝卜、胡萝卜、洋葱、番茄、莴苣、葱、姜、蒜头、荸荠 水果类：橙、橘、苹果、梨、桃、西瓜、哈密瓜、香蕉、苹果汁 蛋类：鸡蛋、鸭蛋、鹌鹑蛋 奶类：牛奶、奶粉、酸奶、炼乳 其他：泡菜、咸菜、猪血、猪皮、海参、海蜇皮、红枣、葡萄干、木耳、瓜子、杏仁、栗子、莲子、花生、核桃仁、花生酱、枸杞、茶、咖啡、巧克力、可可	在高蛋白食物中，只有蛋类和奶类是低嘌呤的，其他如肉类、鱼虾和大豆制品均非低嘌呤食物

一般来说，痛风发作期要忌食所有高嘌呤和中嘌呤食物，只能选低嘌呤食物，争取把每日嘌呤摄入总量控制在150毫克以下。但无症状的高尿酸者不必如此严格，只需忌食高嘌呤食物，而中嘌呤食物是可以吃的。当然，摄入量十分关键，那些属于中嘌呤食物的鱼虾也只能少吃，每天不超过一次，每次不超过100克（生重）。

在临床上，鱼虾、贝类或海鲜的确是诱发痛风最常见的食物，但通常是因为摄入量太多（一次吃太多），或者与饮酒、暴饮暴食等其他诱发因素同时存在。大吃一顿高嘌呤食物之后，短时间内会生成大量尿酸，使血尿酸浓度飙升。当血尿酸浓度冲到一个临界点时（过饱和状态），尿酸结晶开始在软组织中形成，疼痛开始，痛风发作。正常饮食中包含少量鱼虾，尤其是中嘌呤含量的鱼虾，并不会使血尿酸明显升高或诱发痛风。

特别值得说明的是，各种食物的嘌呤种类和含量数据来源不一，同一种食物的嘌呤含量数值也有所不同，故只能作为大致的参考，注意整体饮食，不要太纠结某一种食物的嘌呤含量。中国疾病预防控制中心营养与健康所编著的《中国食物成分表》标准版第6版第二册，收录了我国17类490种食物中嘌呤含量的数据（见表5-14），该数据主要来自哈尔滨医科大学潘洪志团队的科研成果，食物样品大部分来自黑龙江省，少部分来自北京市、浙江省、广东省。

表5-14　490种常见食物的嘌呤含量　　　　　单位：毫克/100克

食物名称	总嘌呤含量	采样地
谷类		
面包（带皮）	51	黑龙江
面包（去皮）	50	黑龙江
花卷	45	黑龙江

续表

食物名称	总嘌呤含量	采样地
全麦粉	42	黑龙江
麻花	39	黑龙江
富强粉	37	黑龙江
煎饼（大米味）	36	黑龙江
馒头	27	黑龙江
油饼	27	黑龙江
烧饼	27	黑龙江
北大荒饺子粉	26	黑龙江
面粉	26	黑龙江
小麦粉（绍兴）	25	浙江
小麦粉（杭州）	22	浙江
挂面	21	黑龙江
高筋粉	21	黑龙江
油条	19	黑龙江
雪花粉（润良牌）	18	黑龙江
饺子粉（鹤泉牌）	17	黑龙江
虎皮糕	13	黑龙江
长白糕	13	黑龙江
黑米	63	黑龙江
糯米	50	广东
江米	48	黑龙江
大米	44	广东
稻花香米	41	黑龙江

续表

食物名称	总嘌呤含量	采样地
五常香米	34	黑龙江
六三九米	35	黑龙江
普通大米	35	黑龙江
糙米	35	黑龙江
红米	33	黑龙江
粳米	31	浙江
油炸糕	21	黑龙江
肉粽子	18	黑龙江
薏米	15	黑龙江
粽子	12	黑龙江
煎饼（玉米味）	46	黑龙江
玉米面发糕	19	黑龙江
玉米面	12	黑龙江
小碴子	10	黑龙江
大碴子	8	黑龙江
大麦	47	黑龙江
八家子小米	20	黑龙江
小米	20	黑龙江
黄米	16	黑龙江
燕麦	59	黑龙江
荞麦	34	黑龙江
雪饼	28	黑龙江
高粱米	15	黑龙江

续表

食物名称	总嘌呤含量	采样地
薯类、淀粉及其制品		
甘薯（紫心，杭州）	24	浙江
甘薯（红心，杭州）	19	浙江
地瓜	13	浙江
土豆（马铃薯）	13	黑龙江
红薯（红心、杭州）	12	浙江
木薯	10	广东
土豆淀粉	5	黑龙江
拉皮	3	黑龙江
粉条	2	黑龙江
番薯粉干	2	浙江
干豆类及其制品		
干豆腐（南豆腐）	94	黑龙江
黄豆	218	黑龙江
黄豆	186	广东
黑豆	170	黑龙江
豆粉	167	黑龙江
腐竹	160	黑龙江
豆皮	157	北京
纳豆	110	北京
豆腐渣	109	黑龙江
内酯豆腐	100	黑龙江
豆制品	89	北京

续表

食物名称	总嘌呤含量	采样地
水豆腐（北豆腐）	68	黑龙江
生豆浆（20%，无糖）	63	黑龙江
生豆浆（15%，无糖）	46	黑龙江
生豆浆（10%，无糖）	29	黑龙江
熟豆浆（甜）	29	黑龙江
生豆浆（5%，无糖）	18	黑龙江
生豆浆（2.5%，无糖）	8	黑龙江
绿豆	196	黑龙江
红小豆	156	黑龙江
白芸豆	125	黑龙江
花芸豆	118	黑龙江
蚕豆	307	黑龙江
微豆	175	广东
蔬菜类及其制品		
胡萝卜	17	黑龙江
水萝卜	14	黑龙江
红萝卜	13	黑龙江
白萝卜	11	黑龙江
白萝卜	9	广东
豌豆	86	黑龙江
豇豆角	45	黑龙江
豆角	40	黑龙江
黄豆芽	29	黑龙江

续表

食物名称	总嘌呤含量	采样地
四季豆	23	广东
绿豆芽	11	黑龙江
南瓜	29	黑龙江
蛇瓜	23	黑龙江
西葫芦	20	黑龙江
番茄（西红柿）	17	黑龙江
倭瓜	15	黑龙江
丝瓜	14	黑龙江
茄子（紫皮，长）	13	黑龙江
苦瓜	12	黑龙江
黄瓜	11	黑龙江
木瓜	7	广东
尖椒	6	黑龙江
青椒	6	黑龙江
冬瓜	1	黑龙江
大葱	31	黑龙江
香葱	25	黑龙江
西蓝花（绿菜花）	58	黑龙江
菜花（花椰菜）	41	黑龙江
香椿	40	黑龙江
茴香	38	黑龙江
黄花菜（干）	32	黑龙江
茭白	23	黑龙江

续表

食物名称	总嘌呤含量	采样地
空心菜	22	黑龙江
香菜	21	黑龙江
芥蓝	19	黑龙江
酸白菜（酸菜）	17	黑龙江
菜心	17	黑龙江
油菜	17	黑龙江
生菜	16	黑龙江
茼蒿	15	黑龙江
黄花菜（鲜）	14	黑龙江
大白菜	14	黑龙江
油麦菜	13	黑龙江
竹笋	13	黑龙江
莴笋	12	黑龙江
大头菜	10	黑龙江
菠菜	8	黑龙江
芹菜（茎）	5	黑龙江
莲藕	10	广东
莲藕	10	黑龙江
香芋（生）	21	黑龙江
芋头（生）	15	广东
山药（生）	15	黑龙江
香芋（熟）	12	黑龙江
菌藻类		
鲍鱼菇（干）	424	黑龙江

食物名称	总嘌呤含量	采样地
榆黄蘑（干）	415	黑龙江
香菇（干，金钱菇）	405	黑龙江
香菇（干，花菇）	357	黑龙江
茶树菇（干）	293	黑龙江
竹荪（干）	285	黑龙江
元蘑（干）	267	黑龙江
姬松茸（干）	226	黑龙江
滑子蘑（干）	205	黑龙江
白灵菇（干）	201	黑龙江
榛蘑（干）	186	黑龙江
猴头菇（干）	178	黑龙江
木耳（干）	166	黑龙江
银耳（干）	124	黑龙江
杏鲍蘑（鲜）	94	黑龙江
平菇（鲜）	89	黑龙江
滑子蘑（鲜，熟）	84	黑龙江
滑子蘑（鲜）	73	黑龙江
鸡腿蘑（干）	68	黑龙江
金针菇（鲜）	59	黑龙江
白玉菇（鲜）	56	黑龙江
猴头菇（鲜）	53	黑龙江
黄蘑（鲜）	52	黑龙江
口蘑（鲜）	50	黑龙江

续表

食物名称	总嘌呤含量	采样地
猴头菇（鲜，熟）	50	黑龙江
茶树菇（鲜）	48	黑龙江
白灵菇（鲜）	39	黑龙江
木耳（发后）	38	黑龙江
香菇（鲜）	37	黑龙江
榛蘑（鲜）	23	黑龙江
鸡腿蘑（鲜）	21	黑龙江
紫菜（干）	415	黑龙江
海苔	249	黑龙江
裙带菜（干）（海芥菜）	136	黑龙江
海木耳（干）	90	黑龙江
海带根	17	黑龙江
水果类及其制品		
香梨	5	黑龙江
大头梨	4	黑龙江
苹果	1	黑龙江
桃	14	黑龙江
大枣	13	黑龙江
樱桃	11	黑龙江
杨梅	10	黑龙江
油桃	5	黑龙江
李子	5	黑龙江
杏	5	黑龙江

续表

食物名称	总嘌呤含量	采样地
菇娘	25	黑龙江
提子	9	黑龙江
巨峰葡萄	8	黑龙江
马奶葡萄	7	黑龙江
蜜橘	9	广东
胡柚（杭州，衢州，常山）	4	浙江
砂糖橘	5	黑龙江
橘子	4	广东
荔枝（干）	20	黑龙江
火龙果（仙蜜果、红龙果）	13	黑龙江
大芒果	12	黑龙江
小芒果	11	黑龙江
菠萝	11	黑龙江
龙眼（干）（桂圆）	7	黑龙江
香蕉	7	黑龙江
木瓜	4	黑龙江
香瓜	7	黑龙江
伊丽莎白瓜	7	黑龙江
西瓜	6	黑龙江
坚果、种子类		
野生榛子（熟）	76	黑龙江
松子（熟）	75	黑龙江
开心果（熟）	70	黑龙江

续表

食物名称	总嘌呤含量	采样地
腰果（熟）	80	黑龙江
大杏仁（熟）	45	黑龙江
开口大榛子（熟）	42	黑龙江
核桃（熟）	40	黑龙江
香榧（熟，干，绍兴诸暨枫桥）	37	浙江
栗子（熟）	35	黑龙江
小野杏（熟）	34	黑龙江
杏仁（熟）	32	黑龙江
碧根果（熟）	32	黑龙江
夏威夷果（熟）	26	黑龙江
鲍鱼果（熟）	16	黑龙江
花生（熟）	85	黑龙江
白芝麻（熟）	66	黑龙江
南瓜子（熟）	61	黑龙江
黑芝麻（熟）	43	黑龙江
葵花籽（熟）	27	黑龙江
畜肉类及其制品		
猪肥肠（熟）	296	黑龙江
猪肝	275	黑龙江
猪肺	272	黑龙江
猪肚（熟）	252	黑龙江
猪肾	239	黑龙江
猪胰	234	黑龙江

续表

食物名称	总嘌呤含量	采样地
干肠（秋林）	215	黑龙江
猪舌（熟）	186	黑龙江
猪心	170	黑龙江
野猪肉（熟）	169	黑龙江
猪肉	138	黑龙江
猪手（熟）	134	黑龙江
金锣猪肉肠	131	黑龙江
叉烧肉（熟）	124	黑龙江
猪耳朵（熟）	114	黑龙江
火腿罐头	103	黑龙江
秋林红肠	94	黑龙江
午餐肉罐头	94	黑龙江
双汇火腿肠	80	黑龙江
猪肉松	76	黑龙江
猪血	40	黑龙江
牛肝	251	黑龙江
牛肉干	127	黑龙江
牛肉	105	黑龙江
牛肉火腿肠	85	黑龙江
牛肉松	71	黑龙江
牛肉汤	70	黑龙江
牛骨头汤（火锅后）	53	黑龙江
牛蹄肉筋	40	黑龙江

续表

食物名称	总嘌呤含量	采样地
牛骨头汤（火锅前）	4	黑龙江
羊肝（生）	228	黑龙江
羊肝（熟）	227	黑龙江
羊肉串（熟）	223	黑龙江
羊肉（生）	109	黑龙江
驴肉（熟）	117	黑龙江
兔肉（熟）	148	黑龙江
狗肉（熟）	146	黑龙江
梅花鹿肉（熟）	99	黑龙江
牛蛙腿肉	92	黑龙江
禽肉类及其制品		
鸡肝	317	黑龙江
鸡肚（熟）	229	黑龙江
鸡胗	218	黑龙江
鸡肉（鸡胸）	208	黑龙江
烧鸡（熟）	188	黑龙江
金锣鸡肉肠（肉粒多）	175	黑龙江
乌鸡肉（生）	173	黑龙江
鸡心	168	黑龙江
乌鸡肉（熟）	159	黑龙江
鸭肝（熟）	398	北京
鸭肠（熟）	346	黑龙江
鸭胗（熟）	316	黑龙江

续表

食物名称	总嘌呤含量	采样地
鸭脑（熟）	227	黑龙江
烧鸭（熟）	88	黑龙江
烧鸭（熟）	86	北京
鹅肝（熟）	408	黑龙江
鹅肝	377	黑龙江
鹅心（熟）	259	黑龙江
鹅胗（熟）	182	黑龙江
鹅胗（生）	169	黑龙江
鹅脑（熟）	140	黑龙江
烧鹅	89	黑龙江
乳类及其制品		
牛奶（蒙牛）	1	黑龙江
牛奶（完达山）	1	黑龙江
奶粉	4	黑龙江
酸奶（万家宝酸奶）	8	黑龙江
酸奶（娃哈哈营养快线）	1	黑龙江
酸奶（小洋人妙恋乳）	Tr	黑龙江
奶酪	2	黑龙江
植物黄油（光明牌）	Tr	黑龙江
蛋类及其制品		
鸡蛋（熟）	1	黑龙江
松花蛋（熟，鸭蛋，皮蛋）	1	黑龙江
咸鸭蛋（熟）	Tr	黑龙江

续表

食物名称	总嘌呤含量	采样地
鹅蛋（熟）	1	黑龙江
鹌鹑蛋（熟）	7	黑龙江
鱼虾蟹贝类		
鲅鱼（烤）	452	黑龙江
面条鱼（干）	383	黑龙江
鲭鱼	298	黑龙江
凤尾鱼（香辣）	263	黑龙江
泥鳅鱼	247	黑龙江
鳕鱼（烤）	230	黑龙江
海鲈鱼	227	黑龙江
鲅鱼	214	黑龙江
黑鱼（熟）	214	黑龙江
鸦片鱼	211	黑龙江
鲟鱼（熟）	202	黑龙江
红头鱼	195	黑龙江
鲫鱼（熟）	190	黑龙江
鱼片（烤）	188	黑龙江
鲶鱼	187	黑龙江
鱼肝	185	黑龙江
深海鲐鱼（酱汁）	179	黑龙江
鲽鱼	175	黑龙江
鱼翅（干）	174	黑龙江
虹鳟鱼	172	黑龙江

续表

食物名称	总嘌呤含量	采样地
鱼片	169	黑龙江
黑鱼	169	黑龙江
三文鱼	168	黑龙江
海鲈鱼（熟）	165	黑龙江
黄花鱼	165	黑龙江
河鲈鱼（熟）	165	黑龙江
草鱼（熟）	162	黑龙江
刀鱼	161	黑龙江
白鱼（熟）	160	黑龙江
鲫鱼	154	黑龙江
白鱼	153	黑龙江
棒棒鱼	149	黑龙江
怀头鱼	147	黑龙江
大马哈鱼（熏熟）	147	黑龙江
金鳟鱼	146	黑龙江
鲢鱼	141	黑龙江
棒棒鱼（熟）	138	黑龙江
梭鱼	137	黑龙江
红线鱼	136	黑龙江
象鱼	135	黑龙江
草鱼	134	黑龙江
比目鱼（熟）	134	黑龙江
河鲈鱼	133	黑龙江

续表

食物名称	总嘌呤含量	采样地
鱼肉松	131	黑龙江
金昌鱼	130	黑龙江
金枪鱼（美味）	130	黑龙江
河豚	129	黑龙江
武昌鱼	128	黑龙江
鳝鱼	127	黑龙江
罗非鱼	126	黑龙江
鲤鱼	122	黑龙江
鳜鱼	121	黑龙江
编织鱼	119	黑龙江
鳗鱼	117	黑龙江
大马哈鱼	117	黑龙江
熏鲨鱼翅（俄式）	116	黑龙江
章鱼片	116	黑龙江
鲟鱼	114	黑龙江
鳜鱼（熟）	111	黑龙江
甲鱼	110	黑龙江
比目鱼	104	黑龙江
鲽鱼（熟）	85	黑龙江
沙丁鱼	82	黑龙江
河豚（熟）	78	黑龙江
鳕鱼	71	黑龙江
多宝鱼	70	黑龙江

续表

食物名称	总嘌呤含量	采样地
银鳕鱼	65	黑龙江
晶鱼	58	黑龙江
鱼翅（发后）	36	黑龙江
银鱼	23	黑龙江
大马哈鱼子	136	黑龙江
烤虾	389	黑龙江
干对虾	349	黑龙江
鲜对虾	101.5	黑龙江
干虾仁	345	黑龙江
江虾（熟）	265	黑龙江
皮皮虾（生）	254	黑龙江
江虾（生）	231	黑龙江
海米（小虾米）	220	黑龙江
皮皮虾（熟）	200	黑龙江
基围虾（生）	187	黑龙江
青虾	180	黑龙江
基围虾（熟）	174	黑龙江
小龙虾	174	黑龙江
龙虾（澳洲）	163	黑龙江
河蟹黄（熟）	182	黑龙江
河蟹黄（生）	180	黑龙江
河蟹肉（生）	167	黑龙江
河蟹（生）	147	黑龙江

续表

食物名称	总嘌呤含量	采样地
河蟹肉（熟）	144	黑龙江
冬蟹（熟）	137	黑龙江
大闸蟹（熟）	121	黑龙江
贻贝	414	黑龙江
毛蚶（熟）	343	黑龙江
生蚝	282	黑龙江
缢蛏（蛏子、小人仙）	276	黑龙江
海兔	266	黑龙江
牡蛎	242	黑龙江
扇贝	235	黑龙江
蚬子（熟）	206	黑龙江
鸳鸯贝	202	黑龙江
干贝	193	黑龙江
蛏子（熟）	193	黑龙江
牡蛎（熟）	193	黑龙江
蚬子	180	黑龙江
干鲍鱼	171	黑龙江
鲜贝	167	黑龙江
蛏子	149	黑龙江
鲜鲍鱼（熟）	112	黑龙江
即食鲍鱼	110	黑龙江
鲜鲍鱼	102	黑龙江
大海螺	95	黑龙江

续表

食物名称	总嘌呤含量	采样地
小海螺	97	黑龙江
干鲍鱼（发后）	9	黑龙江
鱿鱼	244	黑龙江
八爪鱼	198	黑龙江
鱿鱼丝	106	黑龙江
干海参（发后）	18	黑龙江
燕窝	10	黑龙江
海蜇丝	9	黑龙江
鲜海参	8	黑龙江
速食食品		
水饺（三鲜馅）	145	黑龙江
饺子（猪肉芹菜馅）	56	黑龙江
黑芝麻糊	47	黑龙江
饺子（猪肉香菇馅）	42	黑龙江
方便面	36	黑龙江
包子（羊肉萝卜馅）	35	黑龙江
饼干	11	黑龙江
米旗月饼（豆沙馅）	85	黑龙江
锅巴	73	黑龙江
绿豆糕	56	黑龙江
薯片A	32	黑龙江
月饼	29	黑龙江
薯片B	28	黑龙江

续表

食物名称	总嘌呤含量	采样地
爆米花	20	黑龙江
不含酒精饮料		
百事可乐	1	黑龙江
雪碧	1	黑龙江
可乐	Tr	黑龙江
芒果味果肉果汁	3	黑龙江
山楂汁	2	黑龙江
菠萝汁	2	黑龙江
杏仁露	1	黑龙江
橙汁	1	黑龙江
沙棘汁	1	黑龙江
西柚汁	1	黑龙江
苹果汁	1	黑龙江
椰汁	Tr	黑龙江
南瓜汁	3	黑龙江
承德露露	Tr	黑龙江
绿茶	1	黑龙江
冰红茶	1	黑龙江
凉茶（王老吉）	Tr	黑龙江
南国速溶椰子粉	2	黑龙江
弱碱水	Tr	黑龙江
含酒精饮料		
佳士伯啤酒	10	黑龙江

续表

食物名称	总嘌呤含量	采样地
燕京黑啤	9	北京
青岛啤酒	7	黑龙江
百威啤酒	7	黑龙江
五星金麦啤酒	6	黑龙江
蓝带啤酒	6	黑龙江
哈啤小麦王	6	黑龙江
黄酒	6	黑龙江
新三星干啤	6	黑龙江
北京啤酒	6	黑龙江
雪花啤酒	6	黑龙江
雪花全麦啤酒	5	北京
北京纯生啤酒	5	北京
哈尔滨啤酒	5	黑龙江
五星啤酒	5	黑龙江
葡萄酒	5	黑龙江
10°雪花清爽啤酒	5	黑龙江
10°雪花啤酒	5	黑龙江
燕京啤酒	5	北京
干红	Tr	黑龙江
白酒	2	黑龙江
糖、果脯和蜜饯、蜂蜜类		
红糖	5	黑龙江
白糖	Tr	黑龙江

续表

食物名称	总嘌呤含量	采样地
蜂蜜	Tr	黑龙江
油脂类		
蚝油	6	黑龙江
大豆油	1.6	黑龙江
调味品类		
海鲜酱油	58	黑龙江
正阳酱油	28	黑龙江
镇江香醋	21	黑龙江
山西陈醋	12	黑龙江
3.5度米醋	3	黑龙江
9度米醋	2	黑龙江
豆瓣酱	77	黑龙江
葱味虾酱	45	黑龙江
颗粒花生酱	41	黑龙江
甜面酱	10	黑龙江
番茄酱	7	黑龙江
沙拉酱	3	黑龙江
鸡精（太太乐）	518	黑龙江
鸡精（家乐）	350	黑龙江
酵母（安琪，干）	335	黑龙江

注 数据引自中国疾病预防控制中心营养与健康所编著的《中国食物成分表》标准版第6版第二册；"Tr"表示未检出。

不要集中吃肉

动物内脏几乎都是高嘌呤食物，红肉和加工肉类大都是中嘌呤食物。这些食物本来就不是推荐的健康食物，高尿酸者更应该少吃。但很多高尿酸者视肉类为绝对禁忌，一口不吃，这固然没什么不可以，但并无必要。毕竟肉类的营养价值较高，而且只要避免集中吃很多，一般不会诱发痛风。每天摄入少量肉类（50克/天）不会使血尿酸明显升高。有研究发现，摄入禽肉类对血尿酸水平影响较小（相对红肉和海鲜）。

要明确一点，即使完全不吃鱼虾、肉类等含嘌呤较多的食物，也难以让血尿酸明显降低。因为除了饮食摄入嘌呤之外，人体细胞也会合成很多嘌呤，且多过饮食嘌呤。这些细胞合成的嘌呤对血尿酸影响更大，归根结底，高尿酸血症或痛风是一种代谢性疾病，是内在的代谢异常所致，并非完全由饮食决定。

不过，高尿酸者一定不要一次性集中吃很多肉，比如烤肉自助餐、涮肉火锅等，也不要又吃肉又吃鱼虾再喝酒，这种高嘌呤饮食的大集合是最危险的，很容易诱发痛风。

甜饮料不能喝，甜食不能吃

关注食物对血尿酸的影响，只看嘌呤含量高低是不行的，还有另外一种成分对血尿酸影响很大，那就是果糖。果糖在体内代谢时，会促使更多嘌呤转化为尿酸，从而推高血尿酸水平。

人们都熟悉白砂糖（蔗糖），可能不了解果糖，但其实大多数人每天都会摄入很多果糖。饮食果糖有三大来源：其一是饮料、甜食、小零食等加工食品中直接添加的果葡糖浆（看配料表可知）；其二是饮料、甜食、小零食等加工食品中直接添加的白砂糖（蔗糖），白砂糖在肠道内消化分解为果糖和葡萄糖；其三是水果中天然含有的果糖。

甜饮料、甜食、小零食等自不必说了，既没有什么营养价值，又添加了糖，还升高血尿酸，高尿酸者不应食用。但水果有点复杂，要区别对待。

不要喝果汁，也不要大量吃水果

水果中的糖以果糖、蔗糖和葡萄糖为主。苹果、梨、西瓜、哈密瓜、枣、芒果、荔枝、香蕉、木瓜、葡萄等水果的果糖含量尤其多。有研究表明，富含果糖的水果的确会使血尿酸升高。但水果营养丰富，是健康饮食重要的组成部分，整体而言对高尿酸者利大于弊，所以推荐高尿酸者正常摄入新鲜水果，每天200~350克。

大量摄入新鲜水果，比如每天超过500克，对健康人没什么坏处，对高血压者还有额外益处，但对高尿酸者不宜。高尿酸者尤其不要喝果汁，不论是果汁饮料，还是鲜榨果汁，都不建议饮用。果汁营养流失，使水果中的果糖浓缩，对高尿酸者有害。

哪种水果对血尿酸更友好一些呢？这方面的研究并不多，但有报告说多吃樱桃可以降低血尿酸，具体原因不明。高尿酸者可以在控制水果总量的前提下，多选樱桃吃。

不要吃蜂蜜

蜂蜜的主要成分之一是果糖，其含量为35%~45%，即使每天只吃20克蜂蜜，果糖也有八九克之多。此外，"人造蜂蜜"添加的果葡糖浆（果糖和葡萄糖混合糖浆）也含有很多果糖，所以蜂蜜不论真假，都不适合高尿酸者食用。

戒酒

饮酒会使血尿酸升高，大量饮酒是诱发痛风较常见的原因之一。高尿酸血症患者不要饮酒，痛风患者必须戒酒。

酒精对血尿酸升高的作用是很"综合"的，酒精一方面促进嘌呤合成，使尿酸生成量增加；另一方面抑制尿酸排泄，推高血尿酸水平；酒类，尤其是啤酒本身还含有较多嘌呤。此外，饮酒常伴食高嘌呤食物。总之，饮酒对高尿酸者既有急性害处（诱发痛风），也有慢性危害（使血尿酸继续升高），千万不要以为喝一次没关系，或者每次少喝点就没关系。

饮酒对血尿酸的不良作用主要与酒精摄入量有关，不论是啤酒、白酒，还是红酒，酒精摄入多都是有害的。不过，有研究说，与白酒和啤酒相比，红酒升高血尿酸的作用较弱，所以如果高尿酸者一定要饮酒，那么建议饮少量红酒（100~200毫升），并且不要伴食鱼虾、肉类、火锅等高嘌呤食物。

牛奶、鸡蛋可以多吃

鱼虾、肉类和大豆制品等高蛋白食物都含有很多嘌呤，这让一些高尿酸血症或痛风患者对所有高蛋白食物望而却步。岂不知，奶类和蛋类完全是例外，蛋白质含量很高而嘌呤含量极低，高尿酸血症或痛风患者可以毫无负担地食用，甚至可以将其作为饮食优质蛋白的主要来源而多吃一些。一个鸡蛋能提供6克优质蛋白，250克牛奶能提供8克优质蛋白。

鸡蛋营养很丰富，蛋白质、脂肪、维生素、矿物质等营养素样样都不少，唯独嘌呤含量很少。这是因为整个鸡蛋就是一个大的细胞，理论上只有一套遗传物质（包含嘌呤），不像其他食物是由成千上万个细胞（成千上万套遗传物质）构成的。

牛奶及其制品也类似。牛奶是乳腺细胞分泌的体液，里面几乎没有细胞结构，理论上基本不含遗传物质，也就不含嘌呤。发酵之后的酸奶，乳酸菌使嘌呤含量有所增加，但总量不高，高尿酸者仍可食用。

高尿酸血症或痛风患者在不吃肉类、鱼虾的情况下，可以每天吃2个鸡蛋，喝两次（500毫升）牛奶（脱脂牛奶最佳）。

粗粮可以吃，豆类要小心

与白米饭、白馒头等精制谷物相比，全麦粉、糙米、小米、玉米、燕麦等全谷杂粮含嘌呤更多，但因为此类食物对健康的整体价值很高，利大于弊，所以仍建议高尿酸血症或痛风患者适量（占主食总量的1/3）摄入全谷杂粮。

有一种观点说，全谷杂粮和蔬菜水果中的嘌呤即使多摄入一些，也对血尿酸无害，因为有研究发现，这些植物性的嘌呤似乎不增加高尿酸血症或痛风的患病风险。不过，这些研究只是流行病学调查，还缺少针对高尿酸血症或痛风患者的随机对照临床试验，因此要小心谨慎对待。

尤其不要认为所有植物来源的嘌呤都是无害的，比如大豆制品（如豆浆、豆腐、豆腐干、腐乳等）和杂豆类（如红豆、绿豆、扁豆等），其嘌呤含量超过其他大多数植物性食物。现有的研究结论并不一致，有的说这些食物对血尿酸无害，有的说有害。建议高尿酸血症或痛风患者根据自身情况（血尿酸升高程度、痛风发作次数、其他饮食嘌呤摄入等）来选择正常吃、少吃或不吃。

不过，新鲜蔬菜，哪怕是含嘌呤较多的菠菜、芦笋和四季豆（豆角）等，的确无需禁忌，多吃蔬菜（每天500克）对血尿酸有益无害。有很多证据支持，包括临床随机对照试验未发现高嘌呤蔬菜会加重症状或诱导痛风发作。

多喝水，多排尿

尿酸是随尿液排泄出体外的，所以多饮水，比如每天2500～3000毫升，多排尿，有助于降低血尿酸，尤其是在进食高嘌呤食物之后，作用更加明显。

白开水或白水（指瓶装纯净水、矿泉水等）是最佳选择，少量多次，均匀饮用。

苏打水（这里特指配料中有碳酸氢钠，又不添加糖的）也值得推荐，可以使尿液轻度碱化，pH值升高，有助于肾脏排泄更多尿酸。临床上，也用碳酸氢钠药物碱化尿液，预防尿酸结石。中华医学会《中国高尿酸血症与痛风诊疗指南2019》建议，高尿酸血症或痛风患者晨尿pH值宜维持在6.2～6.9。注意，小苏打（碳酸氢钠）并不会在体内与尿酸发生反应，这种"酸碱中和"的说法是不科学的。

饮用柠檬水、淡茶水（绿茶、红茶均可）和咖啡（不加糖）也是适合高尿酸者的补水方式。

不要补充维生素C

美国风湿病学会（ACR）发布的2020年痛风临床实践指南建议，无论疾病活动情况如何，都反对痛风患者服用维生素C补充剂，这可能影响尿酸排泄。该指南还强调了限制酒精、高嘌呤食物和果糖摄入的重要性。

单纯高尿酸要不要服药治疗

单纯高尿酸血症是指从未有痛风发作但血尿酸异常升高。过去的看法是这种情况无需降尿酸药物治疗。但最新版的《中国高尿酸血症与痛风诊疗指南2019》建议，当无症状高尿酸血症患者血尿酸水平≥540微摩/升时应服用降尿酸药物治疗，或血尿酸水平≥480微摩/升且有下列并发症之一时也要服用降尿酸药物治疗：高血压、脂代谢异常、糖尿病、肥胖、脑卒中、冠心病、心功能不全、尿酸性肾石病、肾功能损害（≥CKD2期）。常用降尿酸药物是别嘌醇和溴苯马龙，具体用法请遵医嘱。

6 骨质疏松

2018年10月19日，国家卫生健康委员会召开新闻发布会，发布我国首次骨质疏松症流行病学调查主要结论，结果既不出乎意外，又令人担忧。骨质疏松症危害50岁以上人群，中老年女性骨质疏松问题尤为严重。

50岁以上人群骨质疏松症患病率为19.2%，其中男性为6.0%，女性为32.1%，是男性的五倍。65岁以上人群骨质疏松症患病率达到32.0%，其中男性为10.7%，女性为51.6%。

我国低骨量人群庞大，是骨质疏松症的高危人群。"低骨量"是指骨密度降低程度介于骨质疏松症和标准值之间的状态，具有发展成骨质疏松症的高度风险。40～49岁人群低骨量率达到32.9%，50岁以上人群低骨量率为46.4%。

如果把"骨质疏松症"和"低骨量"合计大致理解为"骨骼不健康"，你会发现，我国50岁以上人群男性有52.9%、女性有78%属于骨骼不健康；40～49岁人群骨骼不健康的情况男性有36.6%，女性有35.7%。

除年龄与激素之外，导致低骨量和骨质疏松症高发的主要原因有不平衡膳食、静坐生活方式、日照过少、吸烟、饮酒、药物使用等。

骨质疏松早期通常没有什么明显的临床表现，如果不引起重视，随着病情的进展就会导致疼痛、脊柱变形、骨折等情况，致残和致死率高，严重影响患者的生活质量，也会导致产生巨大的医疗和照护成本。

天天饮奶很重要

谈骨质疏松首先要谈钙，因为钙是骨骼主要的成分之一，并且决定了骨骼的硬度。谈钙首先要谈牛奶及其制品，因为牛奶及其制品差不多是饮食钙最好的来源。100克普通牛奶大约提供100毫克钙，不但含量多，而且吸收率高于其他食物。

从防治骨质疏松的角度，成年人50岁以前每天要摄入800毫克钙，50岁以后每天要摄入1000毫克钙。如果每天喝300～500克牛奶，则可以摄入300～500毫克钙，这个钙量还是很可观的，其他食物难以媲美，也很难被其他食物代替。大量研究表明，成年人饮奶可促进骨骼健康，预防骨质疏松，尤其对更年期前后的女性作用更为明显。

市面上奶类产品多种多样，纯牛奶、鲜牛奶、巴氏牛奶、羊奶、酸奶、奶粉都可以补钙。肥胖、高血脂、脂肪肝或饮奶量较大的人应选择脱脂牛奶；乳糖不耐受，喝普通奶腹胀不适的人可以选低乳糖牛奶、酸奶或奶酪等。人们既可以选一款自己喜欢的奶制品长期坚持饮用，也可以多样化地换着喝。牛奶及其制品既可以在早餐时喝，也可以在午餐或晚餐时喝，还可以当零食喝。

虽然说钙不是骨骼健康的全部，骨骼健康还有很多其他影响因素，单纯补钙也不能治愈骨质疏松，但摄入充足的钙毕竟是骨骼健康的基础，是最基本的要素，不重视补钙是不行的。

多吃豆腐、豆腐干

如果说奶类及其制品是钙的最好来源，那么豆腐、豆腐干、豆腐皮、素鸡等大豆制品就是紧随其后、第二好的钙来源。半块老豆腐（大约200克）能提供300毫克钙，相当于300克牛奶的钙含量。因为种种原因不饮奶的人，可以把大豆制品作为食物补钙的第一选择。

不过，不同的大豆制品钙含量差别很大，比如，豆浆钙含量就很少，连牛奶的1/10都不到，豆腐的钙含量也不一样，老豆腐含钙比嫩豆腐多，内酯豆腐钙很少。这些钙含量的差别与加工方法和添加凝固剂有直接关系，含钙最多的大豆制品是素鸡和豆腐干，每100克素鸡和豆腐干分别含钙319毫克和308毫克，差不多是老豆腐的两倍。

当然，豆浆因为含较多的植物雌激素——大豆异黄酮，所以对绝经后女性防治骨质疏松也是有帮助的。女性绝经后骨质疏松与体内雌激素减少有很大关系。除豆浆外，纳豆、豆豉、腐乳、豆酱等发酵大豆制品也有一些大豆异黄酮。如此说来，每天吃一两次各种类型的大豆制品对中老年人格外有益。

要强调的是，奶类与大豆制品要双管齐下才能保证钙摄入较多，豆浆代替牛奶，只吃豆腐不喝奶，或只喝奶不吃大豆制品，都不是很好的策略。如果不得已只能吃一种（奶制品或大豆制品），那么这一种就要加倍摄入。

多吃绿叶蔬菜

除奶制品和大豆制品之外，绿叶蔬菜也能提供较多钙。很多人不知道，油菜、菠菜、芹菜茎、茼蒿、西蓝花等深色或绿叶蔬菜的含钙量也很高，其中的佼佼者是油菜，一餐食用200克油菜，能提供216毫克钙，差不多相当于200克牛奶了。而且，小白菜、甘蓝等蔬菜中钙的吸收率并不比牛奶低。此外，除钙之外，绿叶蔬菜还含有维生素K，维生素K对骨骼健康也很关键。所以中老年食谱中应该增加绿叶菜的比例，每天至少250克。

多管齐下的补钙策略

奶及其制品、大豆制品、绿叶蔬菜是饮食钙的主要来源，这三大类食物还含有其他丰富的营养，是健康饮食不可或缺的部分，每天都应该适量摄入。在这些食物的基础上，虾皮（钙含量991毫克/100克）、芝麻酱（1170毫克/100克）、干紫菜（264毫克/100克）和干海带（241毫克/100克）等也含有丰富的钙，都可以作为日常饮食的一部分。日常食物钙含量见表2-12。饮食补钙不能只靠一种食物或一种吃法，而应该多管齐下，有意识地摄入各种富含钙的食物。

那么，多管齐下饮食补钙会不会导致钙摄入过量呢？这种担心是多余的。首先，从目前饮食钙摄入量的数据看，大多数中老年人的钙摄入是不足的。其次，根据中国营养学会的建议，每天钙摄入量只要不超过2000毫克，就没有问题。上述补钙食物提供的钙很难达到这么大量。

吃钙片对谁有益

研究表明，如果不看饮食的具体情况，不管三七二十一地服用钙片，不但没有什么实际效果，还会产生不良作用。具体地说，只要食谱中奶类、大豆制品和绿叶蔬菜摄入量充足，饮食钙摄入量就是充足的，这时人一般不会缺钙，即使缺钙也是因为维生素D（促进钙吸收）缺乏或其他原因造成的，吃钙片是无益的。

但如果食谱中缺少上述三大类补钙食物，比如奶类和大豆制品摄入量不足，那么饮食钙摄入量很可能是不足的，这时吃钙片就是有益的。当然，这种情况首先还是建议增加奶类和大豆制品的摄入量，毕竟它们的营养价值要远胜过钙片。

饮食钙摄入量不足时，或出于治疗骨质疏松的需要（遵医嘱），可以服用钙补充剂，每日补钙400～600毫克（以钙元素计），对防治骨质疏松症是非常必要的，尤其是对那些骨质疏松高风险的人群（比如绝经后女性、高龄老人等）。钙剂是治疗骨质疏松的基础用药之一（中华医学会《原发性骨质疏松症诊疗指南（2017）》）。

市面上出售的各种钙片五花八门，只要是正规合格的产品都可以达到补钙目的。一般推荐碳酸钙类产品，其钙含量高，吸收率不低，安全性好。不能耐受碳酸钙者可选用氨基酸螯合钙、葡萄糖酸钙、柠檬酸钙、乳酸钙等。补钙产品大多同时添加了维生素D，以促进钙吸收。每日服用钙片600毫克（以元素钙计）是安全的，一般不用担心补钙过量。

一直补充维生素D

从防治骨质疏松出发，摄入充足的维生素D比补钙更重要，因为维生素D决定了钙的吸收状况，如果缺乏维生素D，那么由饮食或补充剂摄入的钙将很难被吸收。维生素D不但有助于骨骼健康，还与降低心血管疾病、糖尿病、肿瘤等疾病的发生风险有关。高龄老人摄入充足的维生素D，还有助于防治肌肉衰减综合征。

然而，富含维生素D的食物是很少的，只有三文鱼、金枪鱼、沙丁鱼等海鱼含较多维生素D，绝大多数日常食物维生素D的含量都极少或没有，不能满足身体需要。实际上，身体需要的维生素D大部分要由皮肤在日光照射下合成。但现在人们户外活动少，日晒不足，使用防晒霜和遮阳伞等生活方式都导致皮肤合成维生素D严重不足。维生素D缺乏在我国人群中普遍存在，调查表明，我国成年人维生素D不足或缺乏（以血清25-羟维生素D_3<30纳克/毫升为标准）的比例高达88.3%，大多数人需要额外补充维生素D。

根据美国国家卫生研究院（NIH）等权威机构的建议，成年人在70岁之前每天补充维生素D 600国际单位，70岁之后800国际单位。更推荐的做法是检测血清25-羟维生素D_3水平，如果25-羟维生素D_3<30纳克/毫升（75纳摩/升），就应该补充维生素D，每天800～1200国际单位（中华医学会《原发性骨质疏松症诊疗指南（2017）》）。只要每天补充的维生素D不超过2000国际单位，就不用担心有不良作用［中国营养学会DRIs（2013）］。

当然，户外活动，适当晒太阳（注意避免晒伤）对骨骼健康也十分重要。建议上午11：00到下午15：00间，尽可能多地暴露皮肤于阳光下晒15～30分钟，每周两次，以促进体内维生素D的合成。

加强运动，要有力量训练

对防治骨质疏松而言，运动可能比饮食营养更重要。运动时肌肉活动会不停地刺激骨组织，使骨骼更强壮。运动可改善身体的敏捷性、力量、姿势及平衡等，减小跌倒风险。经常运动是防治骨质疏松症的有效措施。

徒步走、慢跑、太极拳、球类、舞蹈等常见的有氧运动对促进骨骼健康有益，但防治骨质疏松最有效的运动形式是那些在过程中需要用力或负重的运动，如举哑铃、健身器械锻炼、仰卧起坐、俯卧撑、平板支撑、搬东西、拎重物、背包、爬楼梯、登山等，这些运动叫肌肉力量训练或抗阻训练。

当然，不论哪种运动形式，都应循序渐进、持之以恒。已确诊的骨质疏松症患者尤其不要盲目加大负重或抗阻，不要蛮干。在运动过程中，要注意防止跌倒或用力碰撞等，以免引发骨折。

另外，日常活动，如体力劳动、以步代车、步行、办公室活动等，以及家务活动，如擦地板、扫地、搬东西、洗衣服、做饭、外出采购等，都不同程度地有益于防治骨质疏松。也许，最关键的是随时随地、因地制宜地开展各项活动，动则有益，尽量减少静坐时间。

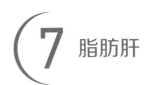

7 脂肪肝

顾名思义，脂肪肝是指肝脏内有过多的脂肪。正常人肝组织中仅含有少量的脂肪，如果肝内脂肪堆积过多，超过肝重量的5%，即可称为脂肪肝。临床上，诊断脂肪肝主要靠B超检查。目前，脂肪肝已经成为中国第一大肝病，患病率为12.5%～35.4%，体检发现的肝功能（转氨酶）异常75%与脂肪肝有关［中华医学会《中国脂肪肝防治指南（科普版）2015》］。

除酒精性脂肪肝是酗酒所致之外，绝大多数脂肪肝是不良生活方式、不健康饮食、能量过剩、静坐少动等生活习惯导致的。脂肪肝不仅与肥胖关系密切，而且与高血脂、高血糖、高血压、胰岛素抵抗等有关。2020年4月，由22个国家30位专家组成的专家组发布共识声明，把原来"非酒精性脂肪肝"改名为"代谢相关脂肪性肝病"，强调脂肪肝与超重肥胖、2型糖尿病和代谢功能障碍关系密切。

脂肪肝无特效药物，调整饮食、增加运动量、戒酒、减肥等措施可以逆转大部分脂肪肝。

良好饮食习惯

脂肪肝患者应恢复健康饮食（符合本书第二章良好的饮食习惯）。进餐时细嚼慢咽，避免进食过快。晚餐要少吃，尤其不要吃夜宵。不吃甜点和含糖饮料，严格限制添加糖。低脂肪饮食，不吃油炸食品、油腻菜肴，不吃猪油、奶油等动物油，不吃添加较多油脂的加工食品（如饼干、起酥面包、方便面、小零食、糕点等）。

戒酒

不论是酒精性脂肪肝，还是代谢相关脂肪性肝病，都要戒酒。红酒、白酒、啤酒以及其他任何酒类对脂肪肝都有害无益。实在无法戒酒的，也要限制饮酒。限制饮酒是指男性每天饮酒量不要超过20克酒精（女性10克），尽量不要天天饮酒，或一次性大量饮酒（酒精的计算方法参见第二章）。

减肥

减肥可以治疗脂肪肝。2009年有一位被评为"感动中国"十大人物的武汉人陈玉蓉，时年55岁，要把自己的肝脏移植给需要肝移植的儿子，但她患有脂肪肝，必须先治疗脂肪肝才能移植。于是，她在7个月的时间里，每天坚持步行10公里减肥，体重由66千克减至60千克，脂肪肝也消失了，最终肝移植成功。

脂肪肝经常与肥胖同时发生，两者都与脂肪代谢紊乱有关，只是脂肪堆积的部位略有不同而已，肥胖时脂肪堆积在皮下、内脏等处，脂肪肝时脂肪堆积在肝脏，其"胖"在肝。肥胖也被认为是脂肪肝发生的原因之一，尤其是腹型肥胖，即脂肪主要集中在腹部，腰围超标。减肥可以明显改善脂肪肝，并使转氨酶等肝功能指标好转。减肥主要靠少吃多动，即"管住嘴，迈开腿"。每天食量减少1/3，运动时间不低于60分钟。肥胖的脂肪肝患者应在3～6个月内减轻体重5%～10%。

坚持运动

运动也可以治疗脂肪肝。除了减肥，运动还能促进肝内脂肪分解；降低血脂，纠正脂肪代谢紊乱；能提高胰岛素的敏感性，缓解胰岛素抵抗现象。脂肪肝患者每天至少要达到一万步或相当的运动量，最好每周进行150分钟以上中等强度有氧运动，如慢跑、快走、羽毛球、网球、乒乓球、健身操、跳舞、游泳等。

运动过程中，中等强度是如何确定的呢？先估算自己的最大心率，最大心率（次/分）=220–年龄（岁），运动时心率控制在最大心率的60%～85%范围内，就相当于中等强度活动；心率在最大心率的85%或以上，就相当于高强度活动；心率在最大心率的50%～60%范围内，就相当于低强度活动。假设一个人年龄为40岁，则他的最大心率为180次/分（220-40=180），如果运动中他的心率超过153次/分（180×85%=153），则为高强度运动；如果心率低于108次/分（180×60%=108），则为低强度运动；如果心率在108～153次/分，则为中等强度运动。

如果运动时佩戴运动手表，或者使用跑步机等健身器材，可以显示能量消耗的话，则可以根据能量消耗情况来判断运动强度。一般来说，按个人每公斤（千克）体重计算，每小时消耗能量6千卡以上为高强度运动；每小时消耗3千卡以下为低强度运动；每小时消耗3～6千卡为中等强度运动。假设某人体重是60公斤，他快走30分钟消耗了150千卡（即每小时消耗300千卡），相当于每小时每公斤体重消耗了5千卡能量（300÷60=5），是典型的中等强度运动。

呼吸或主观感觉也可以用来描述运动强度。中等强度是指你会感觉到心跳和呼吸加快，用力，但不吃力；可以随着呼吸的节奏连续说话，但不能唱歌。

8 癌症

我国每年新发癌症病例超过350万，死亡病例超过200万，防控形势严峻。统计数据显示，中国人一辈子得癌症的概率大概是25%，而美国人接近40%。我国最常见的癌症包括肺癌、乳腺癌、胃癌、肝癌、结直肠癌、食管癌、子宫颈癌、甲状腺癌等。近年来，肺癌、乳腺癌及结直肠癌等的发病率呈显著上升趋势，肝癌、胃癌及食管癌等的发病率仍居高不下。大部分癌症是人体细胞在外界因素长期作用下，基因损伤和改变长期积累的结果，是一个多因素、多阶段、复杂渐进的过程，也可以归入常见慢性病范畴。世界卫生组织（WHO）认为癌症是一种生活方式疾病。

癌症是可以预防的

致癌因素十分复杂，包括化学、物理和慢性感染等外部因素以及遗传、免疫、年龄、生活方式等自身因素。世界卫生组织（WHO）指出，1/3的癌症完全可以预防；1/3的癌症可以通过早期发现得到根治；1/3的癌症可以运用现有医疗措施延长生命、减轻痛苦、改善生活质量（国家卫健委《癌症防治核心信息及知识要点2019》）。

人类在四十岁以后患癌风险大增，年龄越大患癌风险越大，因此四十岁以后要注意防癌抗癌，尤其是高危人群更要注意，如直系亲属患癌的、吸烟者、长期饮酒、肥胖、患有"癌前病变"（如结肠息肉、乙肝、幽门螺杆菌感染等）、患有糖尿病等。可以从以下三个方面来防癌抗癌：首先，无癌时别忽视，要尽量减少致癌因素，如戒烟限酒、健康饮食、规律运动、加强防护等；其次，要重视健康体检或癌症筛查，争取做到早期发现、早期诊断、早期治疗；最后，患癌后别放弃，采用正规措施积极治疗，改善生活质量，与癌症"和平共处"，延长生存时间。

一个人的年龄和遗传基因与他是否患癌有很大的关系，但生活方式、饮食习惯、环境因素、免疫力、患病情况、医疗条件等也起到了重要作用。年龄和基因是无法改变的，但其他因素都掌控在个人手中，减少一些致癌因素，增加一些抗癌措施，就可以降低患癌风险，或在患癌之后有较好的生活质量和较长的生存时间。

美国癌症研究所（AICR）和世界癌症研究基金会（WCRF）《饮食、营养、身体活动与癌症预防全球报告2018》指出，有40%的癌症病例是可以预防的。

生活中的致癌因素

2019年初，著名医学期刊《柳叶刀·全球健康》发表了来自中国国家癌症中心的研究，指出中国每年有45.2%的癌症死亡归因于23种致癌因素。做好这些预防，每年可避免100万余人死于癌症。

（1）常吃致癌食物

加工肉类、红肉、酒类、咸鱼、槟榔、霉变食物、热饮和蕨菜等是世界卫生组织（WHO）下属的国际癌症研究机构（IARC）列在致癌物名单中的食物（详见本书第四章），经常吃这些食物会增加患癌风险。另外，油炸、烧烤等加工烹调食物也产生致癌物质，如丙烯酰胺、多环芳烃化合物等。

就这些致癌食物而言，目前还不能确定吃多少就会得癌，也不确定吃多少是绝对安全的，只能建议少吃或不吃。以加工肉类和红肉为例，红肉以平均每天不超过50克为宜，加工肉类以不吃为宜。

（2）饮食营养摄入不足

研究表明，日常饮食营养摄入不足，将增加多种癌症的发生风险，主要有：①水果摄入不足；②蔬菜摄入不足；③膳食纤维摄入不足，膳食纤维主要来自全谷杂粮、蔬果和豆类等；④钙摄入不足，钙主要来自奶类、大豆制品、绿叶蔬菜等。

（3）吸烟或吸二手烟

众所周知，吸烟和吸二手烟是导致肺癌及其他多种癌症的重要原因，吸烟还会导致心血管病。2020年3月，世界卫生组织（WHO）下属的国际癌症研究机构（IARC）发布了第三版《世界癌症地图》（包含了来自185个国家的数据），2017年吸烟导致了全球230万例癌症死亡（占所有癌症死亡的24%），另外还有19万例二手烟和无烟烟草（鼻烟、嚼烟和浸渍烟草等）导致的癌症死亡。美国癌症协会（ACS）的报告指出，吸烟导致人均寿命缩短10年以上，戒烟对任何年龄阶段的人都有益。

（4）饮酒

早在1987年世界卫生组织（WHO）下属的国际癌症研究机构（IARC）就把酒精列为Ⅰ类致癌物。2018年美国癌症研究所（AICR）和世界癌症研究基金会（WCRF）在报告中强调，饮酒与肝癌、胃癌、食管癌、大肠癌、乳腺癌、口腔癌/咽癌和喉癌等癌症的高风险有关。每天饮酒二三杯或更多时，致癌风险更大。

（5）肥胖

肥胖与胃癌、肝癌、食道癌、大肠癌、胰腺癌、卵巢癌、乳腺癌、子宫癌、胆囊癌、前列腺癌、肾癌、口腔癌和喉癌等癌症的高风险有关。这是根据美国癌症研究所（AICR）和世界癌症研究基金会（WCRF）《饮食、营养、身体活动与癌症预防全球报告2018》做出的总结，不过，肥胖与第一大癌——肺癌的高风险无关。另外，肥胖会增加绝经后的乳腺癌风险，但能降低年轻女性的乳腺癌风险。

肥胖是饮食能量摄入超过能量消耗的结果。含糖饮料、快餐、过多精制谷物、高糖饮食、高脂肪饮食、久坐不动等是导致肥胖的主要原因。

（6）高血糖或糖尿病

患糖尿病或高血糖状态会增加患癌风险。2018年7月，著名的学术期刊《自然》发表了一项涉及中国、美国、日本、澳大利亚、英国等国家多达2000万人的调查数据，结果显示：相比于无糖尿病人群，女性糖尿病患者的癌症风险升高了27%，男性风险升高了19%，其机理不是很清楚，但已知与高血糖状态有关。

糖尿病或高血糖可以增加胰腺癌、口腔癌、胃癌、肾癌、肝癌、白血病等十余种癌症的患病风险。糖尿病患者血糖控制得良好时，可以在一定程度上减轻这种患癌高风险的状况。

其实不止糖尿病，《英国医学杂志》（BMJ）2018年2月发表的研究表明，高血脂、高尿酸、肾功能不全等慢性病也对癌症起到了推波助澜的作用。

（7）可以致癌的感染

目前，一共有11种病原体被国际癌症研究机构（IARC）认定有致癌性，包括幽门螺杆菌（Hp）、人乳头瘤病毒（HPV）、乙型肝炎病毒（HBV）、丙型肝炎病毒（HCV）、EB病毒、人类免疫缺陷病毒（HIV）、肝吸虫、人类疱疹病毒8型（HHV-8）等。其中，最主要的（占所有感染相关癌症的90%以上）是前四种，幽门螺杆菌（Hp）引起胃癌，人乳头瘤病毒（HPV）引起宫颈癌，乙肝病毒和丙肝病毒引起肝癌。

这些细菌或病毒是会传染的，从这种意义上讲，癌症也是可以"传染的"。目前这些感染有的可以用疫苗预防，有的可以用药物治疗。注意个人卫生，按时体检筛查，必要时使用药物治疗。

（8）紫外线

阳光中的紫外线会伤害皮肤，不但导致晒伤、炎症、老化、色素沉着过度等，还会导致皮肤癌（恶性黑色素瘤、基底细胞癌及鳞状细胞癌）。紫外线也是国际癌症研究机构（IARC）认定的Ⅰ类致癌物。适量的紫外线有助于皮肤合成维生素D，以及提高免疫力，但过多的紫外线照射是有害的，必须注意防晒。

（9）电离辐射

手机致癌或"4G""5G"信号致癌是极其常见的传言之一，但并无真凭实据。虽然也有一些相关的研究，但都不是实锤，毕竟手机或通信信号都不是电离辐射，不会伤害人体细胞。

电离辐射的确存在一定的致癌风险，如医疗用的X射线，CT、PET-CT、碘131、放疗等（B超和核磁共振除外），以及氡气、镭226等天然放射元素，它们有可能随装修石材等进入家庭。医疗用辐射一定要遵医嘱，只在必要时使用，家庭装修则要做放射性检测。

（10）室外空气污染

空气污染最为人们所熟知的就是雾霾和PM$_{2.5}$了。"霾"是指空气中有大量的细颗粒物，使空气比较浑浊，能见度小于10公里。霾与雾（有水汽，但没有那么多细颗粒物）不同，但经常与雾一起出现，所以叫"雾霾"。PM$_{2.5}$是指直径≤2.5微米的所有颗粒物的总称，其直径约为头发丝的1/20，是造成雾霾天气能见度下降的主要原因。

PM$_{2.5}$在大气中可以停留较长时间，不容易去除，且能吸附多种有害物质（如硫酸盐、硝酸盐、铵盐、重金属、微生物等），容易被吸入呼吸道深处，某些组分还可以进入血液，危害人体健康。PM$_{2.5}$会导致呼吸系统疾病，增加心血管系统疾病的发生风险，与糖尿病、肺癌等的发生也有关系。2013年国际癌症研究机构（IARC）认定它为Ⅰ类致癌物。2020年3月，国际癌症研究机构（IARC）发布的第三版《世界癌症地图》指出，每年室外空气污染会导致600万~800万人死于肺癌和其他疾病。

（11）室内空气污染

除了室外空气污染，还要注意室内空气污染。室内PM$_{2.5}$一部分来自室外空气污染，另一部分来自食物烹饪、吸烟、室内燃煤等。

室内空气污染还包括甲醛、甲苯等，多来源于室内装修材料以及家具等。甲醛也是国际癌症研究机构（IARC）认定的Ⅰ类致癌物，会增加白血病的发生风险。尘螨、微生物也容易在室内滋生，尤其是通风不够时。

（12）防癌抗癌的好习惯

针对发病率较高的癌症，以及日常生活中的致癌因素，采取相应的措施，包括健康体检、观察症状、改变不健康的生活方式、养成健康好习惯等，就能降低患癌风险。即使是已经患癌的人，也能从这些简单有效的防癌抗癌措施中获益。

（13）进行防癌体检

防癌体检是在癌症风险评估的基础上，针对常见癌症进行的身体检查。目的是发现早期癌症或癌前病变，进行早期干预。

目前的技术手段可以早期发现大部分常见癌症。如使用胸部低剂量螺旋CT可以检查肺癌，超声结合钼靶可以检查乳腺癌，胃肠镜可以检查食管癌、胃癌和大肠癌等，宫颈细胞学检查可以筛查宫颈癌，联合应用血清甲胎蛋白（AFP）和肝脏B超可以筛查肝癌。

癌症风险评估和具体检查方法请咨询临床医生或体检中心的医护人员。防癌体检专业性强，讲究个体化和有效性，应选择专业的体检机构进行。

（14）防治致癌感染

幽门螺杆菌（Hp）、人乳头瘤病毒（HPV）、乙型肝炎病毒（HBV）、丙型肝炎病毒（HCV）是四种最主要的致癌感染物，分别引起胃癌、宫颈癌和肝癌。

幽门螺杆菌（Hp）可以在普通健康体检时筛查或通过胃镜确诊。2020年1月，著名的医学期刊《新英格兰医学》（NEJM）发表来自韩国的研究表明，有胃癌家族史，且携带幽门螺杆菌的人，如果用抗生素清除幽门螺杆菌，得胃癌的风险能下降70%！因此，幽门螺杆菌感染合并胃癌家族史的人应该服用抗生素（具体用药请遵医嘱）清除幽门螺杆菌。没有胃癌家族史的人体检发现幽门螺杆菌后要不要服用抗生素清除它，请遵医嘱。

人乳头瘤病毒（HPV）现在有专门的疫苗可以预防，成年女性应尽量接种HPV疫苗，具体接种条件与方法请遵医嘱。此外，有过性行为的女性，最好每年做一次宫颈癌筛查。

乙型肝炎病毒（HBV）也有疫苗可以预防，但丙型肝炎病毒目前没有疫苗接种。不论是乙型肝炎还是丙型肝炎都要进行正规治疗，扼制病情发展（包括癌变）。

（15）关注身体出现的癌症危险信号

根据国家卫健委《癌症防治核心信息及知识要点2019》，出现以下症状时应及时到医院进行诊治。

①身体浅表部位出现异常肿块。

②体表黑痣和疣等在短期内色泽加深或迅速增大。

③身体出现的异常感觉：哽咽感、疼痛等。

④皮肤或黏膜出现经久不愈的溃疡。

⑤持续性消化不良和食欲减退。

⑥大便习惯及性状改变或带血。

⑦持久性声音嘶哑，干咳，痰中带血。

⑧听力异常，流鼻血，头痛。

⑨阴道异常出血，特别是接触性出血。

⑩无痛性血尿，排尿不畅。

⑪不明原因的发热、乏力、进行性体重减轻。

（16）保持健康体重

根据美国癌症研究所（AICR）和世界癌症研究基金会（WCRF）的《饮食、营养、身体活动与癌症预防全球报告2018》，如果能避免成年后体重增加，也就是避免中年发福，将有助于防癌抗癌。更现实而重要的是，保持体质指数（BMI）在正常范围内的较低值，即在65岁之前BMI应保持在

18.5～24之间，靠近18.5较佳；在65岁之后BMI应保持在20.0～26.9之间，靠近20.0较佳。体质指数（BMI）的计算公式为：BMI=体重（千克）÷身高（米）÷身高（米）。

管理体重的方法无外乎少吃多动，尤其要少吃主食、快餐、高糖食物（如饮料、点心、小零食）、油炸食品、油腻菜肴，要少油低盐，控糖限酒。增加身体活动，平均每天不少于一万步或与之相当的运动量。自我管理减重无效时，也可以向专业人员寻求帮助，采用代餐减肥、低碳饮食、轻断食、低能量饮食、减重手术等方法减重。

除体重外，还要注意腰围，男性腰围要控制在90厘米以内，女性腰围不应该超过80厘米。

（17）多吃新鲜蔬菜水果

多吃新鲜蔬菜和水果几乎是所有健康饮食指南的共识，对防癌抗癌的帮助最大，研究证据最多，尤其是深色蔬菜水果，如绿色叶菜、红黄色蔬菜水果、紫色蔬菜水果等（详见本书第二章），以及十字花科蔬菜。

十字花科蔬菜常见的有西蓝花、菜花、甘蓝、卷心菜、大白菜、小白菜、青菜、油菜、萝卜、西洋菜（豆瓣菜）、芥菜、荠菜等。这些十字花科蔬菜含有一种叫作芥子油苷的物质，经过烹调、咀嚼后能转化为异硫氰酸盐，从而具有抗癌活性。

建议每天吃500克新鲜蔬菜，其中一半为深颜色或十字花科蔬菜，少吃或不吃腌制蔬菜。另外，不要把土豆、红薯、芋头、藕等富含淀粉的食物当成蔬菜。每天要吃250克深颜色水果，少喝或不喝果汁。

（18）注意饮食营养搭配

除蔬菜水果外，豆类、全谷杂粮、坚果等植物性食物也有助于防癌抗癌，但精制谷物（白米饭、白馒头、白面条、白粥、白面包"五白"食物）除外。日常饮食中要降低精制谷物的比例，增加豆类、全谷杂粮、坚果等。

饮食要以植物性食物为主，以奶类、蛋类、肉类和鱼虾等动物性食物为辅，每一餐中蔬菜、水果、全谷杂粮和豆类等不能少于2/3。这些食物含有的维生素、矿物质、膳食纤维和植物化学物质等构成了抗癌主力军。而动物性食物当中，红肉和加工肉类会增加患癌风险，必须少吃；禽类、蛋类和鱼虾既不增加也不降低患癌风险，可以适量摄入；奶类可以降低结肠癌和直肠癌的发生风险（《饮食、营养、身体活动与癌症预防全球报告2018》），建议普通成人每天300克，但奶类对乳腺癌的作用有很大争议。

要限制摄入"快餐"和其他高脂肪、高淀粉、高糖的加工食品，不要喝含糖饮料。这些食物会导致发胖，从而增加患癌风险。即使不发胖，高糖饮食也会增加子宫内膜癌的发生风险（《饮食、营养、身体活动与癌症预防全球报告2018》）。

喝咖啡能降低肝癌和子宫内膜癌的发生风险（《饮食、营养、身体活动与癌症预防全球报告2018》）。

（19）限制饮酒

建议不要饮酒。如果饮酒，每天男性不超过25克酒精，女性不超过15克酒精。25克酒精大致相当于啤酒750毫升，或葡萄酒250毫升，或高度白酒50克，或低度白酒75克。15克酒精相当于啤酒450毫升，或葡萄酒150毫升，或低度白酒50克。

（20）运动防癌

根据美国癌症研究所（AICR）和世界癌症研究基金会（WCRF）的《饮食、营养、身体活动与癌症预防全球报告2018》，运动可以降低结肠癌、乳腺癌（绝经后）、子宫内膜癌的发生风险。运动还可以降低肾癌、膀胱癌、胃癌、食管癌的患病风险。

建议以快走、跑步、骑车、游泳、跳舞、球类等有氧运动形式为主，每天不少于30分钟中等强度运动，或每周不少于150分钟中等强度运动。其他形式的运动也可以，家务、园艺、日常活动、体力劳动等任何形式的身体活动都有助于降低癌症风险。最关键的不是采取哪种运动形式，而是把体力活动融入日常生活，避免久坐的生活方式，每小时都站起来活动活动是最佳的。

（21）注意防晒

不论是阳光中的紫外线，还是来自室内晒黑设备（室内日光浴床、晒身箱、太阳灯）的紫外线，都会导致皮肤癌。美国癌症学会和疾病预防控制中心均建议防止紫外线暴露，包括：避免正午太阳直射；适当使用防晒霜；戴宽沿遮阳帽和太阳镜；穿防晒衣；避免使用室内晒黑设备。

（22）室内安装空气净化设备

2019年12月，国家卫健委发布的《空气污染（霾）人群健康防护指南》指出，室内开启净化器可降低$PM_{2.5}$污染。雾霾天气时，关闭门窗并在室内开启空气净化器一段时间后，室内密闭空间的空气$PM_{2.5}$浓度会显著降低。

正确选购和使用空气净化器是很重要的。明确净化目的，有针对性地选购具有细颗粒物净化功能的空气净化器。要选购符合《空气净化器》标准GB/T 18801—2015的空气净化器。新机使用前一定要仔细阅读使用说明书，明确使用注意事项等。室内开启净化器之前要关闭门窗，保持室内空间的相对密闭性。空气净化器要开启一定的时间，才能降低室内细颗粒物的污染程度，净化效果与房间面积、净化器的净化效率有关。空气净化器不要紧靠墙壁或家具摆放，与墙之间要留有一定距离，保证机器进出风流畅和达到理想的净化效果。依据空气净化效果适时更换过滤材料或清洗静电吸附电极。更换空气净化器过滤材料时要做好自我防护，如更换过滤材料时应当佩戴手套和口罩，防止更换过程中接触和吸入被截留的有害物质。

条件允许的情况下，特别是在人群聚集场所，可以考虑安装带有高效过滤器的新风机。与空气净化器相比，新风机的优势是能引入新鲜空气，防止二氧化碳浓度过高。

要根据天气情况适时进行室内通风换气。不要在居室内吸烟，避免吸入二手烟。居室内打扫采用湿式清洁方式。外出回来要及时清洗面部、鼻腔及裸露的皮肤。

另外，家庭烹饪也是室内$PM_{2.5}$的一个重要来源。2017年1月，北京市卫健委和北京市疾控中心发布的《雾霾防护常识十三问》指出，厨房（门窗关闭）中采用煎、炒、炸等烹饪方式，即使开启油烟机，其瞬间$PM_{2.5}$浓度也可突破每立方米800微克，并可在一定程度上扩散至客厅、卧室等。而采用蒸、煮烹饪方式时厨房内$PM_{2.5}$浓度变化不大。因此建议，在雾霾天气做饭时，应关闭厨房门，并开启油烟机；天气重污染期间，尽量采用蒸、煮的方式；完成烹饪后，应继续开启油烟机5～15分钟。

（23）雾霾天外出要戴口罩

关注气象环境部门的空气质量预报，了解当天及今后数天的大气污染状况，根据空气质量和霾预报情况安排出行。

轻度霾天气时，应适当减少户外活动。中度霾天气时，应减少户外活动，避免户外锻炼，外出时可佩戴具有防霾功能的口罩。重度霾天气时，应尽量留在室内，避免户外活动；必须外出时须佩戴具有防霾功能的口罩。

霾天气时，室外活动佩戴过滤效率高、带有呼吸阀的防护口罩，是有效减少吸入霾细颗粒的个体防护方式，但要做到合理选择口罩、正确佩戴口罩和适时更换口罩。

建议选择符合国家标准（GB/T 32610—2016）的口罩，或标有KN95/N95、FFP2及其以上标准的口罩。综合考虑使用者的脸型和舒适性等因素选用气密性较好的口罩。儿童、老人、孕妇及心肺疾病患者等重点人群应当佩戴配有呼吸阀的防护口罩，佩戴口罩前应当向专业医师咨询确认。

把口罩的耳带绕在耳朵上或将头带分别置于头顶后及颈后。用双手的食指及中指由中央顶部向两旁同时按压金属条，使口罩紧贴面部，完全覆盖口鼻。口罩每次佩戴后，必须进行气密性检查。即双手捂住口罩呼气，若感觉有气体从鼻夹处漏出，应当重新调整鼻夹；若感觉气体从口罩两侧漏出，需要进一步调整头带、耳带的位置；如果不能密合，需要更换口罩型号。取下口罩后，应当对折放入干燥密封的塑料袋中保存。

根据霾污染程度、口罩的呼吸阻力和卫生条件的可接受程度，适时更换口罩。若口罩接触过传染性环境或发现口罩部件损坏如鼻夹丢失、头带断裂、口罩破损等时，应当立即更换。不同类型的口罩，使用时间不同，酌情更换口罩即可。

癌症患者康复期的饮食指导

癌症患者康复期的饮食营养非常重要，不但是身体免疫力的基本保障，而且会影响肿瘤的生长、发展，还影响化疗、放疗或手术治疗等抗癌治疗的效果。平时可以按以下建议管理自己的饮食，病情严重时需要遵从主治医师或营养师的专门指导。以下饮食建议主要依据国家卫健委的《恶性肿瘤患者膳食指导2018》和中国营养学会的《恶性肿瘤患者康复期营养管理专家共识2017》。

（1）保持体重稳定

通过合理饮食和适当的体力活动来保持体重稳定，这对癌症患者格外重要。体重稳定意味着病情无恶化，一般情况良好。除非特别肥胖或有医嘱要求减重，否则癌症患者不要减重，日常饮食要保证足够的进食量，尤其是鱼肉蛋奶、谷薯类、食用油、大豆制品和坚果等食物是能量的主要来源，对维持体重和供应营养有重要作用。一般来说，节食、断食、禁食等减轻体重或破坏营养素供给的做法，对癌症患者有害无益。

当然，除非之前有消瘦、体重骤减等营养不良的表现，否则癌症患者也不要增加体重，不要发胖。最佳做法是维持体重在合理范围，即体质指数（BMI）在18.5～24之间（65岁之前）或20.0～26.9之间（65岁之后）。体质指数（BMI）的计算公式为：BMI=体重（千克）÷身高（米）÷身高（米）。

癌症患者要每周称量一次体重，称体重应在晨起排便、排尿之后，进餐、喝水之前，穿最轻薄的内衣，用固定的体重秤，要连续记录自己的体重，并观察体重变化趋势。当发现体重有所减轻时，应增加进食量（少量多餐、加餐），尤其是增加奶类、蛋类、鱼虾、肉类和大豆制品等蛋白质食物（烹制成软烂易消化状态）和主食类食物（以固体为主）。如果增加进食量之后，体重仍持续下降，当体重减轻超过原体重的2%时，则要找主治医师或营养师寻求帮助。反之，如果发现体重有增加，则要注意减少主食和蛋白质食物的摄入，多吃一些蔬菜水果，同时增加体力活动。

在保持体重稳定的基础上，如果能通过运动提高肌肉比例，降低体内脂肪比例，使腰围保持在合理范围（男性<90厘米，女性<80厘米），那么将会极大地增强身体对癌症的抵抗能力。

（2）适当高蛋白饮食

癌症患者要多吃一些奶类、蛋类、鱼虾、禽肉类和大豆制品，以增加蛋白质的摄入量。癌症患者蛋白质的摄入量应高于普通人。普通人配餐时每日蛋白质摄入量为1克/千克（体重），假设某人体重为60千克，那么他每天摄入60克蛋白质就足够了。癌症患者配餐时每日蛋白质摄入量为1.2克/千克（体重）[病情较重时，要增加到1.5～2.0克/千克（体重）]，假设某患者体重为60千克，那么他每天应摄入蛋白质72克（根据病情可增加到90～120克）。

72克蛋白质相当于多少食物呢？一袋250毫升牛奶（含蛋白质8克）、1个鸡蛋（蛋白质6克）、100克（生重）鱼虾（蛋白质15克）、50克（生重）肉类（蛋白质8克）、100克豆腐（蛋白质8克）、200克（干重）粮食（蛋白质20克）、其他食物（如蔬果、坚果等，蛋白质7克）。

由此可见，要保证高蛋白饮食，每天奶类、蛋类、鱼虾、畜禽肉类和大豆制品须一应俱全，如果缺了哪一种，则其他种类要加量。比如，某天没有鱼虾，那么肉类或蛋类就要加倍，反之亦然；某天不喝奶就要吃2个鸡蛋，不吃鸡蛋就要喝两杯牛奶。大豆制品每天都不能少。红肉要限量（＜50克/天），不要吃加工肉类（如香肠、火腿、培根、腊肠、腌肉等），少吃或不吃烧烤（火烧、炭烧）、腌制和煎炸的动物性食物。

如果饮食蛋白质总量不足，或者病情需要更多蛋白质摄入时，乳清蛋白粉是补充蛋白质的良好选择，比大豆蛋白粉更胜一筹。

存在急性或慢性肾功能不全的癌症患者，蛋白质摄入不应超过1克/千克（体重），如何摄入各类蛋白质食物请遵医嘱。

（3）减少碳水，增加脂肪

癌症患者的主食摄入量应该比普通人少一些，每天200克左右（干重、生重），体力劳动者可以增加到300克左右。主食要粗细搭配，应包括全谷杂粮和薯类。严格限制添加糖的摄入，不要吃甜点、糖果、冰激凌和含糖饮料，烹调时不要加糖。

癌症患者要适当增加脂肪摄入量。每天烹调油用量在25～40克，尽量多选择橄榄油、油茶籽油、亚麻籽油、紫苏油等，少吃猪油、奶油、氢化植物油、椰子油、棕榈油等。推荐每天吃亚麻籽（粉）、核桃（仁）、芝麻（粉）、花生、巴旦木、开心果等高脂肪高营养的食物。

（4）多吃深色果蔬

癌症患者应多吃新鲜蔬菜水果。建议每天吃500克新鲜蔬菜，其中一半为深颜色或十字花科蔬菜，少吃或不吃腌制蔬菜。每天要吃250克深颜色水果，少喝或不喝果汁。

（5）及时采用人工营养

所谓人工营养是指在日常饮食之外，采用一些特殊产品（如特医食品、营养药物、蛋白质粉等）或特殊方式（如口服补充、管饲、静脉营养等）来保证身体营养供给。当癌症患者出现进食量明显减少、体重下降，且经调整饮食之后体重仍然下降时，应尽早采用人工营养，不一定非要等到病情危重时才采用。采用人工营养的方式方法要遵从主治医师或营养师的指导。

广义地讲，一般营养素补充剂，如鱼油、膳食纤维、维生素和矿物质等，也属于"人工营养"的范畴。饮食正常的患者，不建议额外补充这类产品，但如果饮食不足或搭配失当（较常见的是抗肿瘤治疗副作用所致），可在主治医师或营养师的指导下使用此类产品。

（6）多喝水

癌症患者要多喝水，每天2000毫升左右，或使每日尿量维持在1000～2000毫升。但有心、肺、肾等脏器功能障碍的病人应特别注意防止液体过多。

当患者出现早饱、纳差等症状时，建议少量多餐，且进餐时减少液体摄入，以固体食物为主。此时，水分应在两餐之间补充。柠檬水、苏打水、淡茶、咖啡等都是可以的，但不能饮酒。

⁹ 贫血

贫血是指人体血液中红细胞容量减少，低于正常范围下限，在临床上用血红蛋白（Hb）浓度低于正常范围来诊断。贫血的原因有很多，如地中海贫血（遗传性）、溶血性贫血、造血障碍性贫血以及营养性贫血等。营养性贫血是指铁、叶酸、维生素B_{12}等营养素缺乏导致的贫血，最常见的是缺铁性贫血。饮食不当是营养性贫血的常见原因之一，孕妇、婴幼儿、老年人、素食者是易患人群。更常见的原因是继发或伴发于失血性疾病、胃切除、胃肠道疾病、肾脏疾病等。不论何种原因，都应改善饮食，增加相应营养素的摄入，促进其吸收，标本兼治。

食物"铁三角"

瘦肉（瘦猪肉、瘦牛肉、瘦羊肉等）、动物肝脏（猪肝、羊肝、鸡肝等）和动物血（猪血、鸭血、羊血等）是补铁补血的最佳食物，堪称补血食物"铁三角"。患有缺铁性贫血的人应每天吃100克瘦肉，每周吃2次动物肝脏或动物血（合计100克）。

首先，瘦肉、动物肝脏和动物血富含铁，鸭血、猪肝、羊肝等含铁尤其多，鸭血每100克含铁30.5毫克，堪称高铁食物之最。常见食物铁含量见表5-15。

表5-15　常见食物的铁含量（以100克可食部计）

食物名称	含量/毫克	食物名称	含量/毫克	食物名称	含量/毫克
猪瘦肉	3.0	鸭血	30.5	猪小排	1.40
猪血	8.70	猪肝	22.60	牛肉（里脊）	4.4
羊肉（瘦）	3.90	山羊肉（冻）	13.70	羊血	18.3
鸡肉	1.40	带鱼	1.20	鲳鱼	1.10
小黄花鱼	0.90	蛋黄	6.50	鸡蛋	2.30
对虾	1.50	牛奶	0.30	黄豆	8.20
豆腐皮	13.9	豆腐干	4.90	绿豆	6.50
扁豆	19.20	黑木耳	5.50	冬菇（干）	10.5
紫菜（干）	54.90	香菇（干）	10.50	豆腐	1.90
粳米	1.10	标准粉	3.50	稻米（红）	5.50
籼米	1.20	糯米	1.40	藕粉	17.9
小米	5.10	莜麦面	13.60	荠菜	5.40
辣椒	6.00	土豆	0.80	菠菜	2.90
油菜	1.20	茄子	0.50	白菜	0.50
苹果	0.70	红枣（干）	2.30	番茄	0.40
草莓	2.10	葡萄	0.40	花生	2.10

注 数据引自《中国食物成分表2002》（中国疾病预防控制中心营养与食品安全所编制，北京大学医学出版社出版），想查询更多食物的铁含量请参阅此书。

　　其次，瘦肉、动物肝脏和动物血中铁的吸收率较高。铁是所有营养素中最难吸收的一个，一般食物中的铁只有1%～10%能被吸收进入血液，但"铁三角"的铁吸收率能达到20%以上，更容易吸收。因为这些食物中的铁大部分是以一种特殊形式——血红素铁存在的。血红素铁的吸收率较稳定，不受干扰因素影响，是补铁的最佳选择。

最后，肉类与果蔬、豆类和谷类等植物性食物一起食用时，还会促进这些食物中铁的吸收，一举两得。例如，大枣、桂圆、菠菜、木耳、枸杞、红糖等植物性食物单独食用时铁的吸收率很低，补铁效果较差，但与肉类一起吃，铁的吸收率明显提高。

另外，"铁三角"还含有优质蛋白质、锌、铜、维生素A、维生素B_{12}、叶酸等营养物质，它们改善贫血的作用是综合性的。

多吃青椒、油菜和菜花

很多人不知道，富含维生素C的蔬菜对防治缺铁性贫血很有帮助，如青椒、油菜、菜花、小白菜、芹菜、茼蒿等。维生素C可以促进铁吸收，提高铁的吸收率。因为维生素C具有很强的还原性和酸性，在胃肠内有助于使食物中的铁保持易吸收状态（Fe^{2+}）。常见蔬菜维生素C含量见表2-1。

另外，这些蔬菜本身也提供一些铁，再与"铁三角"混合烹调，补铁效果尤佳。例如，青椒炒猪肝（猪肝50克、青椒150克）含铁12.5毫克、维生素C 108毫克；鸭血炒韭菜（鸭血50克、韭菜100克），含铁16.8毫克、维生素C 24毫克；水煮羊肉片（羊肉50克、豌豆苗100克、油菜100克、辣椒25克），含铁7.6毫克、维生素C 118毫克。

随餐吃柑橘、猕猴桃和草莓

除了新鲜蔬菜，富含维生素C的新鲜水果也能促进铁吸收，有助于补铁，如柑橘、猕猴桃、草莓、鲜大枣等，常见水果维生素C含量见表2-1。除维生素C外，水果中的有机酸（苹果酸、柠檬酸等）也能促进铁吸收，因为它们会加强胃酸的作用。

不过，需要指出的是，这些水果必须与其他食物一起吃，或者随餐来一杯鲜榨果汁，才能较好地发挥促进铁吸收的作用。因为这些水果本身含铁很少，主要促进其他食物中铁的吸收，前提是两者需要相遇（一起吃）。单独空腹吃水果（维生素C）很难起到促进铁吸收的作用。

随餐服用维生素C

临床实践表明，轻度缺铁性贫血，单纯补充维生素C即可治愈。这是因为维生素C促进食物铁吸收的作用非常明显。比如，吃米饭时口服60毫克维生素C，可使米饭中铁的吸收率提高3倍；吃强化铁的燕麦时，若口服100毫克维生素C，铁的吸收率能提高4.6倍。

简单地说，大部分食物中不是没有铁，而是很难吸收，只有一小部分铁能被吸收。维生素C与这些食物一起服用后，极大地提高了铁的吸收率。因此，建议缺铁性贫血患者每餐服用100～200毫克维生素C。实际上，临床上很多补铁药物也要跟维生素C一起服用治疗效果才好，道理是一样的。

有人担心每餐服用维生素C是否安全，会不会过量？根据中国营养学会2013年发布的《膳食营养素参考摄入量（DRIs）》，每天摄入维生素C的总量不超过2000毫克就是安全的，不用担心有副作用。不过，如果并不是缺铁性贫血，或者缺铁性贫血已经治愈，那就不能随餐服用维生素C，否则会导致铁吸收过多，铁过多对健康的危害很大，会增加癌症（比如结肠癌）、心脏病、糖尿病与神经退行性疾病（比如阿尔茨海默病）的患病风险。

老年人要补充维生素B$_{12}$

维生素B$_{12}$缺乏会导致虚弱、没有食欲、便秘、消瘦，严重时会导致贫血，还会导致出现记忆力下降、抑郁、四肢震颤等神经系统损害的症状。食物中维生素B$_{12}$吸收时必须有足够的胃酸（胃酸中一种叫"内因子"的物质起关键作用）帮忙才行，胃酸不足会导致维生素B$_{12}$吸收率下降，并进而引起维生素B$_{12}$缺乏。

50岁以后很多人胃酸分泌减少，随年龄增长，胃酸不足的比例和程度都会增加。很多老年人将难以从日常食物中吸收足够的维生素B$_{12}$，应该额外补充才行。美国膳食指南建议，50岁以上的老人每天通过口服维生素补充剂或营养强化食品来补充维生素B$_{12}$。建议每日补充5微克维生素B$_{12}$。

鱼、肉、蛋、奶等动物性食物均含有维生素B$_{12}$，但谷类、蔬菜、水果、大豆等植物性食物几乎均不含有维生素B$_{12}$。因此，素食者缺乏维生素B$_{12}$的风险更大，应该注意补充。胃切除、萎缩性胃炎、消化吸收不良等疾病患者也容易缺乏维生素B$_{12}$。

膳食摄入不足或搭配不当的老年人，除维生素B$_{12}$之外，还容易缺乏铁、叶酸、维生素B$_2$等，故建议补充复合维生素矿物质。

浓茶、咖啡不宜在饭前饭后1小时内饮用

茶和咖啡含有多酚类物质，在肠道内遇到食物中的铁时，会抑制其吸收，降低铁的吸收率。因此，中国营养学会《缺铁性贫血营养防治专家共识》建议，不要随餐或在饭前饭后1小时内饮用浓茶和咖啡。铁缺乏或缺铁性贫血患者尤其要避免，但随餐饮用淡茶，或其他时间饮用茶和咖啡是

可以的，对铁吸收的影响不大。

菠菜、苋菜和木耳菜一定要先焯水

菠菜含铁是比较多的，但其吸收率极低，仅有1%左右，何以至此呢？原因就在于菠菜中含大量草酸。草酸在肠道内可以与铁结合成不溶性盐，从而抑制铁的吸收。菠菜中的草酸不但会抑制菠菜中铁的吸收，还会抑制其他食物中铁的吸收。除菠菜外，苋菜、木耳菜、芥菜、空心菜、竹笋等蔬菜以及花生、杏仁等坚果种子中也含较多草酸。

那么，贫血的人是不是就不能吃这些高草酸蔬菜了呢？也不尽然。以菠菜为例，如果先焯水再烹调，则草酸含量大为降低，对铁吸收的干扰作用较小。因此吃这些高草酸蔬菜之前一定要先焯水。另外，草酸不会影响"铁三角"中血红素铁的吸收。血红素铁一般不受草酸、维生素C、有机酸、茶和咖啡等的影响。

⏜10 便秘

每天排便一次是大多健康人的节奏，但每天2～3次或每三天一次也是正常范围，只要大便不稀，不干燥硬结，排便时不费力即可。但如果每周排便次数少于3次，并伴有明显的排便困难，就是便秘。一般认为，当以下三种障碍中的任何一项出现时，都有可能是便秘：排便次数减少；排便困难；粪便过硬。

便秘是大多数人偶尔都会遇到的健康困扰，但有些人经常便秘，或便秘状况比较顽固。除极少数便秘是因为肠道疾病（需要就医）之外，大多数便秘都是功能性的，是肠道对食谱过于精细（缺少膳食纤维）的反应。本书第二章良好的饮食习惯有助于避免便秘。发生便秘时，可采取以下措施，纠正便秘。

增加膳食纤维

众所周知，便秘时要多吃蔬菜水果，因为蔬菜水果可以提供膳食纤维。含较多膳食纤维的蔬菜有鱼腥草（折耳根）、黄花菜（金针菜）、秋葵、毛豆、牛肝菌、彩椒、香菇、豌豆、春笋、南瓜、芹菜、苋菜、萝卜缨、空心菜、蒜薹、茭白、韭菜、圆白菜、娃娃菜、西蓝花、菜花、豆角、芸豆、刀豆、四季豆、荷兰豆、香菇、蘑菇、木耳等。膳食纤维含量较多的水果有酸枣、梨、红玉苹果、椰子肉、桑葚、橄榄、冬枣、人参果、芭蕉、大山楂、香蕉、柑橘等。便秘时每天要吃1千克蔬菜水果。

膳食纤维含量比蔬菜水果更多、通便效果更好的是全谷杂粮（全麦粉、糙米、燕麦、玉米、小米、高粱、大麦、荞麦、藜麦）和杂豆类（绿豆、赤豆、扁豆、蚕豆、芸豆、干豌豆、鹰嘴豆、腰豆等），便秘时这些食物应占主食的1/2以上，用来代替缺乏膳食纤维的精制谷物。此外，红薯、土豆、山药、芋头等薯类也含较多膳食纤维，有助于缓解便秘。

大豆及其制品（豆浆、豆腐、豆渣）、坚果种子（核桃、榛子、花生、巴旦木等）以及其他植物性食物也都含有膳食纤维。

除日常食物外，市面上还有一些专门补充膳食纤维的产品，如魔芋制品、大豆膳食纤维、果蔬籽粉、小麦苗、麦麸制品等。

补充益生菌和益生元

除膳食纤维外，肠道菌群对排便也有明显影响。可以通过补充益生菌和/或益生元，让肠道菌群更健康，从而缓解便秘。其作用虽然较慢，但较持久（与补充膳食纤维相比）。

酸奶、乳酸菌饮料、益生菌产品、益生元（如菊粉、低聚半乳糖、低聚木糖等）等均有助于肠道菌群平衡，缓解便秘。此类产品详见本书第一章。

其他方法

大量饮水，每天3000毫升或更多，有助于缓解便秘。

增加运动量，每天跑步30~40分钟或进行与之相当量的运动，可以促进排便。

餐前服用阿拉伯糖浆，这是一种从玉米皮或玉米棒芯（半纤维素）里提取的糖，它本身无法被消化吸收，进入大肠后可刺激排便，通常能起到立竿见影的效果。

便秘时不要吃大蒜、辣椒等刺激性食物，也不要喝茶、咖啡和碳酸饮料，减少对大肠的紧张性刺激。

注意放松，避免精神紧张。绝大多数情况下，便秘并不会引起疾病，不用太担心。

一些通便的药物如开塞露、果导片、乳果糖、番泻叶、大黄等也可以用来应急，但这些药物的成分对肠黏膜有一定的刺激性，不宜频繁使用。

对老年性便秘，促进肠蠕动的药物，如莫沙必利、伊托必利、普芦卡必利等常有较好效果，应遵医嘱使用。

（11 低血压

　　低血压大多为生理性的，症状轻微，不会明显损害重要器官或系统，所以不属于严重的临床问题，世界卫生组织（WHO）至今也没有给出统一的低血压诊断标准。国内目前诊断成年人低血压的标准是血压低于90毫米汞柱/60毫米汞柱。

　　大多数低血压原因不明，一般认为与遗传和体质瘦弱有关，有些与长期患病或服用药物有关。轻者没有任何症状，仅在体检时发现。重者有疲倦、头晕等现象，夏季气温较高时更明显。一部分患者低血压的发生与体位变化（特别是从蹲位到站立位）有关。

　　目前没有升高血压的专门药物，低血压主要靠生活调理。本书第二章良好的饮食习惯也适合低血压者，但不要低盐，低血压者饮食不要太清淡，吃得稍咸一些。进餐时佐以各种大酱、肉酱、蒜酱、面酱、虾酱、酱油等酱汁是好办法，这些咸味调料不但提供盐，还有其他营养成分，如蛋白质、B族维生素等，而且口感更丰富。辣椒等刺激性食物可能也有帮助。低血压的人每餐不宜吃得太饱，避免使回流心脏的血液相对减少（大量血液涌向胃肠，严重时可导致"餐后低血压"）。

　　饮淡盐水，多喝水可增加血容量，从而升高血压。适量饮茶或咖啡也有帮助，咖啡因能兴奋呼吸中枢及心血管系统。

　　作息方面，要有规律，劳逸结合，避免疲劳。体力活动方面，适当加强锻炼，提高身体素质，改善神经、血管的调节功能，加速血液循环。

　　体位性低血压（又称直立性低血压）患者，由卧位或蹲位站立时注意不要过猛，或以手扶物，以防因低血压而导致摔倒等。

12 低血糖

低血糖是指血液中葡萄糖浓度太低，导致大脑组织得不到充足的能量供应，进而出现饥饿感、焦虑、出汗、心慌、头晕、昏倒等症状。老年人发生低血糖时常表现为行为异常或其他非典型症状。

临床上诊断低血糖的标准是，对于非糖尿病患者，血糖≤2.8毫摩/升为低血糖；对于糖尿病患者，血糖≤3.9毫摩/升为低血糖。在实践中，出现低血糖症状时常常不能及时检测血糖。

严重低血糖时需要被人帮助或急诊住院，大多数低血糖症状在进食糖类之后会缓解。很多时候低血糖是一过性的反应，不会导致明显或严重的后果。但少数情况下（如老年糖尿病患者），低血糖可造成脑细胞损害，因脑组织的能量代谢全部依靠葡萄糖供能。如果低血糖昏迷6小时以上，那么脑细胞会受到严重的不可逆伤害，可导致痴呆，甚至死亡。

低血糖的诱因与处理

常见的低血糖有两种情况：一种是餐后低血糖（发生于餐后2~4小时）；另一种是空腹低血糖（多见于早餐之前，少数也见于午饭、晚饭前）。

餐后低血糖通常没有相关的器质性疾病，主要是因为自主神经功能失调，迷走神经兴奋性过高所致。诱发因素有饮食不当（主食量突然减少、用餐时间延迟、饮酒等）、运动不当（运动量突然增加、空腹洗澡等）、肾功能不全、糖尿病或服用了降糖药物等。

餐后低血糖每次发作15~20分钟，可自行缓解。低血糖发作时，应立即停止工作，进行休息，进食10~15克糖（糖水、饮料或富含淀粉的食物）即可缓解症状。如果15分钟后症状仍没有缓解，那就再进食10~15克糖。如果症状仍不缓解，应尽快就医。需要注意的是，低血糖发作时，不要吃很多甜食、糖果或高淀粉食物，避免进一步刺激胰腺分泌胰岛素。另外，早期糖尿病、胃切除术后、胃空肠吻合术后等也会引起餐后低血糖。

空腹低血糖常见的原因为胰岛β细胞瘤，此病多见于40~50岁人群。诱因包括饥饿、饮酒、劳累、精神刺激、月经、发热等。低血糖时间可持续数分钟到数日。夜间加餐可以预防这种低血糖的发作。有时需要药物治疗或手术治疗。

糖尿病患者容易发生低血糖，常见诱因有：口服降糖药、胰岛素使用不当或过量；食物摄入不足，但没有及时减少降糖药量；运动过量（时间过长、突然）；情绪不稳或骤变；过量饮酒，尤其是空腹饮酒；肾功能减退，导致对胰岛素和降糖药的清除率降低。

大量饮酒后不吃食物，储存的肝糖原耗竭，且酒精抑制了糖异生作用，从而造成饮酒后8~12小时低血糖。

预防低血糖的饮食要点

对付低血糖反应最好的方法是预防。多数情况下，发生低血糖说明此前一餐进食不当，包括进食总量不够，富含糖类的食物（如主食、薯类、水果等）进食量不足，食物品种太单一等。这些问题导致餐后血糖不足或下降速度太快，不足以维持到下一餐进食，出现低血糖。因此，要保证规律进餐，每餐都要注意食物搭配，吃饱吃好。

首先，每餐都要有富含糖类的食物，它们是血糖的主要来源。最好有消化较慢、更"扛饿"的全谷杂粮和杂豆（如燕麦、小米、玉米、全麦制品、红豆、绿豆等），尤其是主食总量较少时。土豆、红薯、山药、芋头等薯类以及水果也能提供较好的糖类。相对而言，白米饭、白馒头、白面条、白面包、白粥等精制谷物则不容易维持足够时间的血糖水平，除非吃很多。甜饮料、甜点中的糖只适合用来救急（低血糖时）或紧急预防。

其次，每餐都要搭配富含蛋白质和/或脂肪的食物，它们可以使餐后血糖水平更持久，避免快升快降。蛋类、奶类、肉类、鱼虾和大豆制品富含蛋白质和脂肪，进食后胃排空速度慢，更"扛饿"，虽然不能用于救急（低血糖发生时），但对预防低血糖的发生十分有效，有利于长期保持血糖稳定。

最后，吃零食，特别是在进餐不及时、进餐间隔时间太长时，有助于预防低血糖反应。水果、牛奶、酸奶、薯类、豆浆、坚果都是很好的零食，可以经常食用。饼干、面包、甜点、膨化食品、火腿肠、冰激凌、饮料等虽然不太健康，但对预防低血糖反应是有效的，偶尔也可以选用。

13 甲状腺疾病

常见的甲状腺疾病有甲亢、甲减、甲状腺结节、甲状腺炎和甲状腺肿瘤等。这些疾病在接受正规治疗，或不需要特殊治疗时，患者坚持正常饮食（符合本书第二章良好的饮食习惯）即可，但要注意补碘的问题。碘是甲状腺合成甲状腺激素的重要原料，碘缺乏和碘过量都会导致或加重甲状腺疾病，中华医学会和中国营养学会在2018年5月发布的《中国居民补碘指南》，专门给出了甲状腺疾病患者的补碘建议。

甲亢

甲亢（甲状腺功能亢进症）患者甲状腺自主功能亢进，合成和分泌过多的甲状腺激素（T_3、T_4等）。甲亢患者的甲状腺对碘的利用能力较正常人明显增强，如果再给予富碘食物，功能亢进的甲状腺将合成更多的甲状腺激素。因此，甲亢患者应该限制碘的摄入，尽可能忌用富碘食物和药物。

甲亢患者应该吃无碘盐，不吃海带、紫菜、裙带菜、海苔等高碘食物，也不要吃鲜海鱼（不包括淡水鱼）、蚶干、蛤干、干贝、淡菜、海参、海蜇、龙虾等富含碘的食物。不服用含碘的营养素补充剂（复合维生素矿物质）。

甲减

甲减（甲状腺功能减退症）分为临床甲减和亚临床甲减，甲减的病因较复杂，主要包括自身免疫损伤（常伴随炎症）、甲状腺手术切除、放射性碘破坏、碘缺乏和碘过量等。

自身免疫炎症导致的甲减，应正常摄入加碘盐（每天5克），但不要吃海带、紫菜、裙带菜、海苔等高碘食物，尤其是不要一次吃很多。鲜海鱼、蚶干、蛤干、干贝、淡菜、海参、海蜇、龙虾等富含碘的食物可以吃，但不要大量食用。不服用含碘的营养素补充剂（复合维生素矿物质）。

手术切除全部甲状腺导致的甲减，摄碘和合成甲状腺激素的器官已不存在，患者需要接受甲状腺激素的替代治疗，此时补碘与否已经没有影响，正常饮食即可，加碘盐、海藻类、海产品类均可食用。

碘缺乏所致的甲减往往发生在碘缺乏地区，吃加碘盐是最有效的方法。

碘过量导致的甲减多为亚临床甲减，程度较轻。碘过量的原因有高水碘（高碘地区）和食用过多富碘食物等，对这些患者要严格限制碘的摄入量（参照甲亢）。

自身免疫甲状腺炎

自身免疫甲状腺炎病理特点为淋巴细胞浸润，通常伴有甲状腺过氧化物酶抗体升高、甲状腺球蛋白抗体水平偏高，最主要的类型是桥本甲状腺炎。桥本甲状腺炎起病隐匿，进展缓慢，临床表现为甲状腺肿，其甲状腺功能可以是正常的，也可能是甲亢或甲减。有研究显示，碘摄入量增加可以促使患者发展为甲亢或甲减。

因此，建议甲状腺功能正常的自身免疫甲状腺炎患者适当限碘，可以正常食用加碘食盐（每日5克），但不要吃海带、紫菜、裙带菜、海苔等高碘食物，也不要吃鲜海鱼（不包括淡水鱼）、蚶干、蛤干、干贝、淡菜、海参、海蜇、龙虾等富含碘的食物。不服用含碘的营养素补充剂（复合维生素矿物质）。

甲状腺结节

甲状腺结节分为良性和恶性（甲状腺癌）两大类，女性和老年人多发。大多数甲状腺结节病因不清，碘摄入量过多或不足都能使结节的患病率升高，所以要适量摄入碘。正常食用加碘盐（每天5克），不吃海带、紫菜、裙带菜、海苔等高碘食物，可以少量吃鲜海鱼、蚶干、蛤干、干贝、淡菜、海参、海蜇、龙虾等富含碘的食物。不服用含碘的营养素补充剂（复合维生素矿物质）。如果是甲状腺结节有自主功能，导致了甲亢，要限制碘的摄入。

甲状腺癌患者可以正常碘饮食。如果手术后行放射性碘清甲或清灶治疗，治疗前需要低碘饮食。